胃食管反流病学

Gastroesophageal Reflux Disease

主　编　克力木·阿不都热依木

副主编　阿力木江·麦斯依提

上海交通大学出版社
SHANGHAI JIAO TONG UNIVERSITY PRESS

内容提要

本书由三十多位胃食管反流病领域的医学专家根据个人临床经验分章撰写而成。全书共十四章,图文并茂,案例丰富,深入浅出,紧密结合作者长期临床、教学和科研经历,以科学、规范、实用为编写原则,简要介绍了胃食管反流病的病理生理学、临床特征、诊断方法和治疗,详细阐述了胃食管反流病的非手术治疗、外科治疗及腹腔抗反流手术治疗,科学、系统地论述了巴雷特食管、食管裂孔疝、特殊人群胃食管反流病和患者管理等。

本书可供消化科及相关学科(耳鼻喉科、呼吸科、心血管科、内分泌科、老年病科、口腔科、妇产科、儿科等)医生学习参考,也可作为临床一线医生的案头参考书。

图书在版编目(CIP)数据

胃食管反流病学 / 克力木·阿不都热依木主编:—
上海:上海交通大学出版社,2024.7
ISBN 978-7-313-29617-7

Ⅰ.①胃… Ⅱ.①克… Ⅲ.①胃疾病–诊疗 Ⅳ.
①R573

中国国家版本馆CIP数据核字(2023)第190561号

胃食管反流病学

WEISHIGUAN FANLIUBINGXUE

主 编:	克力木·阿不都热依木			
出版发行:	上海交通大学出版社	地 址:	上海市番禺路951号
邮政编码:	200030	电 话:	021-64071208
印 刷:	上海文洁包装科技有限公司	经 销:	全国新华书店
开 本:	710mm×1000mm 1/16	印 张:	17
字 数:	286千字		
版 次:	2024年7月第1版	印 次:	2024年7月第1次印刷
书 号:	ISBN 978-7-313-29617-7		
定 价:	128.00元		

版权所有 侵权必究
告 读 者: 如发现本书有印装质量问题请与印刷厂质量科联系
联系电话: 021-57480129

编 委 会

杨慧琪（首都医科大学附属北京朝阳医院）

吴　瑜（天津市南开医院）

吴云桦（陕西省人民医院）

吴立胜（中国科学技术大学附属第一医院）

吴继敏（火箭军特色医学中心）

邹多武（上海交通大学医学院附属瑞金医院）

宋　斌（陕西省人民医院）

张　伟（海军军医大学第二附属医院）

阿丽叶古丽·艾皮热（新疆维吾尔自治区人民医院）

阿里木江·司马义（新疆维吾尔自治区人民医院）

陈　双（中山大学附属第六医院）

陈　杰（北京大学人民医院）

邰沁文（南方医科大学深圳医院）

季　峰（郑州大学第一附属医院）

竺志豪（浙江中医药大学第二临床医学院）

周太成（中山大学附属第六医院）

郎　琳（天津市南开医院）

赵怡欣（青岛大学附属医院）

胡志伟（火箭军特色医学中心）

姚琪远（复旦大学附属华山医院）

热依满·哈斯木（乌鲁木齐市友谊医院）

顾　岩（复旦大学附属华东医院）

徐桂萍（新疆维吾尔自治区人民医院）

高　峰（新疆维吾尔自治区人民医院）

黄迪宇（浙江大学医学院附属邵逸夫医院）

黄晓玲（新疆维吾尔自治区人民医院）

嵇振岭（东南大学附属中大医院）

前　言

尊敬的读者，

在这份沉甸甸的著作——《胃食管反流病学》即将面世之际，我，克力木·阿不都热依木，满怀着激动与感慨，执笔写下这篇前言。时光回溯至2009年，当这本书的初稿在艰难与探索中萌芽，我们未曾预料到，这将是一段长达十余年的学术征途，其间充满了挑战与突破。

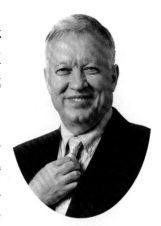

从萌生编纂此书的念头起，我们的目标就异常清晰：打造一本全面、权威、前瞻的胃食管反流病（GERD）学术指南，以满足日益增长的临床与科研探索需求。这是一个充满雄心壮志的愿景，因为GERD作为影响广泛的疾病，其复杂性要求我们不仅要深入基础理论，还要紧跟临床实践的最新进展。

在撰写本书的过程中，我们遭遇了种种困难。从资料搜集的繁琐，到理论整合的艰辛；从临床案例的精选，到前沿技术的解读；每一个环节都需要我们倾注极大的耐心与精力。尤其在面对GERD病理生理学的深度挖掘、多学科综合治疗策略的探讨，以及外科手术技术日新月异的变化时，我们更不敢有丝毫懈怠。

令人欣慰的是，经过团队不懈的努力与坚持，历经多次修订与完善，这部凝聚了众多专家学者智慧与汗水的作品终于瓜熟蒂落。《胃食管反流病学》不仅涵盖了GERD的基础定义、流行病学特征，还深入剖析了其解剖生理基础、病理生理机制，并详细介绍了从症状识别到诊断流程，从内科保守治疗到内镜及外科手术治疗的全方位策略。此外，我们还特别关注了特殊人群的处理、并发症的管理，以及最新神经调控治疗进展，力求为临床实践提供科学、系统的指导。

在本书的编撰过程中，得到了汪忠镐院士的重视、支持、指导和审定。

随着胃食管反流病诊治科普的广泛开展，越来越多的胃食管反流病患者被早期确诊。我们将继续践行汪院士"解反流之苦，做学科典范"的重托，在深入探究和宣传胃食管反流病上阔步前行。谨以此书纪念吾师汪忠镐院士。在此，我还要特别感谢所有参与本书编写的专家与同事，是他们的专业精神与无私贡献，让本书能够面世。同时，也要向那些在研究过程中给予我们支持与帮助的医疗机构、学术团体表达最深的谢意。没有你们的支持，就没有这部著作的诞生。

《胃食管反流病学》的出版，不仅是对我们团队多年努力的见证，也是对全球 GERD 研究与治疗领域的一份贡献。我们真诚希望，它能成为每位从事 GERD 相关工作医护人员的得力助手，帮助更多的患者得到更精准、更有效的治疗。未来，我们期待与全球同行一起，继续推动 GERD 研究的深入，为提高人类健康水平而不懈奋斗。

克力木·阿不都热依木

2024 年 5 月

克力木·阿不都热依木

主任医师，二级教授，博士生导师
享受国务院特殊津贴专家
新疆维吾尔自治区人民医原副院长
新疆维吾尔自治区胃食管反流与减重代谢外科研究中心主任
新疆维吾尔自治区人民医院微创外科、疝和腹壁外科主任
中国医师协会外科医师分会胃食管反流疾病诊疗学组组长
中国医师协会疝和腹壁外科诊疗学组副组长
中华外科学会疝和腹壁外科学组全国委员
中国医疗保健国际交流促进会胃食管反流多学科分会副主任委员
《中华胃食管反流病电子杂志》总编

目　　录

第一章

胃食管反流病概述

克力木·阿不都热依木　阿力木江·麦斯依提

第一节　胃食管反流病的定义

早在 1906 年，美国病理学家 Tileston 在波士顿指出"食管消化性溃疡"是一个独立的疾病。1934 年，美国胃肠病学家 Winkelstein 首次将烧心症状与反流导致的食管炎联系起来，从而逐渐建立了胃食管反流病（gastro-esophageal reflux disease, GERD）这一概念。1946 年，Allison 最早提出了食管裂孔疝是胃食管反流病的发病因素而且在它的发展中起着重要作用。1958年，Bernstein 和 Baker 发现虽然食管镜未显示食管黏膜损伤，但是食管酸反流与胃食管反流病患者的烧心症状直接相关，从而提出非糜烂性胃食管反流病的概念。对反流性食管炎的认识与食管内镜技术的进步密切相关。1957 年，光纤内镜问世，使利用内镜对患者进行大规模检查成为可能。1980 年，食管下括约肌压力连续测定显示反流症状的发作与下食管括约肌一过性松弛有关，随着 1989 年第一代质子泵抑制剂奥美拉唑的问世，胃食管反流病的治疗发生了转变。1991 年，Dallemagne B 和 Geagea T 首次介绍了抗反流手术——腹腔镜下胃底折叠术（laparoscopic nissen fundoplication, LNF），随后，胃食管反流病的外科手术治疗迅速发展，在各个国家陆续开展并得到了医学界的认可。

从 1906 年人们刚刚开始认识 GERD 至今，100 多年过去了，从发病机制到诊断治疗，人们对于该病的认识有了重大进展。但是一直以来，不同国家发布的胃食管反流病诊断和治疗指南不一致，无可广泛接受的胃食管反流病及其症状和并发症的定义。反流症状是临床上常见的症状之一，诊断仅依赖于症状，未达成共识意见，因此在临床造成一些混乱；对于 GERD 的食管外表现的意见也不一致，导致临床上出现诊断不足或诊断过度；1995 年美国胃肠病学会发表了 GERD 诊治指南，并于 1999 年和 2005 年两次更新。2003年在新加坡举行的亚太地区消化疾病周通过了亚太地区 GERD 诊治共识。2006 年在加拿大的蒙特利尔，来自北美洲、南美洲、亚洲、欧洲及澳洲的 18个国家（包括中国）的 40 多位专家根据循证医学的原则，达成了胃食管反流病的全球共识，即蒙特利尔共识。目的是制定一个广泛为医生、患者和有关科研人员所接受的 GERD 全球共识定义和分类。考虑我国的实际情况并结合国内外有关文献，中华医学会消化病学分会动力学组有关专家经反复讨论，提出了我国的 GERD 治疗共识意见。目前国内外广泛认可的定义是：

胃食管反流病是一种由胃内容物反流引起症状和（或）并发症的疾病，

其典型症状是烧心（胃灼热）与反流，最常见的食管损伤是反流性食管炎，食管并发症有食管糜烂、狭窄、巴雷特食管（Barrett's esophagus, BE）和食管腺癌。

　　根据上述定义，从患者的角度描述症状的负面影响，要考虑个体差异，承认症状影响患者的差异性，当反流症状达到引起患者不适的程度时就可以定义为 GERD，而无须依赖其他的检查手段。在临床上，确定症状是否对患者有影响应是以患者为中心的，而不由频率和时间的任意值来决定。在无食管损伤的可疑胃食管反流病患者当中，如果轻微的烧心（患者被告知它是一种生理性反流以后）不引起患者不适，就不能诊断为 GERD。在人群研究中，一周发作 1 次或 1 次以上的轻度症状，或者一周发作 2 次以上的中重度症状常被认为可导致患者不适。无症状患者仍可存在潜在的并发症如反流性食管炎或巴雷特食管，因此也满足 GERD 的诊断标准。无症状者可依据证实有胃内容物反流的检查来诊断（pH 监测、电阻抗），或根据反流的损伤效应（内镜、组织学、电镜）进行诊断。

第二节　胃食管反流病的流行病学

1. 地理差异性流行

　　世界上有 10%～40% 的成人在日常生活中或多或少受到胃食管反流病的影响。胃食管反流病在世界范围内发病率有所不同，具有明显地理差异性。西欧和北美国家 GERD 的发病率较亚洲及非洲国家高；西欧和北美 GERD 的患病率为 10%～20%；GERD 在美国非常常见，约 50% 的美国人一个月至少出现 1 次烧心症状，大约 20% 的美国人每周至少出现 1 次烧心症状，其中 7% 的患者并发有糜烂性食管炎。烧心在欧洲国家也很常见，发病率北欧为 38%，意大利为 9% 不等。南美国家 GERD 的发病率较北美国家低。巴西市区人口当中烧心症状总体发病率为 11.9%，其中 4.3% 的人至少每周出现 1 次烧心症状，GERD 的发病率为 7.3%。

　　亚洲国家发病率略低，一项系统回顾资料显示：东亚国家 GERD 的发病率为 2.5%～6.7% 不等 [至少每周出现 1 次烧心和（或）反流症状]。在日本，GERD 症状患病率约为 6.6%，Kouzu T 等发表的一项研究结果显示：15.4% 的受访者每周至少出现 2 次烧心症状，42.2% 的受访者每周出现 1 次或几周出现 1 次烧心症状。16.7% 的患者患有反流性食管炎，在此反流性食管炎患者当中食管裂孔疝的发病率高达 49.3%，巴雷特食管的发病率为 49.3%。还有一项人口普查研究怀疑日本人口中 GERD 的发病率高达 20% 左右。在韩国 GERD 的发病率约为 8.5%，烧心和酸反流症状的发生频率约为 8.7% 和 13.1%。Yang SunYoung 等在韩国进行的一项调查研究报告显示：通过电话调查方式受访的 1 044 名受访者当中，7.1% 的受访者每周至少出现 1 次烧心症状，3.8% 的受访者每周至少出现 2 次烧心症状；新加坡的一项研究显示，GERD 的发病率从 1994 年的 5.5% 上升到 1999 年的 10.5%；Ami D. Sperber 等在 2006 年进行的以色列人群流行病学调查结果显示：参与调查的 1 839 名受访者当中，34.8% 的受访者诉过去一年当中有各种 GERD 症状，其中 11.6% 的受访者诉有胸骨后灼烧感，11.7% 者诉有胸骨后疼痛，19.0% 者诉嘴里苦味，17.5% 者诉有胃内容物反流症状。其中分别有 6.5%、5.2%、10.4 和 7.9% 受访者每周出现上述症状至少 1 次，而且分别有 2.0%、1.8%、2.4% 和 2.3% 受访者自评上述症状频繁且严重。

在中国北京和上海两地同时进行的调查显示，成年人当中反流及烧心症状的发病率为 8.97%，胃食管反流病的患病率为 5.77%。中国南方地区 GERD 发病率为 6.2%[至少每周出现一次烧心和（或）反流症状]。随着我国国民经济的持续发展、人民生活水平的提高和饮食结构的改变，最主要是临床医师对 GERD 认识的提高，我国 GERD 的发病率逐渐上升。在中国香港进行的一项研究显示普通人群中 GERD 的年发病率、月发病率和周发病率分别为 29.8%、8.9% 和 2.5%；非心源性胸痛的发病率为 13.9%；内镜筛查显示食管炎、食管裂孔疝、食管良性狭窄和巴雷特食管的发病率分别为 3.8%、1.7%、0.08% 和 0.06%。

2. 种族或民族差异性流行

GERD 的发病率除具有地理分布特点外，还具有种族、民族差异性特点。美国人中 GERD 的发病率具有明显种族差异性，即西班牙裔美国人中反流性食管炎的发病率最高，为 19.6%，白种人为 17.3%，非洲裔美国人为 15.8%，亚洲裔 / 太平洋沿岸岛屿裔美国人为 9.5%，而白种人中可疑巴雷特食管的发病率最高，为 5.0%，西班牙裔美国人为 2.9%，亚洲裔 / 太平洋沿岸岛屿裔美国人为 1.8%，非洲裔美国人为 1.5%。西班牙人群中 GERD 的发病率为 15%。荷兰一个移民聚集地区进行的流行病学调查显示：GERD 在移民人群中的发病率较本地人群低。统计资料显示：在参与调查并诊断为 GERD 的患者中，4% 是土耳其裔，只有 0.6% 来自非洲和中东地区。

3. 季节差异性流行

GERD 的发病与季节到底有无关系、有何关系尚未完全清楚。但是有调查研究结果表明 GERD 的发作及发病率确实随着季节变换而发生变化。Chen KY 等人对中国台北某医院在 2001—2006 年间对因 GERD 相关症状就诊的 76 636 名门诊患者进行回顾性分析，结果显示 10 ~ 12 月就诊患者数达到高峰，然而 1 月份开始直线下降，并持续到 2 月份。

第三节　胃食管反流病对生活质量的影响

GERD 对大多数患者来说是一种复发性和症状性疾病，疾病的严重程度与生活质量密切相关。GERD 不仅给患者带来不少生理、心理负担，而且给社会也带来严重损失，导致很多医疗资源的消耗。

1. 评价方法

目前有多种方法评价包括 GERD 在内的慢性疾病对生存质量的影响。其中被普遍认可的方法有针对胃食管反流病的影响量表（GERD impact scale, GIS）和国际上普遍认可的人群生命质量测评工具 SF-36 健康调查问卷（SF-36 量表）。

GIS 是包括 8 个条目的问卷，它评价在过去 2 周中 GERD 症状的发生频率和对每日活动的影响，用来帮助医生和患者在初级护理阶段相互交流。GIS 条目包括下面四种症状的发生频率：胸部或胸骨后疼痛、胸部或胸骨后的烧灼感（即烧心）、口腔内有反流或酸味（反酸）、与烧心或反酸有关的喉痛或喉咙嘶哑和这些症状对睡眠、饮食、工作或日常活动的影响以及额外用药（非处方药）情况，并提供四个用来形容频率的选项，分别是所有时间、大多数时间、一些时间、从来没有。GIS 不需要计算得分，可以一眼看出结果。所有条目均选择"从来没有"表明控制得非常好，有少于 3 个条目未选"从来没有"表明控制得一般，多于 3 个条目未选"从来没有"表明未得到控制，多于 5 个条目未选"从来没有"表明控制得差。GIS 在国外已进行过信度和效度研究，在中国大陆使用较少。根据 GIS，过去 2 周中出现胸部或胸骨后疼痛、烧心、反酸、与烧心或反酸有关的喉痛或喉咙嘶哑中至少一种症状定义为 GERD。

　　SF-36 健康量表是国际上普遍认可的人群生命质量测评工具，已被广泛地应用到不同人群的健康状况研究上。它包括 36 个问题，从 8 个维度对生理和心理进行综合测量。8 个维度是生理功能（PF）、生理职能（RP）、躯体疼痛（BP）、总体健康（GH）、活力（VT）、社会功能（SF）、情感职能（RF）和精神健康（MH）。它已经在 40 多个国家应用并已在 12 个国家建立常模。中文版的 SF-36 量表已在我国人群和美籍华人中得以应用并用于评价信度和效度。

2. 对生活质量的影响

　　生理方面：烧心和反酸是 GERD 最主要的症状，GERD 患者烧心和反酸的发生率达 80% 以上，即 4/5 的 GERD 患者在经受烧心及反酸的痛苦。Farup 等发现经常发生夜间反流的患者 SF-36 评分明显降低，这部分患者的生活质量与心绞痛和充血性心力衰竭患者相似。

　　心理方面：GERD 作为一种常见的消化系统疾病，随着生活节奏的加快与生活方式的改变，近年来发病率有增高趋势。GERD 的病因及发病机制尚未明确，但精神心理因素在其中亦起较大的作用。调查发现随着烧心和反酸症状的加重，GERD 患者的心理总体舒适指数（psychological general well-being index, PGWBI）相应下降，并且存在年龄和性别的差异，对年轻患者和女性患者的生活质量影响更大，而与是否存在食管炎没有关系。最近研究显示 GERD 患者常伴有躯体化、强迫、焦虑、抑郁等精神心理症状，心理健康状态较低、生活质量下降。由于 GERD 是终身性疾病，各种症状往往会影响到患者的进食和睡眠质量，因此很多患者患有心理和行为障碍。29% 的 GERD 患者存在焦虑，17% 的患者处于抑郁状态，他们的情绪状况和心理状态比糖尿病和高血压患者更为糟糕。

　　基于生理—心理—社会医学模式，GERD 发病机制可能包括自主神经功能紊乱、内脏敏感性增高、心理因素的影响及防御机制的削弱，而反流症状、心理因素及自主神经功能紊乱之间互为因果、互相影响，精神心理因素可通过脑 - 肠轴引起食管内脏高敏性，使食管内微小刺激即会诱发烧心、疼痛等症状，而疾病症状的反复、迁延可进一步加重患者心理负担，形成恶性循环。

　　社会方面：GERD 通过上述一系列生理心理效应影响到作为社会重要组成部分的个体，从而降低其工作效率，消耗医疗资源，增加对社会的负担。瑞典的一项调查中发现：有烧心症状的就业人口中日常社会活动减少 30%；平均每周减少 2.5 个工作时，生产效率下降 23%，相当于每周减少 10.7 个工作时。在美国，GERD 的经济负担在消化系统疾病中占第一位，远远超过了胆结石、结直肠癌和消化性溃疡等疾病。美国 Brook 等回顾性研究了 GERD 对社会资源的影响，2001—2004 年，Brook 等对 267 269 名员工的直接医疗费及与 GERD 有关的间接资源损失进行了分析。结果发现，在这些雇员中 GERD 的患病率为 4.3%，患者平均年龄 43 岁，每年医药费支出为 6 878 美元，较非 GERD 患者高出 3 355 美元，其中直接医疗费支出（不含在医院外药店购药的费用）占 65%。

（克力木·阿不都热依木　阿力木江·麦斯依提）

参考文献

[1] Dent J. Review article: from 1906 to 2006-a century of major evolution of understanding of gastro-esophageal reflux disease[J]. Aliment Pharmacol Ther, 2006, 24(9): 1269-1281.

[2] Shaheen N, Ransohoff DF. Gastroesophageal reflux, barrett esophagus, and esophageal cancer: scientific review[J]. JAMA, 2002, 287(15): 1972-1981.

[3] Delaney BC. Review article: prevalence and epidemiology of gastro-esophageal reflux disease[J]. Aliment Pharmacol Ther, 2004, 20 (Suppl 8): 2-4.

[4] Moraes-Filho JP, Chinzon D, Eisig JN, et al. Prevalence of heartburn and gastroesophageal reflux disease in the urban Brazilian population[J]. Arq Gastroenterol, 2005, 42(2): 122-127.

[5] Wong BC, Kinoshita Y. Systematic review on epidemiology of gastro-esophageal reflux disease in Asia[J]. Clin Gastroenterol Hepatol, 2006, 4(4): 398-407.

[6] Kouzu T, Hishikawa E, Watanabe Y, et al. Epidemiology of GERD in Japan[J]. Nippon Rinsho, 2007, 65(5): 791-794.

[7] Yamagishi H, Koike T, Ohara S, et al. Prevalence of gastroesophageal reflux symptoms in a large unselected general population in Japan[J]. World J Gastroenterol, 2008, 14(9): 1358-1364.

[8] Lee SY, Lee KJ, Kim SJ, et al. Prevalence and risk factors for overlaps between gastroesophageal reflux disease, dyspepsia, and irritable bowel syndrome: a population-based study[J]. Digestion, 2009, 79(3): 196-201.

[9] Yang SY, Lee OY, Bak YT, et al. Prevalence of gastroesophageal reflux disease symptoms and uninvestigated dyspepsia in Korea: a population-based study[J]. Dig Dis Sci, 2008, 53(1): 188-193.

[10] Sperber AD, Halpern Z, Shvartzman P, et al. Prevalence of GERD symptoms in a representative Israeli adult population[J]. J Clin Gastroenterol, 2007, 41(5): 457-461.

[11] Chen M, Xiong L, Chen H, et al. Prevalence, risk factors and impact of gastroesophageal reflux disease symptoms: a population-based study in South China[J]. Scand J Gastroenterol, 2005, 40(7): 759-767.

[12] Wang A, Mattek NC, Holub JL, et al. Prevalence of complicated gastroesophageal reflux disease and Barrett's esophagus among racial groups in a multi-center consortium[J]. Dig Dis Sci, 2009, 54(5): 964-971.

[13] Ponce J, Vegazo O, Beltran B, et al. Prevalence of gastroesophageal reflux disease in Spain and associated factors[J]. Aliment Pharmacol Ther, 2006, 23(1): 175-184.

[14] Chen KY, Lou HY, Lin HC, et al. Seasonal variation in the incidence of gastroesophageal reflux disease[J]. Am J Med Sci, 2009, 338(6): 453-458.

[15] 赵艳芳, 王睿, 阎小妍. 胃食管反流病对上海市居民生存质量的影响 [J]. 中国卫生统计, 2009,26(4):363-366.

[16] 夏志伟, 段卓洋, 张莉, 等. 精神心理因素与不同亚型胃食管反流病的相关性研究 [J]. 中华消化杂志, 2007,27(7):3.

[17] 刘安明, 王世喜, 韩玉娟, 等. 胃食管反流病患者临床症状、心理因素和自主神经功能间关系研究 [J]. 山东医药, 2007,47(13):2.

[18] 李军, 李严严, 张丽娟, 等. 老年胃食管反流病患者心理健康评估和干预 157 例 [J]. 世界华人消化杂志, 2008,16(15):3.

[19] Brook RA, Wahlqvist P, Kleinman NL, et al. Cost of gastroesophageal reflux disease to the employer: a perspective from the United States. Aliment Pharmacol Ther. 2007, 26(6): 889-898.

第二章

胃食管解剖学与生理学

陈双　周太成

第一节 从前肠开始

一、前肠的发育

前肠是指消化系统的上部，从口腔延伸到十二指肠，包括小肠上段一部分，它先于中肠和后肠；中肠由大部分小肠和结肠上半部分组成；后肠由结肠的其余部分和大肠中的直肠组成。

前肠为胚胎中原始消化管的头侧部分。从它的内胚层开始逐步产生咽、气管、肺、食管和胃的上皮衬里，十二指肠的第一部分和第二部分的头半部分，以及肝脏、胆囊和胰腺的实质。

消化管由内胚层发育过来，分前肠、中肠和后肠。食管和胃主要是由前肠发育而来，其血供跟中肠、后肠器官的血供也不同。

食管是在胚胎的第 4 周左右开始发育（图 2-1）。消化道头尾和侧向折叠形成原始肠管，在头尾方向上划分为前肠、中肠和后肠。食管从前肠发育，开始于前肠腹壁上的呼吸憩室（肺芽）。气管食管隔膜对于两种前肠衍生物、气管腹侧和背侧食管的解剖分离至关重要。食管最初的长度很短，随着心脏和肺的下降逐渐拉长。在胚胎第 6 周，固有肌层开始从发育中的前肠和食管周围的体胸膜中胚层发育，最终形成内环形和外纵形的肌肉层。源自神经嵴细胞的神经节细胞产生肌层内的肌间（奥尔巴赫）神经丛。肌肉层在妊娠第 9 周发育完整。胚胎发育依赖于许多重要的基因，最重要的是 SOX2，它驱动食管分化，以及 WNT 信号通路，它驱动食管/气管分裂。

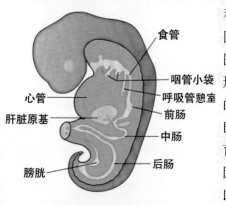

食管

咽管小袋

呼吸管憩室

前肠

中肠

后肠

心管

肝脏原基

膀胱

图 2-1　食管早期的发育

二、胃的不对称发育

在妊娠的第 4 周，胃左动脉长入，原始胃呈远端梭形的梭形扩张。刚开始，原始胃紧靠原始膈下方，其背侧系膜短，腹侧系膜长。随着咽和食管的生长，胃也向尾侧移动，由于胃的背侧一侧生长迅速，不对称发育形成胃大弯，腹侧系膜生长缓慢，形成胃小弯，胃的生长出现消化管道非对称的特征。胃大弯头端膨起，形成胃底。胃背侧系膜发育为突向左侧的网膜囊，牵拉胃大弯从背侧转向左侧，胃小弯由腹侧转向右侧，相当于胃绕其纵轴顺时针旋转 90°（图 2-2）。

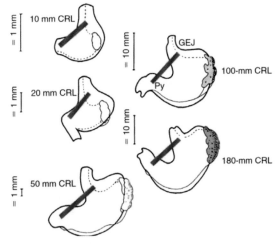

图 2-2　胃的非对称性生长，LES-Py 轴保持类似的一致

胃的非对称性生长与胃壁内广泛的有丝分裂活动有关，贲门和幽门由于背部坚固附着在血管主干，胃食管结合部和幽门仍然位于脊柱的前方。

CRL：头臀径；GEJ：胃食管结合部；Py：幽门。

三、胃旋转对食管下端的影响

在胚胎第 4 周，胃的后壁细胞增殖比前壁细胞快得多，即非对称，从而加速胃大弯和胃小弯的形成，同时胃开始出现顺时针旋转 90°。随着肝脏的增大，胃的头端被推向左侧；随着十二指肠的固定，胃的尾端被固定于腹后壁，至此胃大弯与胃小弯也基本发育定型。这也可以理解为什么左迷走神经走行于胃的前壁，而右迷走神经在胃的后壁（图 2-3）。

胃的顺时针旋转，使食管与胃就像"拧毛巾"一样，将食管下端横形肌的密度及力量增加，对食管下括约肌的形成产生影响。在贲门口处，可形成食管胃连接处的扣状纤维和吊索纤维。

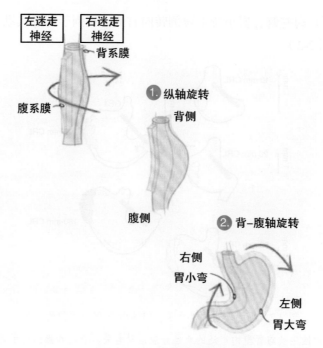

图 2-3 胚胎时期胃的旋转

胃旋转后，迷走神经的位置也发生相应的变化，变成左前右后的分布。

由于胃发育过程中出现了旋转，这个转动还带动了食管下端的旋转。

第二节 食管

一、食管的划分

1. 解剖学划分

食管分颈、胸、腹 3 段（图 2-4）。

（1）颈部食管。

自食管入口或环状软骨下缘起至胸骨柄上缘平面（上距门齿约 18cm）。

（2）胸部食管。

又可分上、中、下 3 段。

胸上段：自胸骨柄上缘平面至气管分叉平面（上距门齿约 24cm）。

胸中段：自气管分叉平面至食管胃交接部全长的上半部（其下界约上距门齿 32cm）。

胸下段：自气管分叉平面至食管胃交接部全长的下半部（其下界距约上门齿 40cm）。

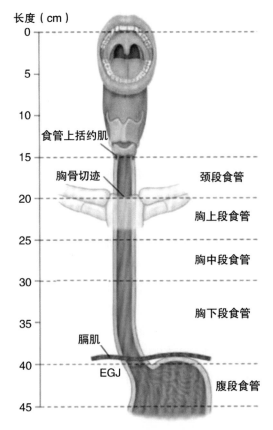

图 2-4　食管的分段

食管可划分为颈段、胸段和腹腔段。自食管入口或环状软骨下缘起至胸骨柄上缘平面为颈段，胸骨柄上缘至膈肌上方食管为胸段，膈肌下方至贲门段食管叫腹段。

EGJ：食管—胃连接处。

（3）腹段及食管下段括约肌。

此段食管最短，长 3 ~ 4 cm，居于膈肌下方的腹部最上部。狭义上的食管下括约肌（lower esophageal sphincter, LES）是食管末端、食管—胃连接处（EGJ）的环形肌束，维持食管下段高压，防止胃酸反流。

二、食管的结构

食管壁较厚，约 4 mm，与其余消化管道相比，除没有浆膜层外，具有消化管道典型的 4 层结构。

1. 黏膜层（mucous layer）

由上皮、固有层和黏膜基层组成。食管黏膜上皮层是食管最内层，大部分由复层鳞状上皮组成。食管黏膜形成纵行皱襞向管腔突出。食管上段的纵行黏膜皱襞的数目与形态变化较大，在中、下段，一般有纵行黏膜皱襞 3 ~ 4 条。食管末端长 1 ~ 2 cm，管道移行为贲门或胃食管连接部单层柱状上皮，两者交界处称为 Z- 线（Z-line）。

2. 黏膜下层（submucosa）

为较致密的结缔组织，与黏膜层共同向管腔突出形成皱襞（plica）。含小动脉、小静脉、淋巴管、神经丛（如 Meissner 神经丛）及食管腺等。

3. 肌层

消化道中除食管上段及肛门处肌层为骨骼肌外，其余大部分为平滑肌。即食管肌的上 1/3 是骨骼肌，下 1/3 是平滑肌，中间 1/3 是骨骼肌和平滑肌的混合。食管的肌性壁在环咽肌之下由外纵、内环两层肌层组成，环行肌作为环咽肌的延长部分，一直延伸到胸及腹段食管，然后移行为胃小弯环行肌。在贲门切迹处食管环行肌移行为胃壁斜行肌。外纵、内环两层肌层间有薄层组织，含有结缔组织、血管及肌间神经丛，即奥尔巴赫神经丛（Auerbach 神经层），可调节肌层的运动。它们是蠕动、压力、食管括约肌内压联系因素与动力的触发点。食管纵行肌始于环状软骨，延伸到食管腹段，在贲门处移行为贲门纵行肌。

4. 外膜层

由薄层结缔组织构成，又称为纤维膜（图 2-5）。

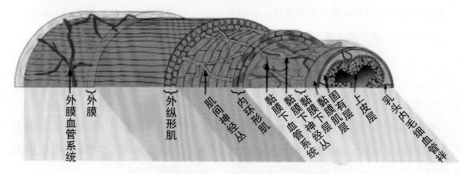

图 2-5　食管的层次、层次之间的血管和神经丛

食管也是属于消化系统的管状结构，具有分层样的结构。

三、食管的生理性狭窄

形态学上食管重要的特点之一是有三处生理性狭窄。第一个狭窄为食管的起始处，相当于第 6 颈椎体下缘水平，距中切牙约 15 cm；第二狭窄为食管在左主支气管的后方与其交叉处，相当于第 4、5 胸椎体之间水平，距中切牙约 25 cm。第三个狭窄为食管通过膈的食管裂孔处，相当于第 10 胸椎水平，距中切牙约 40 cm。在这些狭窄处食管内径为 14 ~ 19 mm，其余正常部分内径约 2.5 cm。三个狭窄处是食管内异物容易滞留及食管癌的多发部位（图 2-6）。

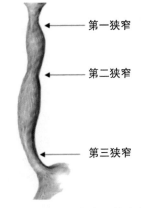

第一狭窄

第二狭窄

第三狭窄

图 2-6　食管的三个生理性狭窄处

第三节　膈

膈是许多爬行动物及所有鸟类和哺乳动物中分隔胸腔和腹腔的组织结构，呈穹隆形突向胸腔，右高左低，最高点分别位于右第 4 肋间隙和左第 5 肋间隙。

膈的肌肉部分是呼吸肌的一个组成部分，吸气时即收缩时，可使膈整体下移、幅度可达 10 cm，形成胸腔负压，完成吸气；放松时，膈自动复位，胸廓回弹，完成呼气动作。膈还协助腹肌收缩，完成咳嗽、呕吐、排尿、排便等动作。膈还对食管下段形成压力，防止胃酸反流。膈肌也参与了呕吐动作。

一、膈的发育及常见缺损

在形态上膈为一穹顶样结构，四周低中间高。膈的中央部为腱膜，称中心腱，周围部为肌纤维。根据周围部肌纤维来源不同，膈划分为胸骨部、肋部和腰部（图 2-7）。

膈肌为多处附着，中间为腱膜的结构。胸骨部为起自胸骨剑突后面的一对小肌束，肋部起自两侧下 6 肋软骨的内面及毗邻的肋骨，并与腹横肌交织。腰部分别以腱性的膈肌脚起自腰椎体和内外侧弓状韧带。一般右侧膈肌脚较粗而长，起自上 3 腰椎体的右前方，左侧膈肌脚短小，起自上 2 腰椎体左前方。

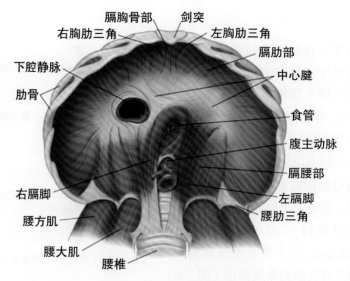

图 2-7　膈的腹腔内观及分区

膈的形状如穹隆，并非一个平面结构。根据周围部肌纤维来源不同，分为胸骨部、肋部和腰部。在肋部和胸骨部之间有个三角区，肌纤维覆盖较少叫胸肋三角，在肋部和腰部之间也有个肌纤维覆盖较薄弱的三角区，叫腰肋三角。发育不良时均可出现先天性膈疝，胸肋三角部位的膈疝称为 Morgagni 疝，腰肋三角部位的膈疝称为 Bochdalek 疝，以后者更常见。

二、膈的食管裂孔

消化道和血液循环系统穿越了膈，所以从膈顶到膈底分别有三大裂孔（图 2-8）。

（1）腔静脉裂孔，位于 T8 水平，近中央腱膜部分下腔静脉经过此裂孔回流至心脏。由于有肝脏的阻挡和保护，此裂孔一般不容易发生裂孔疝。

（2）主动脉裂孔，位于 T12 水平，腹主动脉和胸导管经过此裂孔。此裂孔位于脊柱旁、腹膜后，又有腱膜化的脚弓，因此，也不容易产生裂孔疝。

（3）食管裂孔，位于 T10 水平，食管和迷走神经经此裂孔与腹腔相通。食管裂孔大多数由右侧膈肌脚（crus diaphragm, CD）的左右肌束组成。左右肌束包绕食管裂孔后，重新汇合成右侧膈肌脚，终止于 T1 ~ T3 椎体处。食管与膈肌的裂孔刚好暴露于腹腔内，直接受腹腔内压力影响，加上食管和胃经常蠕动，以及日常活动、休息等导致的体位变化，固定食管胃交界处的韧带容易松弛，所以此裂孔容易发生裂孔疝。

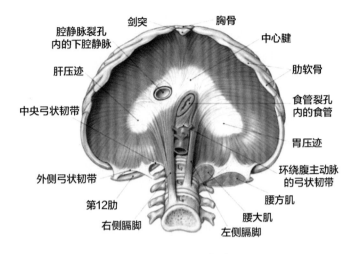

图 2-8　膈肌的三个裂孔

腔静脉裂孔，位于 T8 水平；食管裂孔，位于 T10 水平；主动脉裂孔，位于 T12 水平。

三、膈肌裂孔脚（crus diaphragm, CD）

膈肌脚两侧的长度不一，膈周围附着点有三个：腰椎、第 7 ~ 10 肋软骨、胸骨下剑突。其中附着于腰椎左右两侧的腱膜样结构，称为左右侧脚（图 2-9）。

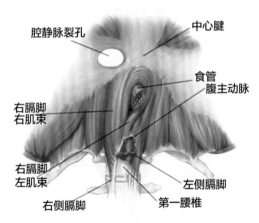

图 2-9　膈肌的两个脚

膈肌右侧脚纤维附着于 L1 ~ L3 及相应的椎间盘上，左侧脚较右侧脚小，

膈肌左侧脚纤维附着于 L1 ~ L2 及相应的椎间盘上。

右侧脚较长：附着于 L1 ~ L3 及相应的椎间盘上。右侧脚的纤维还分左右环绕食管形成食管下端括约肌的一部分，防止胃食管反流。

左侧脚：较右侧脚小，附着于 L1 ~ L2 及相应的椎间盘上。

膈肌脚纤维共同组成中心腱，中心腱与心包底面融合。在心包的两侧，分别形成左右穹顶。一般静息状态下，由于肝脏的作用，右侧穹顶比左侧高。

消化管道的一头一尾两种结构比较特殊，有控制开放与关闭的机制，例如贲门、肛管。就像肛管一样，贲门周围同样由内外括约肌组成。内括约肌就是食管下括约肌（LES），外括约肌对应的就是双侧的膈肌脚，尤其是包绕食管裂孔两条肌肉。当然，此处的外括约肌功能远不如肛门外括约肌强大。

四、膈与食管的交集

食管在膈肌上食管裂孔中通过，两者间有一立体的连接。

1. 膈食管筋膜

第一层是直接的交集：膈食管筋膜或称为膈食管韧带。

食管裂孔是膈肌上中间的一个裂孔，其上下还分别有下腔静脉裂孔和腹主动脉裂孔，在正常的食管裂孔中存在着一套有效阻止腹腔器官或组织结构突向胸腔的纵隔结构。这一结构的骨架就是"膈食管筋膜"（phrenoesophageal membrane，PEM）或称为膈食管韧带（phrenoesophageal ligament）。进一步看膈肌脚与食管下端这一结构系统，PEM 是食管裂孔的复杂的精细的封闭系统的一部分，保证膈肌脚、食管之间在空间和时间上"连接"，发挥重要的生理功能（图 2-10）。

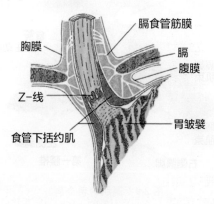

图 2-10　膈食管筋膜（韧带）连接膈肌脚及食管下端

PEM 由腹腔及胸腔膈肌的表面的壁层筋膜出发，到达裂孔时又分为上升支和下降支。在上升支和下降支又长出一些纤维爪钩，伸进胃食管结合部

（GEJ）肌层形成一立体的结构，其中有脂肪填充，加入脂肪后形成了一种"塞子"样物，加强了食管裂孔的稳定性。

2. 腹膜

第二层就是覆盖膈肌和食管腹段的壁腹膜，间接连接膈肌及腹段食管。主要功能是覆盖，形成腹腔光滑的内面。当有裂孔疝发生，这层腹膜会成为疝囊。

五、食管、膈、胃的立体结构

食管、膈、胃的立体结构，相互成角度，形成了独特、复杂的胃食管结合部的三维结构，为三者的功能打下解剖学基础。

1. 食管进入胃的角度

在胚胎发育时期，胃大弯的细胞生长速度超过胃小弯，加上胃顺时针旋转90°后，其纵轴跟食管纵轴存在一个锐性夹角（图2-11）。食管犹如斜插进胃里、并不是直接对应胃内压力方向，这样的结构构成了食管下段抗反流机制的解剖学基础。

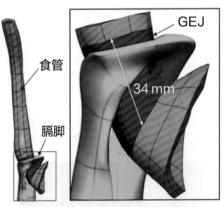

图2-11　食管下段进入胃的角度

食管下段斜行进入胃腔，形成抗反流机制的一部分。

2. 膈与脊柱形成的斜度

膈左右角与脊柱之间有个疏松的间隙，叫膈肌脚后间隙（space）。膈肌后平面向上与纵隔相连接，并走行着从胸腔过来腹膜前的一些结构，如主动脉弓、奇静脉、半奇静脉以及淋巴、神经等。

膈与脊柱是存在一定的斜度的。在腹主动脉裂孔处，膈与脊柱基本平行，离开腹主动脉裂孔向上到食管裂孔时，膈与脊柱的夹角增大。发生食管裂孔疝的患者，大多数是膈与脊柱之间的斜度消失。因此，在行食管裂孔疝修补的时候，也要尽量恢复食管裂孔的斜度（图 2-12）。

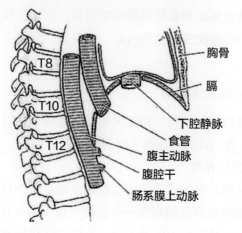

图 2-12　膈与脊柱形成一定的角度

膈肌脚附着于 L1 ～ L3，斜行向上，在食管裂孔处与脊柱有一定的夹角，

并形成膈肌脚后间隙。

六、轴线疝与裂孔旁疝

在食管裂孔疝中，有轴线疝即 I 型疝（亦称滑疝）。疝的出现与体位有关，一般认为滑疝是在 CD 处的筋膜有松弛，可能是一种衰老的表现，所以老年人中滑疝居多（图 2-13）。

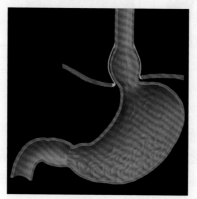

图 2-13　轴线疝

I 型疝（亦称滑疝）。

　　而另外一种称为Ⅱ型疝，又称为裂孔旁疝，即EGJ在正常的腹内位置。胃底有一部分进入膈肌上方，此为非轴线疝（图2-14）。

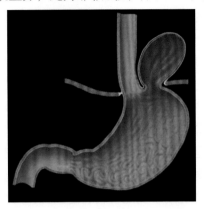

图2-14　裂孔旁疝

Ⅱ型疝，非轴线疝。

第四节　胃与食管连接部

一、解剖学观念的变化

　　对于食管进入胃的入口，解剖学上称为"贲门"。但食管和胃的过渡往往很难界定，因为每个人胃黏膜延伸至食管腹部的程度不同，通常形成"Z"字形的鳞状上皮与柱状上皮结合处，在Z-线上方为食管上皮。在组织学上和内镜观察中，此处通常被称为胃—食管连接缘，食管与胃小弯之间由胃纵肌形成一环形祥，常用来作为胃与食管的分界。

　　解剖上的贲门位于管状食管向下延伸为囊状的胃壁处的食管胃交界处，在His角（贲门切迹）或腹膜反折水平，相当于食管下括约肌下缘，向上与食管相接续。通常位于第11胸椎体左侧、第7肋软骨后方，距腹前壁约10 cm，与中切牙相距约40 cm。食管腹部在下行时急转向左，与贲门相延续。食管右缘与胃小弯相延续，左缘与胃大弯连续。但在解剖上并无特定的与贲门有关的括约肌。

　　随着对贲门周围部位功能的重视、解剖认识的加深，现在已经不侧重贲门的概念，而换之以"食管胃结合部（EGJ）"来系统描述该部位的解剖特点和功能。

胃食管连接部是指食管下端与胃贲门相连处长 3 ~ 5 cm 的一段食管，结构主要包括食管下括约肌（LES）、贲门切迹（His 角）、胃吊索纤维及扣状纤维、Z- 线、膈肌脚、膈食管筋膜等。

LES：LES 是 EGJ 处长 3 ~ 5 cm 的、没有解剖结构的生理性括约肌。尽管其从结构上不能与食管体部环形肌明显区分，但 LES 区食管内压力在绝大多数时间里高于胃内静息压，可防止胃内容物反流入食管。虽然食管上括约肌及食管下括约肌分别为食管入口及出口的标志，而且这些括约肌是根据高压区而确定的，但是在解剖结构上很难辨认。食管上括约肌以环咽肌为标志较容易确定，但是食管下括约肌结构较复杂，不容易确定。

以下四个解剖标志有助于确定胃食管连接部：两个内镜表现及两个外部结构。内镜下有两个解剖要点，即鳞 - 柱状上皮交界处（Z- 线）和食管平滑内壁移行为凹凸不平的胃皱襞。但是在巴雷特食管患者中食管远端复层鳞状上皮被单层柱状上皮取代，发生肠化生时难以确定 Z- 线位置，也无法辨认胃食管交界处。两个外部结构是贲门切迹，即食管环行肌与胃斜行纤维交界处，和胃食管脂肪垫，即胃食管连接部典型的标志。

二、His 角

也称贲门切迹。该锐角是抗反流的重要机制之一，一旦变钝，就会容易导致反流。在婴儿期，His 角发育不完全，食管与胃垂直连接，因此婴儿呕奶、反流等现象很常见（图 2-15）。

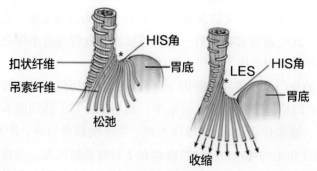

图 2-15　His 角

His 角由胃的扣状纤维和斜行的吊索纤维共同形成，当胃肌肉收缩时，

可共同关闭贲门，形成抗反流机制的一部分。

三、近端胃的血运与神经

胃小弯和贲门的血供主要来源于胃左动脉，胃底的主要血供则来源于脾动脉发出的胃短动脉。由于胃短动脉长度较短，与脾密切相连，一旦撕裂后缩回脾内，就难以止血。因此游离胃底的时候一定要小心，预先处理好胃短动脉（图 2-16）。

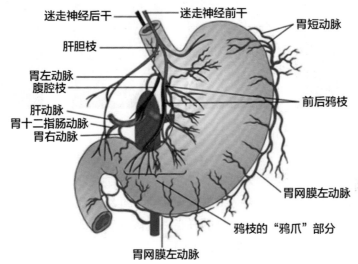

图 2-16　胃的血液供应与神经支配

胃的神经支配，主要来源于迷走神经。迷走神经神经在 EGJ 分为前后主干，分别支配胃前后壁。前干在进入胃壁之前分出迷走神经肝胆枝，支配胆汁的分泌、排泄，在食管裂孔疝修补手术中需要注意保护。前干及后干分别发出二级鸦枝、三级鸦爪枝，进入胃壁支配胃壁的一系列神经活动。

四、EGJ 的内镜观（Hill's 分级）

（经改良）评估 EGJ 部位胃食管阀瓣（gastroesophageal flap valve, GEFV）的解剖学形态、Hill 分级（图 2-17）：

Ⅰ级，胃小弯顶端正常而突出的组织边缘或皱褶，紧紧包绕内镜；

Ⅱ级，存在皱褶，但围绕镜身间断开闭（通常与呼吸相关）；

Ⅲ级，皱褶不明显且膈裂孔自由开放，不可见或可见微小滑动型食管裂孔疝；

Ⅳ级，皱褶消失，膈裂孔明显增大，可见明确的滑动型食管裂孔疝，食管开放。

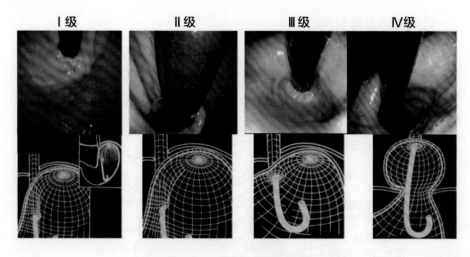

图 2-17　GEFV 的 Hill 分级

　　EGJ 部位胃食管阀瓣分级可准确反映胃食管连接处抗反流屏障的功能。研究显示，健康对照者主要为 GEFV 分级Ⅰ、Ⅱ级，反流患者主要为 GEFV 分级Ⅲ、Ⅳ级。随着 GEFV 分级的升高，机体抗反流屏障功能逐渐减弱，需手术干预的必要性也逐渐增加（表 2-1）。

表 2-1　GEFV 的分级与反流损伤程度的关系

	Ⅰ	Ⅱ	Ⅲ	Ⅳ
无损伤	43/43(100%)	41/57(71.9%)	48/71(67.6%)	38/97(39.2%)
反流性食管炎	0/43(0%)	9/57(15.8%)	13/71(18.3%)	27/97(27.8%)
Barret 食管 ≤ 3cm	0/43(0%)	5/57(8.8%)	6/71(8.5%)	16/97(16.5%)
Barret 食管 >3cm	0/43(0%)	2/57(3.5%)	4/71(5.6%)	16/97(16.5%)

第五节　食管胃的生理学

一、食管的解剖特征

　　食管起端及终端分别由两个特殊高压区组成，即食管上括约肌（upper esophageal sphincter, UES）及食管下括约肌（LES）。通过食管上括约肌后循序经过食管咽部、颈部、胸部及腹部，终止于食管下括约肌。

1. 部位不同，其内压力不同

在理想的生理状态下食管完整的肌性结构只允许食物从食管咽部顺其自然地单向运送到胃贲门，是一个典型的单向道。食管上括约肌，长度为 4~5 cm，正常状态下处于收缩状态，产生压力约 60 mmHg 的生理性高压区，以免空气流进入食管内。同时食管下括约肌处于兴奋状态足以产生压力约 24 mmHg 的生理性高压区，以免多余的食物反流入食管。诸多因素参与高压区的形成。第一个因素是食管下端的肌性结构，即食管下括约肌。这些肌纤维不同于食管其他部位，平时处于紧张性收缩状态，只在吞咽动作时松弛，随后恢复原来的收缩状态。第二个因素是贲门悬吊纤维。这些纤维深度相当于食管环形肌纤维，但是来源于不同方向。它们在贲门—胃底交界处与胃小弯之间呈对角线样走行，是构成食管下端高压区的重要因素之一。第三个因素是膈肌，它是食管从胸腔到腹腔穿过的通道，食管被左右膈肌脚所环绕。吸气时左右膈肌脚的开角缩小，压紧食管，使食管下括约肌压力增加。这就是为什么吸气时食管内压力由负变正，呼气时压力由正变负的原因（表 2-2）。

表 2-2　食管不同部位的压力测定值

食管上括约肌	正常值
长度	4.0 cm
静息压力	60 mmHg
松弛时间	0.58 s
松弛后压力	0.7~3.7 mmHg
食管下括约肌	**正常值**
长度	3~5 cm
腹段长度	2~4 cm
静息压力	6~26 mmHg
松弛时间	8.4 s
松弛后压力	3 mmHg
食管体收缩	**正常值**
振幅	40~80 mmHg
持续时间	2.3~3.6 s

翻译摘自：Townsend: Sabiston Textbook of Surgery, 18th ed, 2008.

食物从口腔到胃的输送以吞咽开始，并以食管下括约肌松弛结束，整个过程靠食管肌性壁的蠕动性收缩协调。

2. UES 和 LES

食管入口处高压区是指 UES，解剖标志为喉及后咽部和食管颈段之间。咽缩肌由连接于上腭及食管上端之间的三组肌肉组成，即咽上缩肌、咽中缩肌及咽下缩肌。前两者参与吞咽及发音动作，但不参与 UES 高压区的组成。咽下缩肌是通往食管的最后桥梁。深入咽缝咽下缩肌由两个连在一起的肌肉床组成，即分别附着于甲状软骨及环状软骨侧面的甲咽肌、环咽肌，它们与环状软骨共同组成所谓生理性高压区——UES（图 2-18）。

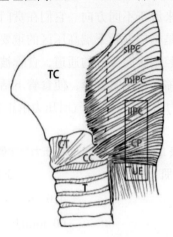

图 2-18　食管上括约肌

UES 及其周围结构示意图（侧视图），显示下咽缩肌（iIPC）、环咽（CP）和免疫组化显示的上食管（UE）。CC，环状软骨；CT，环甲肌；mIPC，咽下缩肌的中间部分；sIPC，咽下缩肌的上部；T，气管；TC，甲状软骨。箭头表示 IPC 肌肉的中缝。

LES 是食管与胃交界处长 3 ~ 5 cm 的、没有解剖结构的生理性括约肌（图 2-10）。尽管其结构上不能与食管体部环形肌明显区分，但 LES 区食管内压力在绝大多数时间里高于胃内静息压，可防止胃内容物反流入食管。虽然 UES 及 LES 分别为食管入口及出口的标志，而且这些括约肌根据高压区而确定的，但是从解剖结构上很难辨认。食管上括约肌以环咽肌为标志较容易确定，但是食管下括约肌结构较复杂，不容易确定。

二、吞咽、吞咽反射

吞咽是一生理反射，人生下来即具有，故又称为吮吸吞咽反射。根据食团所经过的部位，整个吞咽动作分为三个阶段：口腔期、咽期和食管期。口咽吞咽阶段经过协调的六项动作顺利完成，耗时约 1.5 秒，而且一旦启动就自行完成。

1. 口腔期

这是唯一受大脑控制的阶段；口腔期开始于食物进入口腔，结束于舌头开始将食物推入口咽部。在这个阶段，咀嚼会减小食物颗粒的大小，加上唾液成为食团，一般在唾液润滑下以促进吞咽。

2. 咽期

这个阶段将食物输送到食管并保护气道，以免食物被误吸入气道。咽期开始于食物团到达腭舌弓时，结束于通过 UES 进入食管。气道受到声门关闭和喉部抬高的保护，而呼吸暂时受到抑制（吞咽性呼吸暂停）。各种肌群在这一时期可以精准地协调，蠕动开始于咽部，因为上、中和下咽缩肌的顺序收缩将食物以 20 ~ 40 cm/s 的速度推向 UES。吞咽反射从此开始，反射弧导致 UES 松弛，允许食物团进入食管。

3. 食管期

这个阶段依靠食管肌肉的蠕动收缩来推动食物团通过食管进入胃。初级蠕动以 3 ~ 4 cm/s 的速度发生，需要环状肌和纵向肌层之间的精确协调。另外，还有二次蠕动波充当"后备"，由食管膨胀和刺激触发，并起到清除剩余食物的作用。

三、食管本身的调控及 LES 的作用

食管这一肌性的管腔丛，除咽喉部外，都是平滑肌，平滑肌受自主神经支配，在食管肌层之间有丰富的神经丛。

LES 并不是一直处于收缩状态，因为食管作为一肌性的管道，松紧有度，食管要让食物、水、空气等通过，由平滑肌神经所介导的松弛在以下三个场景下可以发生。

1. 吞咽性 LES 松弛（deglutitive LES relaxation, dLESR）
其中咽部刺激可能是感觉触发也就是吞咽反射所引发的。

2. 继发性蠕动的松弛（secondary peristalsis）
实际上是食管继发性蠕动的一个组成部分，其中食管扩张提供了触发。

3. 短暂的 LES 松弛 （ transient LES relaxation, tLESR ）

这种情况主要由胃扩张引发，譬如呃逆。

这种短暂的 LES 松弛与上面两种 LES 松弛形式的不同之处在于：神经介导的松弛信号来自远端的感觉触发位点；短暂的 LES 松弛的同时，还抑制了膈肌脚肌肉的收缩，而且 LES 松弛的持续时间更长且变化更大。所以，多数学者的观点认为，胃食管的反流是由短暂的 LES 松弛引发的。

四、LES 与 CD 协同的控制模式

一系列的研究表明：咳嗽或腹壁用力引起的腹内压增加对 CD 和腹段食管具有影响。CD 的运动具有呼吸节律，但它并非呼吸肌。CD 围绕在食管的下端，腹段食管一直持续在腹内压力的加持下，受腹内压力变化的影响。

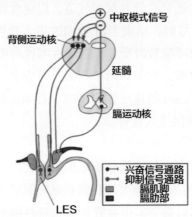

图 2-19　神经系统对食管内 LES、CD 运动的调控机制

注意：这个简化图没有显示 LES 或 CD 的双侧神经支配，或膈肋部的神经支配。

暂时性 LES 松弛（tLESR）的中枢模式信号（图 2-19）："括约肌"协调运动前输入背侧运动核（DMN）中，然后投射到 LES 和 CD 的迷走运动神经元，以及投射到脊髓中的 CD 投射的膈运动神经元。在 tLESR 期间，该模式信号为迷走神经运动神经元提供前驱兴奋，迷走神经运动神经元兴奋 LES 内的节后非肾上腺素能、非胆碱能神经元。同时，运动前抑制被提供给三个紧张活跃的回路：①兴奋 LES 内节后胆碱能神经元的迷走神经运动神经元；②直接兴奋 CD 内运动终板的迷走神经运动神经元；③膈运动神经元通过尚未定义的途径，可能涉及 DMN。以这种方式，来自这个中央模式的信号的双同步输出，使 LES 松弛并抑制 CD，利于反流的发生。

1. CD 影响 LES

人体的 CD 有一定的静息电活动，这些静息电活动可以被电生理仪所记录。CD 的静息电活动可能与诱导 LES 收缩产生食管下端管内的高压有关。

压力测定显示，食管下段的高压区似乎不仅由 LES 的作用产生，而且与 CD 的肌肉及电活动有关，食管下段的高压区是由 LES 和 CD 共同作用产生。如果使用利多卡因阻断 CD 的神经传导，食管下端管内的高压区明显降低，从 25.4 ± 6.3 cmH$_2$O 的平均基础压力下降到 14.2 ± 2.4 cmH$_2$O。有人计算过 CD 在 LES 产生的压力中占约 44%，而 LES 自身仅占 54%。

另外，当腹内压升高时，似乎会诱发 CD 反射用力收缩，而影响 LES，使食管下端的压力升高。目前的研究表明 CD 在 EGJ 部位的功能与 LES 功能形成反射性的共享。

2. LES 与 CD 的协同

在正常的吞咽动作中，食管内 LES 和 CD 会产生协同作用，在完成吞咽的同时，不让反流发生（图 2-20）。此时食管纵形括约肌收缩、食管暂时性变短、LES 会暂时性上升到纵隔，同时 CD 松弛开放但维持一定的压力，食管的环形 LES 保持收缩及高压，食管将食物挤入胃内。在完成吞咽后，LES 恢复到腹腔正常位置，但 LES 的环形肌、CD 继续保持收缩，防止反流的发生，一段时间后压力恢复到正常水平。

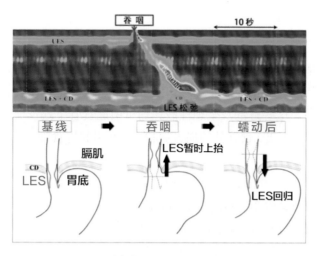

图 2-20　吞咽时食管 LES 及 CD 的相互协同运动

但 LES 的暂时性上升的幅度一般不会太大，在 2cm 之内，超过这个数值的话，就需要怀疑 LES-CD 分离、食管裂孔疝的发生了（图 2-21）。

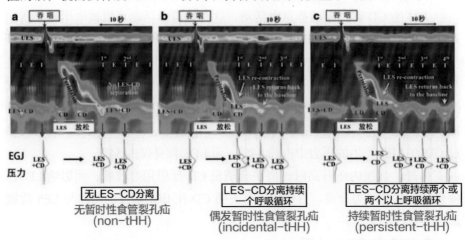

图 2-21　吞咽时 LES-CD 距离的不同揭示是否存在食管裂孔疝

　　LES 和 CD 的张力还受神经及体液因素调节。咽部阶段吞咽开始约 1.5 秒后迷走神经抑制性纤维释放血管活性肠肽（vasoactive intestinal polypeptide, VIP）或一氧化氮（nitric oxide, NO），使食管下括约肌张力下降，持续 4 ~ 6 秒；这种完美配合的松弛便于食物通过食管进入胃；而食物入胃引起胃泌素、胃动素等的释放使 LES 张力增高，可以防止胃内容物逆流入食管。

五、反流与抗反流

　　不是所有的反流都是异常现象。健康人也会偶尔出现胃食管反流症状，是由食管下括约肌自发性松弛引起的。食管运动异常或胃排空障碍可以引起食管不完全清理，甚至反流。神经递质、激素、肽类也可使食管下括约肌张力降低或增高。这些解剖及生理性破坏均可引起食管下端反流，可以发展成为食管内黏膜和（或）食管外的损害症状，从而引起胃食管反流病（GERD）。

1. 反流与酸

　　（1）胃酸分泌增多诱发 GERD 症状。

　　GERD 患者食管 24 小时 pH 值监测阳性率为 55% ~ 60%。大量研究提示，质子泵抑制剂（PPI）是治疗 RE 最有效的药物，抗酸剂可迅速缓解患者的烧心症状，组胺 -2（H2）受体拮抗剂对轻度及偶发的反流症状亦有治疗效果。

　　由于 GERD 患者贲门部"远端酸袋"存在，使胃食管连接处的酸不易被食物中和，这是造成 GERD 患者餐后酸反流的重要因素。不仅如此，Reimer

等的研究提示，正常志愿者在规律服用 PPI 8 周停药后较服用安慰剂者出现明显的反跳性胃酸高分泌状态，同时伴有反酸、烧心等症状。以上强烈提示，任何原因导致的胃酸分泌增多都可以诱发 GERD 症状。

（2）GERD 症状原因不仅仅与酸相关。

尽管制酸药物越来越多，仍有约 40% 的 GERD 患者对 PPI 治疗无效，特别是非糜烂性反流病（NERD）患者，不仅对 PPI 治疗的起效时间较迟，而且剂量依赖现象也不明显。提示造成 GERD 症状的原因不仅仅与酸相关。随着食管阻抗及 pH 值联合监测技术的应用，人们对 GERD 患者食管内其他性质物质的反流有了较好的研究。食管阻抗及 pH 值联合监测技术可显著提高 GERD 患者监测的阳性率，其中最主要的是对弱酸和非酸反流的检出。

进一步分析 RE 和 NERD 患者的反流物性质发现，RE 患者具有较高比例的病理性酸反流（53.6%），同时约 60% 患者存在弱酸和非酸反流；而 NERD 患者则以弱酸和非酸反流为主（75%），病理性酸反流的检出率仅为 25%。由此也可以解释为什么 NERD 患者对抑酸治疗反应不如 RE。因此，胃食管反流不仅仅是酸的反流，对于抑酸治疗效果欠佳的患者，应充分考虑到弱酸和非酸反流的因素而予以恰当的治疗。

2. 测酸与阻抗

动态 pH 值监测能定量评估食管酸暴露时间，且当有反流症状发生时，可评估症状—反流相关性。20 世纪 70 年代，使用导管的动态 pH 值监测被引入，用来评估 24 小时内的食管酸暴露。其中最直观的参数就是酸暴露时间（AET，即 pH 值 < 4 占总时间百分比）。用来定义停用 PPI 治疗后异常酸暴露的 AET 临界值为 4% ~ 5%。虽然有学者提议区分睡眠和清醒时的酸暴露，传统上 pH 值监测都是按体位（直立和卧位）来进行分析的。因为酸反流事件更多发生在直立位，无症状对照组和 GERD 患者的直立位酸暴露时间均高于卧位酸暴露时间，因此定义异常食管酸暴露的临界值在直立位高于卧位（分别是 6% ~ 10% 和 1% ~ 6%）。

阻抗监测是基于对食管导管上电极组之间微小电流抵抗的记录。在至少 3 对连续的远端阻抗电极上检测到阻抗值逆行降低大于 50%（对应电极附近存在反流物），则认为发生了反流事件。因此，阻抗监测相对传统 pH 值监测的主要优势在于它能够在不用考虑 pH 值的情况下检测到反流事件，从而能检测到弱酸反流并且允许在抑酸治疗期间进行监测。

24h pH- 阻抗监测可提供较全面的反流参数包括：酸反流、弱酸反流、弱碱反流、气体反流、混合反流、反流高度、症状 - 反流相关性等参数，已成为最主要的反流监测手段。满足以下一项及以上即可确诊 GERD：①远端食管（LES 上方 5cm 处）总的酸暴露时间百分比 > 4.5%；② DeMeester 积分 > 14.7；③阻抗反流总次数 > 73 次；④症状指数 > 50%；⑤症状相关概率 > 95%。

3. 食管酸暴露可造成损伤，GERD 对食管的不同损害

在胃镜检查的情况下，可根据是否存在糜烂将 GERD 分为非糜烂性反流病（non-erosive reflux disease, NERD）和糜烂性反流病（erosive reflux disease, ERD），无 GERD 症状也可能出现 ERD。

（1）NERD。

NERD 的准确表述是非糜烂性胃食管反流病，指胃（包括十二指肠内容物）反流至食管，引起反流、烧心等，但无食管黏膜破损或巴雷特食管表现的疾病。多数学者认为食管收缩功能异常、食管敏感性增加、精神因素等与本病的发生有关。非糜烂性反流病目前多以药物治疗为主。

典型症状为烧心，可合并或不合并反酸，若反酸，胸骨后会有烧灼感（烧心）和胸痛。烧心是指胸骨后向颈部放射的烧灼感，反酸多发生于饱餐后，夜间反流严重时影响患者睡眠。

（2）反流性食管炎（RE）。

反流性食管炎采用 LA 标准，正常食管黏膜无破损。

LA. 洛杉矶分级；A. LA-A 为 1 个或 1 个以上黏膜破损，长径 ≤ 5 mm；B. LA-B 为 1 个或 1 个以上黏膜破损，长径 > 5 mm，但无融合性病变；C. LA-C 为黏膜破损有融合，但 < 75% 食管周径；D. LA-D 为黏膜破损有融合，至少达到 75% 的食管周径。

（3）巴雷特食管（Barrett's esophagus, BE）。

我国巴雷特食管诊治共识建议以食管远端黏膜鳞状上皮被化生的柱状上皮替代作为巴雷特食管的定义和诊断标准，化生的单层柱状上皮可为胃型上皮也可为伴有杯状细胞的肠型上皮，伴有肠上皮化生者进展为腺癌的风险明显提高，故强调活检病理确认，诊断报告须详细注明柱状上皮化生组织学类型和是否存在肠上皮化生和异型增生。

巴雷特食管的面积、纵向长度、是否肠化生、异型增生的程度，以及是否存在慢性 GERD 症状、男性、高龄、向心性肥胖、吸烟等高危因素，是指导巴雷特食管胃镜监测、抗反流治疗、内镜下黏膜清除乃至外科切除的重要参考指标。

4. 抗反流机制

胃食管结合部的抗反流机制，是一系列解剖、生理结构形成的一个系统，它们之间相互协调，共同工作，防止胃内容物反流至食管。该系统主要工作机制如下：

（1）食管进入胃的角度以及膈肌脚后间隙的存在。

前面所述的 EGJ 部位的三维立体结构，使食管进入胃存在一定的角度，避免了胃内或者腹腔内的压力，正对着食管开口的方向。

（2）食管下段括约肌的长度及位置。

食管下段括约肌狭义上是食管末端、贲门入口的环形肌束，维持食管下段高压，防止胃酸反流（图 2-22）。

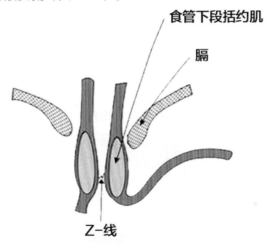

图 2-22　狭义的食管下段括约肌

ES 没有明确的解剖边界，无法通过内镜、CT 扫描等手段观察，只能通过食管测压检测。

广义的 LES 还包括膈肌脚以及链接膈肌脚与食管下端环形、纵形肌肉的膈食管筋膜（图 2-10）。腹段食管的长度决定了 LES 的长度，LES 的位置决定了其功能。

（3）食管入口的"阀瓣"。

在贲门与胃底连接处，还有个抗反流屏障，那就是胃食管阀瓣（gastroesophageal flap valve, GEV）。胃食管阀瓣是 His 角在胃腔内的一个大皱褶，它是食管下段抗反流机制的补充。胃底折叠术的目的也是通过重建胃食管阀瓣来达到抗反流的目的（图 2-23），主要由扣状纤维和吊索纤维斜拉而成。

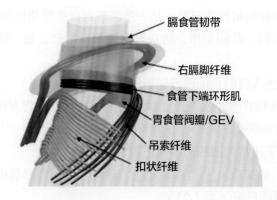

膈食管韧带

右膈脚纤维

食管下端环形肌

胃食管阀瓣/GEV

吊索纤维

扣状纤维

图 2-23　胃食管阀瓣与 EGJ 周围韧带及肌纤维的关系

对于食管裂孔疝患者，由于胃底滑动进纵隔内，食管下段括约肌以及胃食管阀瓣的作用消失，因此抗反流机制也严重受损（图 2-24）。

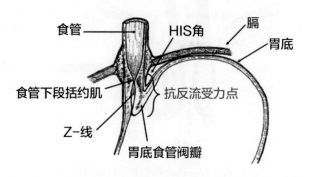

食管　　　　　HIS角　　　膈

　　　　　　　　　　　　　胃底

食管下段括约肌　　　抗反流受力点

Z-线

胃底食管阀瓣

图 2-24　胃食管阀瓣

胃食管阀瓣是胃斜行纤维收缩 His 角形成的皱褶，其作用就像气门芯一样，食物可以从食管进入胃腔，却不能从胃腔反流至食管。

（4）His 角

His 角由吊带纤维及扣状纤维收缩引起，两层贲门下方胃壁内的肌肉收缩、His 角趋于变锐角，使 GEV 更明显，甚至形成类似气门芯结构。进一步抵抗胃内容物进入食管。

5. 肥胖、腹高压与 GERD 产生的恶性循环

肥胖会导致患者腹腔内、胃内高压，同时会增加肥胖人群胃食管压力梯

度，从而导致胃食管反流的发生。

研究显示，食管裂孔疝在肥胖人口较多的西方国家中发病率很高。而肥胖患者腹内压力较正常人高，所以有推测认为腹内压力增高与食管裂孔疝的发生有相关性。这也很好理解：在肥胖或孕妇人群，增高的腹内压力将胃食管结合部位从腹腔向胸腔产生一个推力，久而久之产生食管裂孔疝。

相关的研究也显示了这一点，2006 年 Pandolfino 等研究了 285 例患者的体重指数（body mass index, BMI）和腰围（waist circumference, WC），他们发现无论患者吸气相或呼气相，其 BMI 和 WC 与胃内压、食管内压正相关。他们还发现 BMI 每增加 1kg/m^2，胃内压力就上升 0.3 mmHg（1 mmHg = 0.133 kPa）；WC 每增加 1 cm，胃内压力就增加 0.16 mmHg。另一方面，食管内压力也随着 BMI 每增加 1 kg/m^2 而升高 0.17 mmHg，随着 WC 的每增加 1cm 而升高 0.1mmHg。此外，他们还发现肥胖与胃食管压力梯度呈正相关性。

这项研究还仔细测量了肥胖人群的食管下括约肌、膈肌脚的空间结构，结果显示肥胖人群中这些胃食管结合部的结构解剖上的分离度更大。这也提示腹内压力不仅将胃食管结合部向胸腔推压，还会对食管下括约肌和膈肌脚产生持续的作用力，导致其支撑功能的破坏。这在食管裂孔疝的形成、LES 等抗反流屏障的破坏、GERD 的发生中发挥着至关重要的作用。

所以，增高的腹腔内压力、肥胖，可能是食管裂孔疝、胃食管反流发生的始动因素。

（陈双　周太成）

参考文献

[1] Adad SJ, Etchebehere RM, Jammal AA. Blood vessels in ganglia in human esophagus might explain the higher frequency of megaesophagus compared with megacolon [J]. Revista do Instituto de Medicina Tropical de Sao Paulo, 2014, 56(6): 529-532.

[2] Browning KN, Travagli RA. Central nervous system control of gastrointestinal motility and secretion and modulation of gastrointestinal functions[J]. Comprehensive Physiology, 2014, 4(4): 1339-1368.

[3] Brock C, Gregersen H, Gyawali CP, et al. The sensory system of the esophagus—what do we know [J]Annals of the New York Academy of Sciences, 2016, 1380(1): 91-103.

[4] Miller L, Clave P, Farre R, et al. Physiology of the upper segment, body, and lower segment of the esophagus[J]. Annals of the New York Academy of Sciences, 2013, 1300: 261-277.

[5] Bowers SP. Esophageal motility disorders[J]. The Surgical Clinics of North America, 2015, 95(3): 467-482.

[6] Liu JF, Zhang J, Liu XB, et al. Investigation of cholecystokinin receptors in the human lower esophageal sphincter [J]. World Journal of Gastroenterol, 2014, 20(21): 6554-6559.

[7] Olmos JA, Piskorz MM, Vela MF. Gastroesophageal reflux disease review (GERD)[J]. Acta gastroenterologica Latinoamericana, 2016, 46(2):160-172.

[8] Ferreira CT, Carvalho E, Sdepanian VL, et al. Gastroesophageal reflux disease: exaggerations, evidence and clinical practice[J]. Jornal de pediatria, 2014, 90(2):105-118.

第三章

胃食管反流病的病理生理学

季峰　热依满·哈斯木

第一节　胃食管反流病的危险因素

1. 生活方式和饮食习惯

　　食物是刺激胃酸分泌的主要因素，胃食管反流病（gastroesophageal reflux disease, GERD）是酸相关疾病，进食有可能加重 GERD 的症状。油腻食物也是通过刺激十二指肠延缓胃排空而引起胃食管反流的诱发因素。可能加重胃食管反流症状的特殊食物包括薄荷、生洋葱、柑橘、含酒精饮料、可乐类饮料、巧克力、咖啡因、胡椒粉、浓茶、高盐饮食、番茄加工品和辛辣食物（图 3-1）。薄荷和巧克力通过降低食管下括约肌（LES）张力促进反流。柑橘、番茄和胡椒可以刺激受损的食管黏膜加重不适症状，可乐类饮料、咖啡、茶和啤酒本身就有酸度，可以降低 LES 压力加重症状。饱餐是较为公认的 GERD 危险因素，进食过多使胃内压升高引起 GERD。睡前 2 ～ 3 小时内进食（增加能够反流的胃酸量）可以加重夜间反流症状。久坐生活方式是 GERD 的危险因素，久坐使胃肠蠕动减慢，胃排空延迟，同时腹内压升高而导致反流症状。

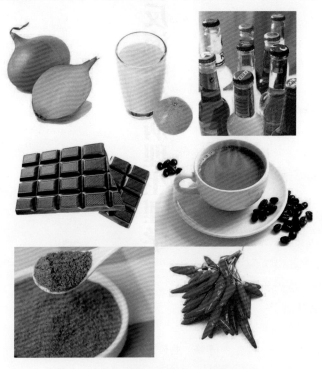

图 3-1　可能加重胃食管反流症状的食物

2. 药物

很多类药物可通过降低 LES 压力或延缓胃排空来加重 GERD 症状。催眠药、镇静剂、抗抑郁剂可以影响觉醒状态、LES 张力、唾液分泌或食管蠕动加重 GERD 症状。降低 LES 压力而加重反流的药物包括：抗胆碱类药物、钙离子通道阻滞剂、镇静剂、苯二氮䓬类、抗抑郁剂、茶碱类、前列腺素类、二氢吡啶钙离子通道阻断剂（如地西泮、阿普唑仑等）、α-受体阻断剂、β-受体阻断剂、孕酮、钾片、非甾体类抗炎药（NSAIDs）和阿屈膦酸盐等。

3. 吸烟

针对日本男性 GERD 的研究结果显示，吸烟是 GERD 的危险因素，吸烟者的患病率是非吸烟者的 1.35 倍。还有研究认为烟龄与反流症状相关，每天吸烟、烟龄超过 20 年的吸烟者与烟龄不足 1 年者相比，反流风险增加 70.0%，且吸烟总量与反流症状呈剂量依赖关系。考虑可能由于尼古丁导致 LES 压力降低，咳嗽及深呼吸时食管反流频率增加，唾液分泌量和唾液碳酸氢盐成分减少等多因素使得反流加重、食管对酸的清除力下降、酸与上皮的接触时间延长，从而直接损伤食管鳞状上皮、促进 GERD 的发生。总之，戒烟有利于控制反流。

4. 幽门螺杆菌

幽门螺杆菌（Helicobacter pylori, Hp）与 GERD 的相关性目前没有统一的认识，Hp 是诱发 GERD 还是具有保护作用的争议仍然较多。Chourasia 等研究发现，感染 Hp 会减少胃酸的分泌，GERD 的症状也随之减轻，未感染 Hp 是独立危险因素。同时多数研究还表明，随着 Hp 感染率的降低，食管的损伤会加重，因此，有人推测 Hp 可能对食管具有保护作用，可以延缓食管疾病的发展。一项研究发现，单纯 Hp 感染可能并不影响反流性食管炎的发生，而慢性胃体炎可以使反流性食管炎的发生危险降低 54%。Axon 等则认为，随着社会经济的发展，个体的身高体重均得到发展，而胃酸分泌和人的身高正相关，这就促进了 GERD 的发生；同时在高酸环境下 Hp 不易生存及定殖，GERD 患者中 Hp 感染率低于对照组就得到了合理解释。而另一些研究认为 Hp 与 GERD 无相关性。支持 Hp 根除者则持相反意见。有研究证实，根除 Hp 之后 GERD 发病率增加仅发生于原本已有 GERD 倾向的患者中。由于 Hp 感染导致胃体部炎症而使胃酸分泌减少，在 Hp 根除之后，胃酸分泌恢复正常，而使这一倾向得以暴露，这也就解释了为什么胃体炎明显者在根除

Hp 之后发生 GERD 的危险性增加，也就是说这种所谓保护作用是通过发生胃体炎使胃酸分泌减少来实现的。有研究证实，Hp 阳性的 GERD 患者长期应用质子泵抑制剂将导致胃体萎缩并增加胃癌发生的危险性，而根除 Hp 则可使胃体炎消失，甚至使部分萎缩逆转。还有研究表明，Hp 阳性的 GERD 患者复发要早于成功根除 Hp 者。基于以上研究结果，支持 Hp 根除者强烈推荐 Hp 阳性的 GERD 患者必须根除 Hp。目前尚无足够客观证据证明 Hp 感染对于 GERD 发生有保护作用，根除 Hp 不会加重 GERD 患者的症状。由于长期抑酸与 Hp 感染会导致胃黏膜腺体萎缩，所以，对于需要长期服用质子泵抑制剂的患者需检测和根除 Hp，而对 GERD 患者不必常规检测和根除 Hp。

5. 体重指数（body mass index, BMI）

在 GERD 较为公认的危险因素中，肥胖是其中之一。美国的一项研究表明，BMI > 25 kg/m^2 的患者出现 GERD 症状或内镜下检出 RE 的风险是正常者的 2.5 倍。意大利学者的流行病学调查也得出相同的结论，即 BMI > 25 kg/m^2 是 RE 或者 NERD 的重要危险因素。其可能机制是：肥胖可改变胃食管连接处的形态、压力，可增加一过性 LES 松弛的发生，严重者易出现食管裂孔疝使胃内容物更易反流至食管；肥胖者通常进食量较多，油腻食物和高能量食品的摄入比例较高。

6. 妊娠

妊娠是诱发 GERD 常见因素，尤其是不伴有食管损伤的烧心、呕吐等症状，不是反流性食管炎。因为将近 2/3 的妊娠期妇女都会出现烧心症状，而且很多人认为是正常现象。很多妇女妊娠后才出现反流症状，分娩后就自然而然消失。有可能下次妊娠时又会出现或在整个妊娠过程中持续存在 GERD。其原因尚不完全明确，可能与妊娠时体内增多的孕酮和雌激素有关。孕酮作为 LES 平滑肌松弛介质，而雌激素为启动因子，两者共同作用于 LES，使其张力降低造成 GERD。此外，子宫逐渐增大引起腹腔内压力增高、胃排空延迟等也是 GERD 一个诱发因素。大多数患者如果症状不严重可以通过改变生活及饮食习惯治疗。除了症状较重而且难以处理的病例外，应该避免全身性治疗。

第二节　抗反流屏障与清除机制

一、抗反流屏障

抗反流屏障主要是胃食管交界处（gastroesophageal junction, GEJ）的屏障结构，包括 LES、贲门切迹（His 角）、胃悬吊纤维、Z- 线、膈肌脚、膈食管膜。它在生理状态下形成一个高压带，具有抗胃食管反流的功能（图 3-2）。LES 是食管与胃交界处长 3 ~ 5cm 的没有解剖结构的生理性括约肌，防止胃食管反流的第一防线，是胃食管连接部最重要的组成部分。尽管其结构上不能与食管体部环形肌明显区分，但 LES 区食管内压力在绝大多数时间里高于胃内静息压，故根据 Z- 线和食管压力测定可以确定其位置。影响食管下端高压区的因素如表 3-1 所示。防御机制削弱是攻击因子损伤食管上皮的前提。LES 功能失调在 GERD 发病中起重要作用。LES 功能失调包括食管下括约肌压力（lower esophageal sphincter pressure, LESP）下降、一过性食管下括约肌松弛（temporary lower esophageal sphincter relaxation, TLESR）和解剖结构缺陷。LES 静息压下降及一过性 LES 松弛（TLESR）次数的增多是 GERD 主要发生机制之一。TLESR 是指非吞咽情况下 LES 发生的自发性松弛，可持续 8 ~ 10 秒，其时间长于吞咽时的 LES 松弛，也可见于生理状态下（图 3-3）。胃内灌注水和气体使胃扩张可诱发 TLESR，部分伴有反酸或嗳气。推测 TLESR 可能是因近端胃扩张而产生的一种生理反应。

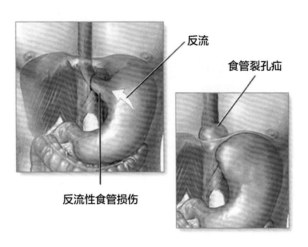

图 3-2　胃食管连接部及反流示意图

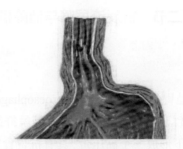

图 3-3　LES 松弛示意图

表 3-1　影响食管下端高压区的因素

因素	增高	降低
激素类	胃泌素	血管活性肠肽
促胃动素		胰泌素
	前列腺素 F_{2a}	胆囊收缩素
	铃蟾肽（蛙皮素）	胰高血糖素
	P 物质	孕酮
	组胺	雌激素
		前列腺素 E_1、E_2、A_1
药物相关	咖啡因	α- 受体阻断剂
	α- 受体激动剂	酚妥拉明
	去甲肾上腺素	抗胆碱药
	去氧肾上腺素	阿托品
	抗胆碱酯酶	茶碱
	依酚氯铵	β- 受体阻断剂
	胆碱能药	异丙肾上腺素
	氯贝胆碱	哌替啶
	乙酰胆碱	多巴胺
		乙醇（酒精）
		肾上腺素
		尼古丁
		硝酸甘油

因素	增高	降低
食物相关	蛋白类食物	脂肪类食物
		酒精（乙醇）
		巧克力
肌源性	正常静息肌张力	老化
		糖尿病
器质性	抗反流手术	食管裂孔疝
		膈食管韧带异常
		LES腹段过短或缺如
		鼻插胃管
其他因素	胃液碱化	胃液酸化
	胃胀	胃切除术
		低血糖症
		甲状腺功能减低症
		淀粉样变性病
		恶性贫血
		大疱性表皮松解症

翻译摘自：Hurwitz AL, Duranceau A, Haddad JK. Disorders of Esophageal Motility[J]. Major Probl Intern Med, 1979, 16: 1-179.

　　胃悬吊纤维呈 V 形，形成胃与膈肌脚之间的压力屏障，GERD 患者较健康者胃悬吊纤维压显著降低，提示胃悬吊纤维缺陷是 GERD 的原因之一。膈肌脚和 LES 共同构成胃食管交界处有效的抗反流屏障作用，在解剖上膈肌脚环绕于胃食管交界区域，在功能上相当于外括约肌，形成防御胃食管反流的第二道防线（图 3-4）。研究表明腹压增高时，膈肌脚收缩可增加 LES 的压力，保证了胃食管交界处屏障功能的完整性。静息状态下，GERD 患者的膈肌脚张力明显低于健康人，说明其膈肌脚的抗反流作用明显减弱。

　　食管裂孔疝也是 GERD 的重要病理生理因素，滑动性食管裂孔疝破坏了正常抗反流机制的解剖和生理，降低 LES 压力及缩短 LES 长度，并削弱了膈肌脚的作用，导致抗反流屏障削弱，且与食管蠕动减弱有关（图 3-5）。

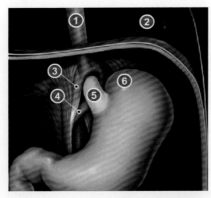

1. 胸腔食管
2. 胸腔
3. 胃右脚
4. 胃左脚
5. 腹部食管
6. 胃基底

裂隙疝气 (HHs) 导致大多数的胃食管反流疾病 (GERD) 。

图 3-4　膈肌脚与 LES 构成的抗反流屏障示意图

疝发部位

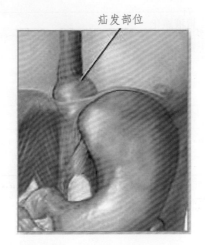

图 3-5　食管裂孔疝

二、食管清除机制

　　食管酸暴露增加在胃食管反流病的发病中起重要作用。一旦发生酸反流，食管对酸的清除能力决定了酸内容物对食管黏膜的损害程度，而食管体部蠕动不完全或缺乏可造成食管清除功能障碍。因此，食管体部动力异常是 GERD 的发病原因之一。食管主要清除机制主要包括重力作用、食管蠕动、唾液的分泌和食管内源性碳酸氢盐。通过食管的蠕动可以清除大约 90% 的反流量，通过唾液分泌的碳酸氢盐可以中和胃酸起到化学性清除作用。食管酸清除功能的强弱在决定酸对食管黏膜的损害中将起重要作用。食管酸清除主要与食管运动功能有关。已有大量研究发现，食管蠕动障碍导致食管酸清除不足或延迟，从而使食管接触酸的时间延长。多数 GERD 存在食管动力障碍，其中绝大多数系无效食管运动。长期平卧位、食管运动缺乏或不协调、唾液分泌障碍等都通过削弱食管清除能力而引起或加重 GERD。膈疝也是妨碍食管清除内容物的原因之一。

第三节　致病因素与组织抵抗力

一、致病因素：反流物攻击增强

胃酸和胃蛋白酶是主要的攻击因子。不是因为胃酸分泌增多，而是发生了酸的错位。胆汁和胰酶也是侵害食管黏膜的常见因素，伴胆汁的酸反流对食管的损害比单纯酸反流更为严重。此外，外源性攻击因子，如酒精、刺激性食物和非甾体类抗炎药（NSAIDs）等也可加重对 GERD 患者食管的刺激和损害。

二、组织抵抗力

1. 食管黏膜屏障功能减弱

食管黏膜屏障包括上皮前屏障、上皮屏障和上皮后屏障。当屏障功能受损时，即使在正常反流情况下，亦可导致食管炎。GERD 患者可能在内镜下表现为阴性，但电镜下可见食管黏膜细胞间隙增大，因此细胞间隙增大是评价 GERD 组织损害的可靠指标。

2. 胃排空功能异常

10% ~ 33% 的 GERD 患者存在胃排空延缓。各种原因引起的胃排空延缓会导致胃容量增加，并引起近端胃扩张，从而诱发 TLESRs，是反流形成的诱因之一。GERD 患者中胃电节律紊乱可能是胃排空延缓的原因。

3. 遗传因素

有证据显示反流症状的出现具有家族聚集性。在同卵双生和异卵双生子中 GERD 的发病率均为 18%，提示遗传因素在 GERD 发病中有重要作用。Cameron 等调查了瑞士的 2 178 名单卵双胎和 6 233 名双卵双胎成年人，在排除饮酒、吸烟、肥胖等因素后，结果显示 GERD 的遗传可能性为 31%，具有明显的遗传倾向。而在英国的一项双生子调查中，GERD 发病的遗传倾向性高达 43%。加拿大多伦多大学 Cheung 报告，表皮生长因子（EGF）基因多态性与胃食管反流病（GERD）癌变风险相关，61 位点 G/G 基因型者患癌危险较高。研究者认为，对严重或长期 GERD 患者进行 EGF 基因多态性检测，或可帮助检出食管腺癌高危人群。

4. 神经及心理因素

LES 由交感神经和迷走神经共同支配，其中迷走神经通路在 LES 反射性松弛（如 TLESR）引起反流的机制中起重要的作用。研究证实，食管高敏感性在 GERD 患者中较为普遍，是其发病因素之一。心理障碍患者和普通人群烧心等症状的出现率，发现前者更容易出现反流症状。另一项研究显示老年患者 RE 的愈合与抑郁状态的改善明显相关。报道显示，有抑郁症状的 GERD 者食管运动障碍的发生率显著高于无抑郁症状患者，NERD 患者焦虑症状积分显著升高。GERD 的反流症状与心理因素互为因果，互相影响，特别在 NERD 发病机制中起到一定的作用，其原因有待进一步研究。儿童 GERD 可伴随精神神经症状，如不安、易激惹、夜惊、婴儿鬼脸（intantile arching）及 Sandifer's 综合征，多认为由 GERD 引起。GERD 患者特别是 NERD 需整体治疗。常规的质子泵抑制剂抑酸、内脏感觉 / 运动调节剂即选择性 5-HT$_4$ 受体激动剂及适宜的心理治疗能够消除顽固的反流症状。

（季峰　热依满·哈斯木）

参考文献

[1] Chirila I, Morariu ID, Barboi OB, et al. The role of diet in the overlap between gastroesophageal reflux disease and functional dyspepsia [J]. Turk J Gastroenterol, 2016, 27(1): 73-80.

[2] Surdea-Blaga T, Negrutiu DE, Palage M, et al. Food and Gastroesophageal Reflux Disease [J]. Curr Med Chem, 2019, 26(19): 3497-3511.

[3] Butt AK, Hashemy I. Risk factors and prescription patterns of gastroesophageal reflux disease: HEAL study in Pakistan [J]. J Pak Med Assoc, 2014, 64(7): 751-757.

[4] Rubenstein JH, Inadomi JM, Scheiman J, et al. Association between Helicobacter pylori and Barrett's esophagus, erosive esophagitis, and gastroesophageal reflux symptoms [J]. Clin Gastroenterol Hepatol, 2014, 12(2): 239-245.

[5] Santos MLC, de Brito BB, da Silva FAF, et al. Helicobacter pylori and gastroesophageal reflux disease [J]. World J Gastroenterol, 2020, 26(28): 4076-4093.

[6] Ramya RS, Jayanthi N, Alexander PC, et al. Gastroesophageal reflux disease in pregnancy: a longitudinal study [J]. Trop Gastroenterol, 2014, 35(3): 168-172.

[7] Voutsinou A, Papazoglou LG, Antonopoulos I, et al. Clinical topographical anatomy of the gastro-oesophageal junction in the cat [J]. J Feline Med Surg, 2018, 20(4): 308-311.

[8] vonDiemen V, Trindade EN, Trindade MR. Hiatal hernia and gastroesophageal reflux: Study of collagen in the phrenoesophageal ligament [J]. Surg Endosc, 2016, 30(11): 5091-5098.

[9] Bansal S, Rothenberg SS. Evaluation of laparoscopic management of recurrent gastroesophageal reflux disease and hiatal hernia: long term results and evaluation of changing trends [J]. J Pediatr Surg, 2014, 49(1):72-75; discussion 75-76.

[10] Lottrup C, Krarup AL, Gregersen H, et al. Esophageal Acid Clearance During Random Swallowing Is Faster in Patients with Barrett's Esophagus Than in Healthy Controls [J]. J Neurogastroenterol Motil, 2016, 22(4): 630-642.

[11] Krieger-Grubel C, Tutuian R, Borovicka J. Correlation of esophageal clearance and dysphagia symptom assessment after treatment for achalasia [J]. United European Gastroenterol J, 2016, 4(1): 55-61.

[12] Ness-Jensen E, Hveem K, El-Serag H, et al. Lifestyle Intervention in Gastroesophageal Reflux Disease [J]. Clin Gastroenterol Hepatol, 2016, 14(2): 175-182.e1-3.

第四章

胃食管反流病的症状学分类

胡志伟　汪忠镐

第一节　概　述

胃食管反流病（GERD）为胃内容物反流至食管、口腔（包括咽喉）和（或）肺导致的一系列症状、终末器官效应和（或）并发症的一种疾病。GERD 已成为一种常见的，甚至是危害极大的慢性疾病。GERD 可表现为反酸、烧心、反流性胸痛、反流性咽喉炎、反流性咳嗽、反流性哮喘、反流性喉痉挛和反流性误吸等，症状可为偶发，也可频繁或持续，并且可引起反流相关的炎症、黏膜损伤、癌前病变乃至肿瘤。GERD 的不适症状和高患病率给患者的工作和生活带来不良影响，并造成显著的社会影响。同时需要强调的是，在个体患者中 GERD 的表现极具异质性，需要从症状多样性、损伤和病变多样性、抗反流功能和解剖学差异性、反流形式多样性、药物治疗反应性、社会心理耐受性、合并症、胃肠手术史等多维度综合评估该疾病。而症状是 GERD 的最突出的表现，也是 GERD 治疗的最主要对象，认识 GERD 症状是 GERD 诊治的前提。

第二节　自然史

GERD 患病率在年龄 ≥ 50 岁、吸烟、使用非甾体类抗炎药和肥胖人群中更高，上述危险因素可导致抗反流屏障失效，促使 GERD 的发生。胃食管交界（gastroesophageal junction, GEJ）是抗反流屏障的主要组成部分，是导致反流发生的最主要的解剖部位，也是 GERD 发生的初始部位。GEJ 的多个结构，如食管下括约肌（LES）的顺应性及其产生的腔内压力、膈肌脚（食管裂孔）的顺应性及其产生的腔外压力、膈食管膜的完整性（将下食管固定于膈裂孔）、腹段食管、腹段食管和胃底组成 His 角（为锐角）而形成的抗反流"阀瓣"等任一结构的形态和功能异常引起的抗反流能力下降均可导致反流增加。特别是 GEJ 间断向近端移位，进入异常增大的食管裂孔形成食管裂孔疝（hiatal hernia, HH），继而造成抗反流结构出现多重障碍。GERD 患者较非 GERD 患者更易合并 HH，据估计，有 50% ~ 90% 的 GERD 患者合并 HH，而非 GERD 患者合并 HH 的比例降低。胃食管反流亦可继发于胃肠排空障碍。一过性的抗反流功能下降是导致偶发反流症状的常见原因，这种一过性功能障碍通常是可逆的，而不可逆的抗反流功能和（或）结构障碍（如贲门明显松弛和 HH 最常见）是导致 GERD 慢性化的主要原因。

故慢性或顽固性 GERD 的发生与 GEJ 结构和功能障碍（突出表现为食管裂孔疝）的发生发展密切相关。多数 HH 为获得性 HH，故绝大部分 GERD 为后天性疾病。据报道，人群中 HH 的发生率为 10% ～ 50%。一项无痛胃镜检查（胃黏膜皱襞顶部上移至食管裂孔凹陷上至少 2 cm 诊断为 HH）研究显示：249 例正常对照中 21.2% 确诊为 HH，346 例非糜烂性胃食管反流病（NERD）患者中 60.4% 确诊为 HH，251 例反流性食管炎患者中 78.1% 确诊为 HH，17 例巴雷特食管患者中 88.2% 确诊为 HH。年龄 > 59 岁的 GERD 患者 HH 发生率增加（正常对照为 28.3%，GERD 患者为 79.4%）。表明多数患者的 HH 在 GERD 的症状或并发症出现之前发生，而另一部分患者先出现 GERD 症状或并发症，再逐渐出现 HH，故存在无症状或无食管炎的裂孔疝，这部分患者可能会在随访过程中出现症状而演变为 GERD。仅少部分 GERD 为先天性疾病，如 GERD 合并先天性食管裂孔疝，或 GERD 合并先天性抗反流功能不全（部分患者的 GERD 随着抗反流结构的生长发育可自愈）。

症状轻微、偶发或无并发症的 GERD 可短期内得到缓解，且不易复发。中重度症状和（或）有并发症的 GERD 患者通常需长期治疗。PPI 2 次 / 天，连用 4 ～ 8 周，可有效控制 90% GERD 患者的酸反流，但对约 25% 患者的症状无效。食管外症状用药仍首选 PPI，其他药物包括 H2RA、促胃肠动力药、胃黏膜保护剂等。与典型症状相比，通常需加大剂量和延长疗程，且疗效满意率相对较低，这可能与咽喉反流除受酸反流影响外，还和气体反流、非酸反流、胆汁和消化酶等因素共同参与有关。经过 3 个月或 6 个月的治疗，66% 的食管外症状可停止用药，而 25% ～ 50% 的患者需要长期用药。

系统研究显示，GERD 人群经过 1 ～ 22 年的随访，相当大比例的患者症状如前、更差或仍需抑酸治疗，持续性 GERD 在"有并发症的 GERD"（基线为合并反流性食管炎或巴雷特食管）中的平均比例为 65%，在"符合定义的 GERD"（基线为至少每周都有症状，症状中到重度，经医师诊断为 GERD，且食管 pH 检查为阳性）中为 70%，在"症状性反流"（基线为更宽松的症状标准，如包含每月都有症状和轻度症状）中为 34%。若取终点指标为"需要治疗""有并发症的 GERD"为 64%，"符合定义的 GERD"为 77%。若终点指标为"患者报告有症状"，则"符合定义的 GERD"为 98%，"症状性反流"为 34%。故"症状性反流"的患者慢性化的可能性相对要低，这和"症状性反流"中包含了轻度的患者有关。反流性食管炎 6 个月到 5 年的平均复发率在安慰剂组中为 75%，在 PPI 治疗组中为 28%。而症状轻微、偶发或无并发症的患者可短期内得到缓解，且不易复发。然而中至重度症状和（或）有并发症的 GERD 患者症状常常持续数年，所以寻求可长期使用且安全性高的治疗方法非常重要。质子泵抑制剂一天 2 次，连用 4 ~ 8周，用于治疗反流症状，对 90% 患者的酸反流有效，而对约 25% 患者的症状控制无效。对于症状持续、有并发症和生活质量低的患者，抗反流手术的远期成本效益比可能优于药物治疗。对于 GERD 症状持续的患者，腹腔镜胃底折叠术在 7 ~ 8 年后的成本效益比开始超过 PPI 治疗。对于年龄超过 70 岁的老年患者，腹腔镜抗反流手术仍能取得满意的疗效，老年患者的手术安全性和疗效与年轻患者相当，故不能轻易拒绝高龄作为手术对象。

故 GERD 是一个发病率约为 10% 的获得性常见病，部分患者可通过内科治疗达到完全缓解。约 50% 的 GERD 应考虑按慢性病管理，30% ~ 35%的 GERD 可视为外科疾病。

第三节　临床表现

（一）按反流通道的顺序划分

汪忠镐自 2007 年在胃食管反流相关性严重呼吸道症状的临床实践基础上提出了"胃食管喉气管综合征"（gastro-esophago-laryngotracheal syndrome, GELTS）的概念：由反流引起的以咽喉部为核心的，常以呼吸道表现尤其是哮喘、喉气管痉挛为突出点的，涉及呼吸和消化两大系统和耳鼻口腔的一系列相应临床表现，或者是以胃食管交接处为启动器、以咽为反应器、以口鼻为效应器、以喉气道为喘息发生器的新的临床综合征，并将该综合征分为 4 期，即胃食管期（A 期）、

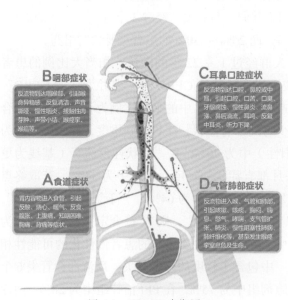

图 4-1　GELTS 分期图

咽期（B 期）、口鼻腔期（C 期）和喉气管期（D 期）（图 4-1）。该划分方法简洁明显，既完整地概况了 GERD 临床表现，又反映了 GERD 的发生发展机制及过程。便于患者教育也便于医师临床应用。

（二）按食管及食管外划分

GERD 具有多样的基于症状和损伤的表现，包括食管综合征和食管外综合征，这些表现可单独出现，也可能伴随出现。由于这些损伤和表现经常涉及多个系统和学科，而容易造成对 GERD 的认识较为片面。2006 年蒙特利尔共识将 GERD 定义为由胃内容物反流引起不适症状和（或）并发症的一种疾病。将 GERD 分为食管症状综合征和食管外症状综合征，在国际上得到了广泛的推广应用，推动 GERD 扩展至消化内科之外。经过我国十余年的多学科临床实践证明该划分方法的正确性，2019 年也对该分类方法进行了第一次补充和修订。该修订既进一步丰富了食管症状和食管并发症，又补充和修改了食管外症状和并发症，以及增加了终末器官效应（图 4-2）。这次修订表明 GERD 的临床表现被发现越来越丰富，GERD 的潜在危害需要进一步发现和研究。另外，需要指出的是 GERD 的不典型食管症状和食管外症状并非 GERD 的特异性症状，因此应先排除其他合并病因。

1. 食管综合征

（1）烧心和反酸。

大部分 GERD 患者有特征性的典型临床表现，即烧心、反酸、嗳气等症状，症状与饮食（如餐后、饱餐、进食不当、大量饮酒后多发或加重，调整饮食可减少发作）和体位相关（如卧位、下蹲、弯腰等可诱发，避免平卧，减少发作），既往口服 PPI 等药物可有效控制症状。烧心和反流是典型反流综合征的特征性症状，GERD 患者烧心的发生率达 89.2%。初诊有反流症状患者中，超过 50% 无可见的食管损伤。烧心通常指的是胸骨后的烧灼感，然而也有部分患者的烧灼感可位于上腹部、剑突后或颈前咽喉部。反流是感知到胃内容物反至口腔或下咽部，患者感知为酸性物质时则为反酸，感知为食物时则为反食，还有少部分患者可感知为胆汁或黏液。典型反流综合征通常根据特征性症状即可诊断，不需诊断性检查。部分患者上腹痛亦可能是 GERD 的主要症状，抑酸治疗可缓解这类患者的烧心和疼痛症状，并且烧心症状的缓解与疼痛症状的缓解密切相关。

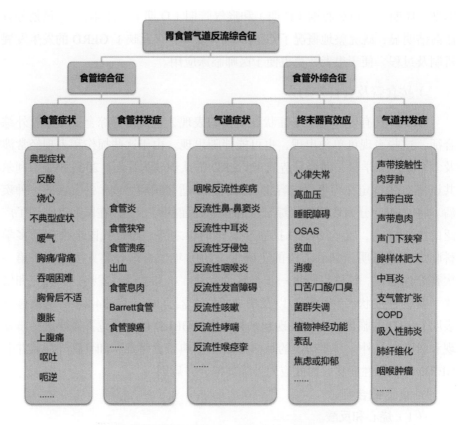

图4-2　胃食管气道反流性疾病的临床表现 *

OSAS 阻塞性睡眠呼吸暂停综合征，COPD 慢性阻塞性肺疾病

注：* 包括食管综合征症状和食管外综合征的症状与体征。

　　反流通常为客观症状，烧心通常为主观症状。而反流症状中以反酸最为典型。具有典型症状的患者中反流问卷的诊断价值高于非典型症状。根据典型的烧心和反流症状可拟诊 GERD，相关反流问卷可作为 GERD 诊断的辅助工具。如果患者的症状有以下特点，则可增强确诊 GERD 的信心：①确实存在典型的烧心和（或）反酸症状；②餐后、饱餐、进食不当或饮酒导致规律性症状发作或加重；③平躺或弯腰等动作可诱发症状；④感知到反流物快速流动至咽喉、口腔、鼻腔或气管，甚至排出体外；⑤反复感知到反流物刺激或吸入诱发的咳嗽、喘息或喉痉挛发作；⑥避免饮食、体位变化和活动等诱发因素，症状发作可减少，程度可减轻。故临床医生不要过分依赖客观检查，还应该对怀疑是 GERD 呼吸道症状的患者进行全面而详细的症状调查，需要重点了解患者是否存在较为频繁而典型的烧心和反酸症状，及其症状的发作特点。研究表明合并频繁而典型的 GERD 症状（反酸、烧心等）和客观的 GERD 证据（食管炎、pH 阻抗阳性、食管裂孔疝、反流 - 呼吸道症状相关性阳性等）可增强反流性咳嗽、反流性哮喘和反流性咽喉炎诊治的信心，本中心对慢性咳嗽患者的抗反流手术疗效的研究结果亦显示，典型症状（烧心和反流），特别是反流症状对慢性咳嗽的抗反流治疗反应具有良好的预测能力。

　　另外，需要指出的是，以呼吸道症状为主要表现的 GERD 患者常无反酸、烧心等典型反流症状，容易被忽略和漏诊，并且内镜检查和反流监测对此类患者不敏感，诊断效力有限。因此，PPI 试验或诊断性治疗可作为此类患者的选择。为了最大限度地提高诊疗成功率，需要注意优化治疗，以及多次内镜检查和反流监测以寻求证据。

　　（2）反流性胸 / 背痛综合征。

　　食管和心脏迷走神经感觉纤维定位重叠，剧烈疼痛发生在胸骨后或剑突下，向肩部或后背放射，故胃食管反流可引起类似缺血心绞痛的胸痛发作，可不伴有烧心或反流。在非心源性胸痛中，与食管运动性疾病比较，胃食管反流的胸痛原因更常见，约占 51%。需要指出的是反流性胸痛经常伴有背疼，而且部分患者仅表现为背疼或背部不适。研究显示在急诊科因胸痛就诊的患者中约 40% 的患者没有冠心病。这些心绞痛样胸痛大多数可能是由胃食管反流病引起的，很少一部分是由食管运动紊乱引起的。部分患者骨骼、肌肉疼痛可能是由心理因素引起，这一点也不能除外。反流性胸痛的诊断应先排查心脏疾病等原因，已排除心源性胸痛，骨骼、肌肉疼痛和心理因素后要考虑到食管病变并进行相应进一步检查。非心源性胸痛首选双倍剂量 PPI 治疗 8 周，以评估 GERD 因素。存在异常酸暴露、反流—胸痛相关性阳性时可增加抗反流手术的信心。

　　（3）嗳气。

　　嗳气定义为气体从胃内或食管经咽部嗳出，它是一种客观症状，发生通常伴有明显的声音。根据嗳出气体的来源，可分为胃嗳气和胃上嗳气。胃嗳气的主要机制是胃内气体积聚使胃扩张，触发 LES 一过性松弛，空气进入食管，使得近端食管扩张，触发第二个反射，即 UES 松弛，气体从口排出。胃上嗳气的机制包括膈肌收缩和咽部收缩。膈肌收缩机制：膈肌收缩导致食管内形成负压，UES 松弛，空气进入负压的食管，但不进入胃内，胃内压和食管内压升高，迫使空气从食管排出。咽部收缩机制：UES 开放（不明原因），咽部同时收缩，空气被挤压进入食管，食管内压和胃内压同时升高将气体排出。

嗳气可孤立存在，也可伴胃食管反流发生，研究表明，40% ~ 49% 的胃食管反流病患者中存在嗳气症状，而本中心近 5 年行腹腔镜下胃底折叠术的胃食管反流病患者中，25%（376/1 500）以嗳气作为主要症状。嗳气可连续发生，持续数天甚至数月、数年，严重影响患者的生活质量。另外嗳气通常伴有反流液或气溶胶，经过食管之后可继续在食管外诱发症状，故嗳气对诊断的重要性不容忽视。

Bredenoord 等发现孤立性过度嗳气患者中主要是胃上嗳气增多，而不是胃嗳气增多。Hemmink 等的研究提示 GERD 患者中也能观察到胃上嗳气，因此对有过度嗳气的 GERD 患者，胃上嗳气也可能是过度嗳气的原因。Kessing 等研究表明，GERD 患者中过度嗳气的负担并不取决于生理性胃嗳气的频率，因此它和过度吞气无关，相反，它是由过度的胃上嗳气所决定。这种关系模式与孤立性过度嗳气类似（也是胃上嗳气增加导致）。

一些吞气症患者报道，最初嗳气能缓解某种上腹部不适，但经过一段时间后，嗳气本身变成了引起不适的原因。因此过度嗳气可能是一种习得性的行为，最初是有意识的诱发，经过一段时间后失去了控制。研究表明，一部分反流可以引起胃上嗳气，其原因可能是个体对反流引起的不适感的反应，该研究同时表明，胃上嗳气也能引起反流。Hemmink 等的研究表明，反流可以引起胃上嗳气，因此抗反流治疗应该可以减少胃上嗳气频率。Broeders 等发现抗反流手术后胃嗳气的频率显著减少，与反流相关的胃上嗳气也显著减少（基本治愈），而与反流无关的胃上嗳气显著增加，值得注意的是，这篇文章里术前的胃嗳气次数偏多。Oor 等的研究结果基本与前者相同。提示抗反流手术能有效减少胃嗳气和与反流相关的胃上嗳气的频率，但可能会增加与反流无关的胃上嗳气的频率。

无论是否伴随 GERD，过度嗳气均以胃上嗳气增多为主，因此对 GERD 有重要影响的主要是胃上嗳气。而胃上嗳气与胃食管反流主要有两种相关性模式——胃上嗳气后立即（< 1s）出现反流和反流期间出现胃上嗳气，前者提示胃上嗳气可以引起反流，后者提示胃上嗳气可以是对反流引起的不适感的反应，因此通过治疗胃上嗳气可以减少第一种相关性中的反流，而通过治疗，反流可以减少第二种相关性中的胃上嗳气。

2. 食管外综合征

呼吸系统疾病的常见症状，如咳嗽、咳痰、呼吸困难（胸闷气短、憋气、窒息和喘息等），咽部不适（咽部异物感、疼痛、烧灼感）以及鼻炎（鼻塞、流涕、鼻后滴流）等症状，均是 GERD 的常见症状。正因为胃食管反流能够导致的急、慢性呼吸道症状如此之广泛，故医务工作者在诊治患者的呼吸道症状时应该能够考虑到胃食管反流是否为其病因，在怀疑胃食管反流可能是该呼吸道症状的病因时，应采取进一步的诊断措施，乃至进行积极的抗反流治疗。

根据反流症状、体征、职业及其对患者生活质量的影响，将咽喉反流性疾病（食管外反流）分为轻度反流（minor reflux）、重度反流（major reflux）和致命性反流（life-threatening reflux）。该分类有助于指导治疗方案的制定（表 4-1）。

表 4-1　咽喉反流性疾病严重程度分类

轻微 LPR	严重 LPR	致命性 LPR
症状很烦人，但不会损害患者的工作或社交能力（非职业用声人群），占 LPRD 的大部分	症状对患者的工作或社会生活产生重大影响（职业用声人群）	出现气道阻塞，包括声门或声门下狭窄，会发生危及患者生命安全的呼吸困难
间歇性发声障碍、慢性清喉、咽部异物感、慢性咳嗽和吞咽困难等	较轻微的 LPR 表现更明显。可出现炎性增生性病变	以发作性或持续性呼吸困难为主要表现，或出现癌前病变或恶性肿瘤
声门后区（杓状软骨表面黏膜、杓会厌皱襞、杓间区黏膜）水肿、肥厚、红斑，甚至糜烂、渗出	溃疡、喉黏膜增厚、声带任克水肿、声带肉芽肿、息肉等	声门下狭窄、声门后端狭窄、环杓关节固定、蹼、喉痉挛、严重的反常声带运动、哮喘、肺纤维化、声带白斑和喉癌（尤其是非吸烟者）等

注：LPRD 咽喉反流性疾病；LPR 咽喉反流

（1）反流性咳嗽、反流性喉炎、反流性哮喘综合征。

随着对 GERD 症状模式的认识以及诊断方法的进步，越来越多的 GERD 患者被发现就诊于耳鼻喉科和呼吸科。据统计，耳鼻咽喉科就诊的患者中，4% ~ 10% 的症状与 GERD 相关。所以正确诊断和治疗 GERD 成为对耳鼻喉科医生的基本要求。GERD 在咽喉部常常表现为咽部异物感、恶心、咽喉反复的清嗓动作、慢性咳嗽、咽喉痛、声嘶及吞咽不畅堵塞感等慢性咽喉炎症状，查体可见咽部黏膜慢性充血、肥厚并淋巴滤泡增生，间接喉镜下可见声带后联合及杓间区充血肿胀、肥厚、声带溃疡、肉芽肿、黏膜白斑等慢性咽喉炎体征，但也有异于普通咽喉炎的特点如咽喉部病变常位于喉的后部，最常见的相关喉部疾病为喉部喉炎，多伴有反酸、嗳气、烧心等消化道症状，症状往往随反流的好转而减轻。

GERD 可以导致或加重支气管哮喘。尽管二者之间内在的发病机制仍未完全明确。支气管哮喘患者食管 pH 测定显示其异常酸反流的发生率明显高于对照组，经抗反流药物或手术治疗后，其呼吸道症状明显改善，提示酸反流是呼吸道症状的一个重要因素，也提示在合并酸反流的哮喘患者中，胃食管反流对哮喘症状的产生起着重要的作用。有人认为 GERD 引起哮喘的机制可能是：①酸性反流物的微吸入刺激呼吸道黏膜；②远端食管酸化时，酸刺激食管的化学感受器触发迷走反射，引起支气管收缩；③来自食管的炎性介质影响呼吸功能；④食管敏感神经将刺激传入中枢，诱发气道高反应性。在这些患者中，即使酸反流很少，也能引起支气管痉挛，这是不少患者抗酸疗效不佳的原因之一，且大部分患者内镜检查阴性，甚至部分患者食管 pH 监测亦在正常范围。值得注意的是，相当比例的支气管哮喘合并 GERD 患者没有烧心、反酸等典型症状，即无反流症状的 GERD （silent GERD）。美国对 2 397 名青少年的调查研究显示，患哮喘学生中 GERD 发生率（19.3%）明显高于无哮喘者（2.5%）。有报道 GERD 伴哮喘患者用奥美拉唑、泮托拉唑治疗均可使哮喘明显好转。在难治性哮喘患者中，Wong 等发现 GERD 的患病率为56.7%，用兰索拉唑治疗 8 周（30 mg qd），75% 的 GERD 患者哮喘症状评分得到明显改善，而最大呼气流速和呼气量无明显改变。但是，并非所有患者抗反流治疗均能改善哮喘症状，这也进一步证实上述有关所致哮喘发病机制的问题在部分患者中存在争议。许多对药物治疗效果不佳的患者，对抗反流手术治疗效果则较好，但与 GERD 伴发慢性咳嗽患者相比，GERD 伴发哮喘患者抗反流手术治疗效果不如前者显著。

还有一项研究发现支气管哮喘患者也易发生 GERD，其原因可能为：①支气管痉挛时，肺充气过度，使膈肌下降，致食管下括约肌(LES)功能减低，抗反流作用减弱；②哮喘发作时，胸腔负压增大，腹内压增高，胸腹压力梯度增大，利于胃食管反流；③应用茶碱类药物治疗哮喘时可以增加胃酸分泌并降低食管下括约肌压力。GERD 和哮喘相互影响这一恶性循环可致胃食管反流进行性加重或顽固性哮喘。唯一一项随机对照研究显示，胃食管反流病食管综合征患者当中伴有喉炎和哮喘者，经抗反流药物治疗后，喉炎及哮喘症状有所改善，但并未完全解决。

临床上常将咳嗽作为唯一症状或主要症状、咳嗽时间超过 3 周、X 线胸片无明显异常者称为不明原因慢性咳嗽（简称慢性咳嗽）。目前 GERD 被认为可能是引起慢性咳嗽常见的病因之一，此外还有鼻后滴漏综合征、哮喘、非哮喘性嗜酸粒细胞性支气管炎，在慢性咳嗽患者中，他们可以单独出现也可以相互合并，除咳嗽外，没有其他任何临床表现。GERD 诱发或加重慢性咳嗽的机制可能是：①食管远端的酸刺激引起气管、支气管咳嗽反射；②胃酸、胆汁等反流物被误吸入气管，直接刺激气管黏膜导致咳嗽。当肺部影像学检查正常时，GERD 很可能是通过刺激食管 - 支气管反射而引起咳嗽。但因为大部分患者并不具有烧心、反酸等典型反流症状，且内镜下反流性食管炎的阳性率较低。因此在排除哮喘、鼻后滴漏综合征等常见原因后，可试用 PPI 作诊断性治疗，故仍有部分疑诊患者难以确定慢性咳嗽与 GERD 的因果关系。

虽然人口调查结果显示慢性咳嗽、喉炎和哮喘与 GERD 是显著相关的。但是，咳嗽、喉炎、哮喘除了 GERD 外还有多种潜在病因，对 GERD 来说没有特异性。胃食管反流可能只是加重因素，胃食管反流很少是慢性咳嗽、喉炎和哮喘的唯一原因。通常，除反流外，与慢性喉炎相关的因素还包括用嗓过度、习惯性清嗓、过敏性鼻炎伴鼻流涕、感染性喉炎、运动、高温或气候变化、精神因素、吸烟、酗酒、环境刺激等。此外，GERD 与无食管综合征的非特异性症状的因果关系的确定仍较困难。

因此，根据现有有效证据可以得到以下结论：①这些症状与 GERD 相关；②不伴有食管综合征的单纯食管外综合征诊断困难；③可疑的食管外综合征常常是多因素引起，GERD 可能是其中一个加重因素；④食管外综合征患者从抑酸药物治疗所得益的证据不足。

此外，关于 GERD 与单纯食管外综合征牵连的临床预测是不合理的，过早划定有缺陷的诊断标准很可能导致漏诊或过度诊断 GERD 食管外综合征。因此，在考虑应用抗反流方法治疗此类疾病时，在临床上需要明确同时存在典型反流症状或客观依据，只有存在反流时，抗反流疗效才更有把握。未加选择地应用 GERD 的内外科治疗方法以图改善反流性咳嗽、喉炎和哮喘综合征的治疗效果并不确定。

鉴于食管外综合征本身的非特异性，加之对 pH 监测、喉镜、内镜等针对病因检查的低灵敏度及特异性，PPI 经验性治疗变成了普遍应用的方案。

多数治疗采用一天 2 次，为期 3 ～ 4 个月方案。一天 2 次方案的依据是伴有食管外综合征的 GERD 患者通过一天 2 次 PPI 经验性治疗 3 ～ 4 个月后 pH 监测数据显示，93% ～ 99% 的患者食管酸暴露情况恢复正常。从而可以推出用药次数减少时不能除外因抑酸不够而引起的治疗失败。目前没有随机对照研究以确定伴有食管外综合征的 GERD 患者 PPI 治疗的最佳剂量及疗程。

（2）反流性牙侵蚀综合征。

当胃酸反流至口腔且 pH 小于 5.5 时，牙齿表层的无机物可发生溶解从而引起反流性牙侵蚀症。目前认为发病机制可能有两种：胃内容物反流的直接刺激作用和唾液腺分泌速率减低而导致中和胃酸作用减弱。腭黏膜上皮萎缩和成纤维细胞增生是常见的病理表现。反流性牙侵蚀症没有特异性的临床表现。患者可以有口腔内烧灼感、舌部敏感或口臭等症状或无明显临床症状，唯一明显的表现可能是牙组织不可逆的侵蚀。早期诊断较困难，可仅表现为轻度的釉质表面脱矿而失去光泽，往往牙本质暴露才被察觉。24 h 食管 pH 监测显示食管近端酸反流增多，且反流程度和牙侵蚀程度呈正相关，但和患者主观的口内症状严重程度无关。反流性牙侵蚀症有一定特点，病变常分布在舌面、颊面和𬌗面，且后牙的侵蚀程度比前牙严重。而外源性牙侵蚀症的病变常发生在唇面，且前牙侵蚀程度比后牙严重。在 GERD 儿童中牙侵蚀症的患病率、唾液中酵母菌及变形链球菌的数量均明显高于健康对照组儿童，提示 GERD 儿童患牙侵蚀症和龋齿的危险度都高于健康儿童。有研究发现食管酸暴露与蛀牙评分存在正相关，但更多的研究资料尚缺乏。

（3）咽炎、鼻窦炎、原发性中耳炎。

流行病学调查显示，患有反流性食管炎者，患鼻窦炎的危险性稍有增加（OR 值为 1.6），缺乏有说服力的因果关系的证据。尚无权威的、明确的资料提示临床上 GERD 是咽炎或中耳炎的原因。因此，尚不清楚胃食管反流是否是鼻窦炎、咽炎或复发性中耳炎的原因或加重因素。El-Serag 等对 101 366 例食管炎患者进行研究，结果显示，喉炎及喉狭窄与食管炎关系最为密切，其余依次为失声症、鼻窦炎、哮喘、咽炎、肺纤维化、支气管扩张等。另有研究显示，以咽喉部症状为主的反流多发生在白天、直立位，而引起食管炎和 GERD 的典型症状的反流多发生在夜间、平卧位时。反流性咽喉炎的患者中无烧心、反酸等典型反流症状的并不少见。

（4）特发性肺纤维化（idiopathic pulmonary fibrosis, IPF）。

IPF 为不明原因的间质性肺疾病中最常见者。一般呈慢性经过，临床上表现为特发性肺纤维化，原因不明的进行性呼吸困难伴刺激性干咳，病情常持续进展。中位生存期约2.8年，5年生存率不足50%，患者多死于呼吸衰竭和继发肺部感染。IPF的病理表现为寻常型间质性肺炎（UIP），UIP的主要组织学特征是肺泡结构发生破坏，纤维化通常伴蜂窝肺改变和散在的成纤维细胞灶，病变主要累及外周腺泡和小叶并呈斑片状分布。大量临床和临床前的研究显示，胃酸可能是IPF的一种病因性的有害物质。在动物模型中，逐渐灌注酸性物质可以导致吸入性肺损伤，在猪的模型中引起了肺纤维化。Raghu等对65例IPF患者进行24 h pH监测和食管压力测定，证实异常酸反流的发生率为87%，其中76%有异常的远端食管酸暴露，63%有异常的近端食管酸暴露。但其中只有47%的患者有典型的反流症状，19例患者在进行24 h pH监测同时接受标准剂量的PPI治疗，其中12例仍有食管异常的酸暴露，此外，他们还发现，IPF的严重度与反流的严重度之间无关联。异常的酸反流在IPF患者中发病率很高，且临床表现隐匿，但目前尚缺乏有力的证据证实二者之间的病因学联系。

（5）阻塞性睡眠呼吸暂停综合征（obstructive sleep apnea syndrome, OSAS）。

OSAS患者中GERD症状发生率较高，Green等发现，在331例OSAS患者中，发生夜间酸反流的为62%，且内镜下反流性食管炎的严重程度与睡眠呼吸暂停的严重程度呈正相关。Ortolotti等报道，OSAS合并GERD的患者经过奥美拉唑治疗6周后，呼吸暂停的发作频率降低约73%。GERD可能是OSAS的病因之一，但其机制尚未完全清楚。研究发现，当食管pH值<4时，发生的酸反流多较重，常出现反流症状，可以使患者从睡眠中完全觉醒。胃酸的微吸入可以引起夜间窒息和觉醒，这些症状均提示OSAS。此外，酸反流也可以引起喉部的炎症和水肿，加重上气道的阻塞。相反，呼吸暂停时，胸腔负压增大，LES功能下降，也可以诱发GERD。此外，二者之间还存在着一些共同的危险因素，如肥胖、饮酒等，其潜在的联系仍存在着争论。

虽然OSAS患者的GERD发生率始终是高的，但是现有的研究证据未能明确是否反流真正参与呼吸暂停的发作，并且反流诱导的症状程度与OSAS的程度并不相关，这不支持反流事件参与呼吸暂停的发作。因此，目前尚不清楚是否胃食管反流在触发OSAS患者的呼吸暂停发作中所起的作用。

（6）喉癌。

多年来，GERD被怀疑是咽喉部癌症的一个危险因素，但它们之间的联系尚缺乏确凿的证据。Mercante 等调查了 274 名口腔、咽部、喉部癌症患者，发现胃食管反流的发生率明显高于健康对照组，提示胃食管反流可能是上呼吸道、上消化道癌症的一个促进因素。Qadeer 等发现，喉癌患者手术后或放化疗后行抑酸治疗，能够明显降低喉癌的复发率，提示抑酸治疗对喉癌的复发有保护效应。最近，一项病例对照研究显示 GERD 是喉癌的重要的危险因素。

（7）其他。

GERD 与其他一些肺部疾病也存在着联系，如喉气管炎、支气管扩张、慢性阻塞性肺病（COPD）、肺萎陷、肺炎、婴儿猝死综合征等。在这些疾病中，呼吸系统的生理性改变可能会引起 GERD。GERD 也可能通过微吸入或食管—肺反射引起肺部病变。此外，它们之间也可能仅仅是因为一些共同的危险因素而共存。

无论是有慢性或复发性食管综合征，还是食管外综合征，包括反流性哮喘、反流性咳嗽、耳鼻咽喉症状、喉痉挛和误吸等。症状严重迁延不愈乃至危及生命的食管外反流患者可通过抗反流手术彻底控制所有形式的反流而获得最佳疗效，术前评估证实存在明显典型反流症状、有明显客观反流证据（反流监测阳性、糜烂性食管炎和 HH）和 PPI 治疗有效的患者可能是内镜下治疗和手术治疗的合适病例。

3. 难治性 GERD

难治性 GERD 尚无统一定义。PPI 抵抗的 GERD 定义为：口服标准剂量 PPI 治疗 8 周后，食管黏膜破损仍未治愈和（或）由 GERD 引起的反流症状未充分缓解。有研究认为每天 2 次 PPI 治疗至少 12 周，患者每周仍至少出现 3 次反流症状且持续 3 个月为难治性 GERD。GERD 症状对 PPI 治疗反应不佳的患者在随机试验中约为 30%，在初级保健观察研究中约为 60%，在 NERD 中约为 40%，在 GERD 中为 10% ~ 15%。

难治性 GERD 通常与未充分控制的反流有关，与非反流因素也有一定相关性（表 4-2）。需要指出的是，内科医生可能较常关注或接诊到非机械性（解剖学）障碍为主要原因的难治性 GERD 患者，而外科医生可能较常关注或接诊到机械性（解剖学）障碍为主要原因的难治性 GERD 患者。

精神心理疾病（如焦虑、抑郁等）可具有某些 GERD 症状表现，或加重原有 GERD 症状并导致 PPI 疗效不佳，形成恶性循环。痛苦程度高、生活质量、睡眠和工作能力明显受损、PPI 难治性，而 GERD 相关检查阴性的患者，应警觉内脏高敏感状态和筛查精神心理疾病（如使用焦虑自评量表和抑郁自评量表）并及时进行相应的干预。

难治性 GERD 即 PPI 治疗的抵抗性对于症状性患者来说，是一个日益严重的问题，常常需要充分评估和调整治疗策略。

表 4-2　GERD 症状 PPI 疗效不佳的可能原因

反流相关原因		非反流相关原因
持续酸反流	持续非酸反流	功能性烧心
质子泵抑制剂治疗	食管高敏感性	功能性胸痛
剂量	生理量的酸暴露	精神心理疾病
时间	弱酸、气体反流	食管运动障碍综合征
依从性	胆汁反流	贲门失弛缓症
PPI 快代谢	弱碱反流	硬皮病
夜间酸突破	食管黏膜完整性受损	其他食管炎
高酸分泌状态		嗜酸性细胞性
食管裂孔疝		感染性
贲门切除术后反流		药物性

第四节　专科检查

胃镜、食管高分辨率测压、反流监测和上消化道造影是目前 GERD 的主要专科检查手段，只有巧妙地应用这些专科检查的组合才能全面而系统地反映患者的病理状态。胃镜和上消化道造影是多数单位都具备的检查手段。对于胃镜检查需要强调的是，对于 GERD 患者，除了需要评估患者是否存在反流性食管炎以及食管炎的严重程度，更重要的是要评估患者胃食管结合部（贲门和食管裂孔）的松弛程度以及不要漏诊食管裂孔疝，因为胃食管结合部的松弛程度和食管裂孔疝对于 GERD 的严重程度、预后以及治疗方式的选择至关重要。而方便易行且痛苦小的上消化道造影诊断食管裂孔疝的敏感度高，也可以很好地评估巨大食管裂孔疝的疝内容物和食管形态，并且排除上消化道排空功能障碍。如果能很好地掌握好这两个检查手段，也能够确诊一大部分的 GERD 患者（GERD 患者的胃镜食管炎检出率约为 35%，食管裂孔疝的检出率为 40% ~ 90%）。另外，喉镜是耳鼻喉科的常用工具，可用于评价咽喉炎特征、评价声带发音功能和发现咽喉部的其他病变。喉镜下的反流体征评分量表和用于症状调查的反流症状指数量表常被用于初步诊断咽喉反流性疾病，若反流体征评分量表 > 13 分和（或）反流症状指数量表 > 7 分，可诊断为疑似咽喉反流性疾病。

比较遗憾的是，我国食管高分辨率测压和反流监测的普及率非常低，绝大多数单位没有该检查设备。即使有该设备，其使用率也很低。其中的原因包括收费政策不支持、费用高、检查不适感明显、培训率低和 GERD 临床工作开展不足等。然而这两样检查，特别是反流监测对于胃镜检查阴性（无食管炎、贲门无明显松弛、无食管裂孔疝），难治性 GERD，不典型症状特别是 GERD 的呼吸道症状的诊断至关重要。目前较为常用反流监测为 24 h pH 联合阻抗监测，它能够提供比较全面的反流参数，包括酸反流、弱酸反流、弱碱反流、气体反流、混合反流、反流高度、症状相关性指数等参数。特别是反流事件和发作性呼吸道症状的症状相关性指数可较为客观地反映出反流事件与呼吸道症状的相关强度，为 GERD 的呼吸道症状的诊断及后续的抗反流手段的选择提供重要依据。而 24 h 咽喉 pH 监测能够直接检测出咽喉部酸性的雾化物，对咽喉反流的诊断有独特的价值。另外需要指出的是，反流监测的结果受到质子泵抑制剂的洗脱程度、检查当天的疾病状态、患者的配合能力、监测设备的精准度，以及医生对检查报告的解读能力等多种影响因素的影响，故应大力加强反流监测的研究和规范化培训，才能提高该检查的诊断价值。

痰液等分泌物中的胃蛋白酶监测作为一种简便、无创的检查方法，对于咽喉反流的诊断可能具有较好的应用前景。然而，胃蛋白酶的取样部位、取样时机、取样次数、检测方法和浓度阈值等仍未确定，故该检查的广泛临床应用仍需时日。

另外，PPI 的诊断性治疗的作用应该得到重视和推广。对伴有典型 GERD 症状的患者应用 PPI 试验诊断其食管外症状已达成共识。PPI 的诊断性治疗要求应用 PPI 药物双倍剂量至少 8 周，观察目标症状是否缓解 50% 以上。然而，以呼吸道症状为主要表现的 GERD 常无反酸、烧心等典型症状，笔者认为对于此类患者 PPI 诊断性治疗仍有重要的意义。在内镜检查和反流监测的尚不能获得时，PPI 试验或诊断性治疗成为大多数 GERD 患者的选择。近期，新型抑酸药 - 钾离子竞争性酸阻滞剂（potassium channel acid blocker, PCAB）的出现，为诊断性治疗提供了更多的选择。另外，为了最大限度地提高诊治的成功率，有时需要优化治疗，并择期行内镜检查和反流监测。

目前，对于 GERD 呼吸道症状的确诊方法存在较多争议，与其说存在争议，不如说目前仍然缺乏更准确的甄别 GERD 呼吸道症状的方法和工具，此类方法和工具仍有待开发。

（胡志伟　汪忠镐）

参考文献

[1]　汪忠镐，吴继敏，胡志伟，等 . 中国胃食管反流病多学科诊疗共识 [J]. 中国医学前沿杂志 (电子版), 2019, 11(9): 30-56.

[2]　Parsel SM, Wu EL, Riley CA, et al. Gastroesophageal and Laryngopharyngeal Reflux Associated With Laryngeal Malignancy: A Systematic Review and Meta-analysis[J]. Clin Gastroenterol Hepatol, 2019, 17(7): 1253-1264, e1255.

[3]　Eusebi LH, Ratnakumaran R, Yuan Y, et al. Global prevalence of and risk factors for gastro-oesophageal reflux symptoms: a meta-analysis[J]. Gut, 2018, 67(3): 430-440.

[4]　Wang KY, Chen YW, Wang TN, et al. Predictor of slower gastric emptying in gastroesophageal reflux disease: Survey of an Asian-Pacific cohort[J]. J Gastroenterol Hepatol, 2019,34(5):837-842.

[5]　中华耳鼻咽喉头颈外科杂志编辑委员会咽喉组，中华医学会耳鼻咽喉头颈外科学分会咽喉学组 . 咽喉反流性疾病诊断与治疗专家共识 (2015 年) [J]. 中华耳鼻咽喉头颈外科杂志 , 2016, 51(5): 324-326.

[6]　Lechien JR, Saussez S, Karkos PD. Laryngopharyngeal reflux disease: clinical presentation, diagnosis and therapeutic challenges in 2018[J]. Curr Opin Otolaryngol Head Neck Surg, 2018, 26(6): 392-402.

[7]　Lin RJ, Sridharan S, Smith LJ, et al. Weaning of proton pump inhibitors in patients with suspected laryngopharyngeal reflux disease[J]. Laryngoscope, 2018,128(1): 133-137.

[8]　Norder Grusell E, Mjornheim AC, Finizia C, et al. The diagnostic value of GerdQ in subjects with atypical symptoms of gastro-esophageal reflux disease[J]. Scand J Gastroenterol, 2018: 1-6.

[9]　中华医学会消化病学分会 . 2020 年中国胃食管反流病专家共识 [J]. 中华消化杂志 , 2020, 40(10): 649-663.

[10]　中华医学会呼吸病学分会哮喘学组 . 咳嗽的诊断与治疗指南 (2015)[J]. 中华结核和呼吸杂志 , 2016, 39(5): 323-354.

[11]　Herregods TVK, Pauwels A, Jafari J, et al. Ambulatory pH-impedance-

pressure monitoring as a diagnostic tool for the reflux-cough syndrome[J]. Dis Esophagus, 2018, 31(1): 1-7.

[12] Chen D, Wang Z, Hu Z, et al. Typical symptoms and not positive reflux-cough correlation predict cure of gastroesophageal reflux disease related chronic cough after laparoscopic fundoplication: a retrospective study[J]. BMC Gastroenterol, 2019, 19(1): 108.

[13] 胡志伟, 吴继敏, 汪忠镐, 等. 腹腔镜新型 W-H 胃底折叠术治疗质子泵抑制剂依赖性胃食管反流病疗效分析 [J]. 中华医学杂志, 2021, 101(10): 737-743.

[14] Oor JE, Broeders JA, Roks DJ, et al. Reflux and Belching after Laparoscopic 270 degree Posterior Versus 180 degree Anterior Partial Fundoplication[J]. Journal of gastrointestinal surgery : official journal of the Society for Surgery of the Alimentary Tract, 2018, 22(11): 1852-1860.

[15] 胡志伟, 汪忠镐, 吴继敏, 等. 胃食管反流性喉痉挛的综合诊治: 附 64 例报道 [J]. 医学研究与教育, 2018,35(4):11-18.

[16] Coughran A, Balakrishnan K, Ma Y, et al. The Relationship between Croup and Gastroesophageal Reflux: A Systematic Review and Meta-Analysis[J]. Laryngoscope, 2021, 131(1): 209-217.

[17] Yadlapati R, DeLay K. Proton Pump Inhibitor-Refractory Gastroesophageal Reflux Disease[J]. Med Clin North Am, 2019, 103(1): 15-27.

[18] Mermelstein J, Chait Mermelstein A, Chait MM. Proton pump inhibitor-refractory gastroesophageal reflux disease: challenges and solutions[J]. Clin Exp Gastroenterol, 2018, 11: 119-134.

[19] 胡志伟, 田书瑞, 吴继敏, 等. 胃食管反流病的普通胃镜学特点: 4086 例统计分析 [J]. 解放军医学杂志, 2018, 43(1): 41-47.

[20] 张玉, 吴继敏, 胡志伟. 抗反流手术适应证国际共识 (2019) 解读和评论 [J]. 中国普外基础与临床杂志, 2020, 27(5): 533-545.

[21] Gyawali CP, Kahrilas PJ, Savarino E, et al. Modern diagnosis of GERD: the Lyon Consensus[J]. Gut, 2018,67(7):1351-1362.

[22] Du X, Wang F, Hu Z, et al. The diagnostic value of pepsin detection in saliva for gastro-esophageal reflux disease: a preliminary study from China[J]. BMC Gastroenterol, 2017, 17(1): 107.

第五章

胃食管反流病的诊断学

仇明　张伟　陈建德　王斌

第一节　诊断步骤

诊断步骤Ⅰ　症状学诊断及经验性治疗

如果患者表现为典型的、无并发症的胃食管反流病，首先给予包括改变生活方式在内的试验性治疗是最恰当的策略，如果有效，临床诊断基本成立。对于症状提示有并发症、存在巴雷特食管危险者，或当患者和内科医生需要进行早期内镜检查的时候，应考虑行内镜检查。

诊断步骤Ⅱ　选择性地进行内镜检查及食管黏膜活检

GERD中有相当多的患者患有食管综合征，内镜下无法诊断，花费大，诊断的敏感度较低，因此，常规内镜检查对于无报警症状的患者是不必要的。但对于有报警症状或超过4周的PPI诊断性治疗无效的患者必须行内镜检查。内镜检查可以确诊食管Barrett化生、狭窄或其他上消化道疾病，所以它对伴有报警症状的GERD来说，是目前最有用的初步诊断方法。总之，若怀疑GERD，内镜检查适用于经验性治疗失败及存在需要评估危险因素的患者。

诊断步骤Ⅲ　食管测压法

食管测压是发现食管运动异常重要且不可取代的检查。食管测压不直接反映胃食管反流，是反映食管动力异常的重要手段。食管测压可以用于PPI治疗无效而且在胃镜下未发现异常的可疑GERD患者。在GERD患者的诊断中，除帮助食管pH电极定位，术前评估食管功能和预测手术外，也能预测对抗反流治疗的疗效和是否需要长期维持治疗。

诊断步骤Ⅳ　动态反流监测

食管pH监测的意义在于证实反流的存在与否。用于评价PPI治疗无效、在胃镜下未发现异常而且食管测压提示食管动力未发现异常的可疑GERD患者。也可以用于食管pH监测电极定位、术前评估食管功能、预测手术方式、预测对抗反流治疗的疗效和是否需要长期维持治疗等。

第二节　食管综合征的诊断

GERD存在许多症状，新定义指出虽然GERD有很多症状和表现，但烧心和反流是 GERD 的主要症状。近年来，越来越多的研究揭示，反流症状、内镜检查发现及食管酸暴露三者之间并没有直接的相关关系。传统的 GERD 定义强调食管黏膜是否破损，诊断方面则以内镜和食管 pH 监测为基准，而新规定则把注意力转移到对症状的关注上，也要求临床医生在 GERD 的诊断方面改变传统观念，应用新的合理策略和流程。根据新的 GERD 定义它的症状既包括食管症状和食管外症状，又包括伴有食管损伤及没有食管损伤的症状。所以目前倾向于仔细分析患者症状特点，进行反流问卷调查，在此基础上对无报警症状患者进行治疗性诊断。除非证实有其他疾病可能，当出现以烧心和（或）反流为主的症状，且发作频率较高，病程较长时，就应该考虑 GERD 的可能。如果患者对下述 4 个问题均回答"是"，其反流性食管炎和(或)食管 pH 异常的可能性超过 85%："你是否常有起源于胸骨后向上传导的不适？这种不适是否常伴有胸骨后灼热感？抗酸剂能缓解你的症状吗？过去 1 周内是否有 4 天上述症状发作？"国内 10 家医院多中心研究显示，反流问卷调查对 GERD 诊断阳性符合率达 88.07%。功能性消化不良是 GERD 常见的误诊疾病。有研究显示，在 196 例诊断为功能性消化不良的患者中，经过反流性疾病调查问卷，有 42% 的患者具有胃食管反流病症状。目前 GERD 的检查方法有经验性治疗试验、内镜及活检、便携式 24 小时 pH 监测、酸灌注（伯恩斯坦）测试、便携式分光光度测定法（胆红素试验）、食管阻抗测验、胃食管闪烁扫描、食管 X 线钡透、食管测压等。但需指出的是，由于目前仍没有一个公认的诊断 GERD 的"金标准"，所以评价各种诊断方法的准确性就很难做到。

目前胃食管反流病广泛接受的诊断标准是：①有胃食管反流引起的复杂症状并达到引起患者不适的程度或已经影响到生活质量；② PPI 试验有效；③内镜结果显示糜烂性食管炎、狭窄或巴雷特食管的发生；④食管过度酸反流的客观证据。①＋②可作出临床诊断，不需诊断性检查；①＋③、①＋④或①＋③＋④可确诊。但是在以下三种情况下需行诊断性检查：①避免误诊。②明确反流病的并发症。③评价经验性治疗是否无效。

根据目前国际上公认的蒙特利尔共识可以推出，GERD 患者逐步诊断步骤概括如下：

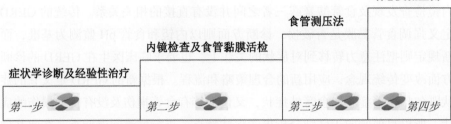

动态反流监测

食管测压法

内镜检查及食管黏膜活检

症状学诊断及经验性治疗

第一步　　　　第二步　　　　第三步　　　第四步

诊断步骤 I　症状学诊断及经验性治疗

烧心和反流是 GERD 患者经常出现的典型症状，多出现于餐后（尤其是饱食或脂肪餐）。症状多于卧位或前屈时加重，可由抑酸药减轻。进行详细的问卷调查，仔细分析患者症状特点不仅对正确诊断有所帮助，而且可以评估治疗效果。根据美国胃肠病学会 2006 年公布的、以循证医学为基础的蒙特利尔共识认为对有典型 GERD 症状的患者一开始给予经验性治疗（包括改变生活方式及 PPI 试验）是恰当的，如果经验性治疗有效（敏感性为 75%），可以初步诊断为 GERD。国内多中心研究发现，PPI 诊断性治疗（即用双倍剂量 PPI 治疗 1 周，如奥美拉唑每次 20 mg，2 次/d，7d）对胃食管反流病诊断阳性符合率为 81%。PPI 试验阳性可进一步证实诊断的正确性，症状反复发作、症状不典型、症状严重或有报警症状的患者应接受胃镜检查。典型反流症状同时合并有内镜改变对于 GERD（经 pH 检查确诊）有高度的特异性（97%）。越来越多的研究证实，PPI 诊断性治疗是诊断 GERD 最合适的策略之一。以食管 pH 监测诊断作为金标准，PPI 诊断性治疗对烧心患者的敏感性是 75%，特异性为 55%。除了烧心、反酸等典型胃食管反流症状外，GERD 还有与反流相关的一些不典型症状，即食管外表现，而 PPI 诊断性治疗对食管外症状也有显著的改善作用。

对于治疗无效、具有提示并发症的报警症状（吞咽困难、吞咽痛、出血、体重减轻或贫血），以及症状持续时间长、有造成巴雷特食管危险的患者应该进行进一步的检查。对治疗无效的患者大多有其他可以引起烧心、反流症状的原因，但治疗无效并不能完全排除反流的可能。即使使用 GERD 最有效的治疗，许多患者仍然继续反流酸性胃液。值得注意的是，症状不能预测食管炎的程度，并且远远不能很好地预测并发症包括巴雷特食管的发生，所以不能轻易忽略进一步检查的必要性。

根据临床症状诊断 GERD 受很多因素的干扰，影响诊断的准确率。而且不同地区、不同医生和不同的患者对 GERD 的认识、诊断标准、感受等有所不同，受个体差异、主观因素的影响，没有可比性。而且不伴有食管损伤的反流综合征患者很难确定诊断和评价疗效。为了解决这些问题，医生们刻苦探索，找出了无法测量的症状，转换为可以计算的数字来制订标准并进行比较。目前医学界各个领域都有专用评分量表，胃肠病也不例外。比如：胃肠症状评分表（gastrointestinal symptom rating scale, GSRS）、反流及消化不良的生活质量调查表（quality of life in reflux and dyspepsia, QOLRD）、SF-36（short form-36）量表（通用生活质量调查表）、反流调查表（reflux questionnaire, ReQuest）、心理一般舒适度量表（the psychological general Well-being scale, PGWB scale）、理想社会反映量表（socially desirable response scale, SDRS）、患者满意度调查表 -18（patient satisfaction questionnaire-18）等。

　　目前在我国较常用而且被广泛承认的诊断胃食管反流病的量表是中文版反流性疾病调查表（reflux disease, RDQ）。RDQ 主要记录被调查者过去 4 周中烧心、非心源性胸痛、反酸和反流四种症状出现的频率和程度。四种症状的频率按以下方法评分（表 5-1、表 5-2）。

表 5-1　反流性疾病调查表（频率评分表）

Q1. 在过去 4 周中，出现过下列症状吗？频率？						
周频率	无	< 1 d	=1 d	2 ~ 3 d	4 ~ 5 d	6 ~ 7 d
烧心	0	1	2	3	4	5
反流	0	1	2	3	4	5
非心源性胸痛	0	1	2	3	4	5
反酸	0	1	2	3	4	5

　　症状积分：____分

表 5-2　反流性疾病调查表（程度评分表）

Q2. 回顾过去 4 周的症状，请你评估其程度？						
周频率	无	非常轻微	轻微	中度	中至重度	重度
烧心	0	1	2	3	4	5
反流	0	1	2	3	4	5
非心源性胸痛	0	1	2	3	4	5
反酸	0	1	2	3	4	5

（续表）

Q2. 回顾过去 4 周的症状，请你评估其程度？				
症状	烧心	胸痛	烦酸	反流
在医师提醒下发现，症状不明显	1	1	1	1
偶尔服药为 3 分，症状非常明显	3	3	3	3
需长期服药治疗为 5 分	5	5	5	5

症状积分：____分

总　　分：____分

症状频率计分加程度计分总分最高可达 40 分。RDQ 诊断 GERD 的临界值为 12 分。我们以 RDQ 评分 > 12 分作为 GERD 的诊断标准，将 RDQ 评分 ≤ 12 分设定为非 GERD 患者。

注释：

非常轻微：症状不明显，在医师提醒后才发现；

轻微：介于非常轻微与中度之间；

中度：症状明显，影响日常生活，偶尔服药；

中至重度：介于中度与重度之间；

重度：症状非常明显，影响日常生活，需要长期服药。

诊断步骤 II　选择性地进行内镜检查及食管黏膜活检

GERD 中有相当多的患者为食管综合征，内镜下无法诊断，花费大，诊断的敏感度较低，因此，常规内镜检查对于无报警症状的患者是不必要的。但对于有报警症状或超过 4 周的 PPI 诊断性治疗无效的患者，必须行内镜检查。

由于我国是胃癌、食管癌的高发国家，内镜检查已广泛开展。因此，对于拟诊患者可以考虑先进行内镜检查，特别是症状频繁、程度重，伴有报警症状或有肿瘤家族史，或患者很希望内镜检查时。内镜检查有助于确定有无反流性食管炎及有无合并症和并发症，如食管裂孔疝、食管炎性狭窄以及食管癌等（图 5-1 ~ 图 5-4）。根据内镜下所见食管黏膜的损害程度进行反流性食管炎分级，有利于病情判断及指导治疗。

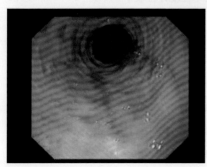

图 5-1　食管炎内镜下表现

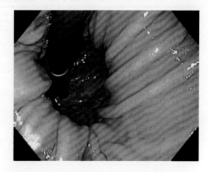

图 5-2　食管裂孔疝内镜下表现

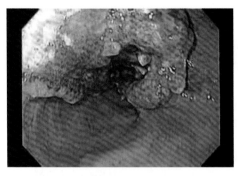
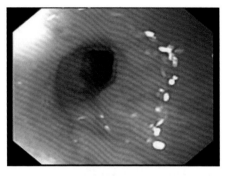

图 5-3 食管癌内镜下表现　　　图 5-4 食管狭窄内镜下表现

目前国内外对食管炎的内镜诊断与分级标准不尽相同，内镜诊断标准众多，主要有 1978 年食管炎 Savary-Miller 分级标准，分为 0 ~ Ⅳ级；1986 年 Berstad 分类，分为 Ⅰ ~ Ⅲ级；1988 年 Hetzel 的分类，分为 0 ~ Ⅳ级；1994 年第 10 届洛杉矶国际消化会议制定的 RE 分级标准，即洛杉矶（Los Angeles, LA）分级，分为 A ~ D Ⅳ级。随后一些日本学者对 LA 分类进行了修正，1996 年第 50 次日本食管疾患研究会制定的 RE 分级，分为 0 ~ Ⅳ，与洛杉矶分级不同而且较通用的是增加了内镜下没有发现黏膜损害的 0 级。我国 1999 年全国反流性食管病（炎）研讨会根据我国食管炎的特点，制定出简单实用的反流性食管炎的内镜诊断及分级，分为 0 ~ 3 级。

1. 食管炎 Savary-Miller 分级标准（表 5-3）

表 5-3　食管炎 Savary-Miller 分级标准

分级	食管黏膜内镜下表现
Ⅰ级	一条纵行皱襞上见一处或多处糜烂
Ⅱ级	多条纵行皱襞上见多处糜烂，但病变未累及食管全周
Ⅲ级	食管全周都有糜烂
Ⅳ级	可见食管溃疡、狭窄、缩短或巴雷特食管

2. 食管炎洛杉矶分级标准（表 5-4）

表 5-4　食管炎洛杉矶分级标准

分级	食管黏膜内镜下表现
正常	食管黏膜没有破损
A 级	一个或一个以上食管黏膜破损，长径小于 5 mm，食管黏膜破损之间无融合

（续表）

分级	食管黏膜内镜下表现
B级	一个或一个以上食管黏膜破损，长径大于 5 mm，食管黏膜破损之间无融合
C级	一个或一个以上食管黏膜破损，食管破损之间有融合，但未超过食管周径的75%
D级	一个或一个以上食管黏膜破损，食管破损之间有融合，超过食管周径的75%

近年来，随着高清晰内镜的广泛应用，日本及我国的部分学者提出增加"微小病变反流性食管炎"，但其可重复性及临床可行性尚需更多临床应用证实。

3. 日本食管疾患研究会 RE 的分级标准（表 5-5）

表 5-5　食管炎日本分级标准

分级	食管黏膜内镜下表现
0级	无食管炎表现
1级	黏膜发红或白色混浊
2级	糜烂、溃疡在距离胃食管连接部 5cm 以内，无融合
3级	糜烂、溃疡在距离胃食管连接部 5cm 以上，10cm 以内，有融合，非全周性
4级	糜烂、溃疡在距离齿状线 10cm 以上，全周性

4. 食管炎中国分级标准（表 5-6）

表 5-6　食管炎中国分级标准

分级	食管黏膜内镜下表现	积分
0级	正常（可有组织学改变）	0
1级	点状或条状发红，糜烂，无融合现象	1
2级	有条状发红，糜烂，并有融合，但非全周性	2
3级	病变广泛，发红，糜烂融合呈全周性或溃疡	3

内镜积分作为疗效分级，内镜复查 0 分者为痊愈，减少 2 分者为显效，减少 1 分为有效，无变化或增加 1 分以上为无效。

关于误诊和确认反流病并发症的争论常常围绕着临床评价所发现的"报警症状"（alarm features）这一概念。如果报警症状提示存在 GERD 的并发症或者其他疾病，则需要进行进一步诊断性检查。

拟报警症状（proposed alarm features）包括呕吐，胃肠道出血迹象，不明原因的体重减轻，吞咽困难，贫血，胸痛和上腹部肿块等。与 GERD 需要鉴别的疾病（alternative diagnoses）主要包括冠心病、胆囊结石、胃或食管恶性肿瘤、消化性溃疡病、嗜酸性粒细胞性、传染性或腐蚀性食管炎等。

目前支持报警症状（alarm features）作为诊断指标广泛应用的高质量证据很有限。但是，最近一个基于已发表的 15 篇前瞻性研究文献的、关于报警症状具体应用问题的 Meta 分析结果显示，所包含的 46 161 例 GERD 患者中，8 669 例伴有一种或一种以上的报警症状，其中 150 例最终在内镜下发现胃癌或食管癌。虽然这些调查得出结论认为，报警症状并不是很理想的诊断指标（diagnostic test），但是他们报道的总体敏感性和特异性分别为 67%（95% 置信区间，54% ~ 83%）和 66%（95% 置信区间，55% ~ 79%）。

对个体来说，最主要的报警症状是体重减轻、吞咽困难和触及上腹部肿块。鉴于上述数据，视排除报警症状作为筛选试验，而不是一个诊断性检查的目的，询问被诊断为 GERD 的患者有无吞咽困难、体重减轻和检查有无上腹部可触及肿块是合情合理的。如果确实发现上述情况，必须行内镜检查予以评价。

吞咽困难是值得特别注意的报警症状，因为它可以提示狭窄或恶性肿瘤。但是，一项临床试验结果显示，没有狭窄或 Barrett 化生的 11 945 例食管炎患者当中吞咽困难的发生率为 37%，而且其中 83% 的患者接受 PPI 治疗后症状有所缓解。故，并非所有的吞咽困难，只有"不适"的吞咽困难需要进一步行诊断性检查。其中"不适"吞咽困难是指迫使患者需要改变他们的饮食模式，患者症状受到固体食物的影响，有日益恶化的趋势，或者患者接受 PPI 治疗后症状未缓解者。

内镜下评估吞咽困难时最关键的是内镜师应该有多处取食管黏膜标本的底线（最好是 5 个区域），甚至从不同的层次取食管黏膜标本，以排除嗜酸性粒细胞性食管炎。医学界对嗜酸性粒细胞性食管炎的复杂性的认识的提高，活检在 GERD 患者行内镜检查方面的潜在价值有所提高，并因传统的组织学评估方法对嗜酸性粒细胞性食管炎特异性差而逐渐被活检替代。

如果有必要与嗜酸性粒细胞性食管炎鉴别时必须行内镜下食管黏膜活检术。而且，尽管食管黏膜无肉眼变化，也要在全食管不同区域取活检。因为没有明显梗阻性病变的吞咽困难患者当中嗜酸性粒细胞性疾病发生率较高，所以食管黏膜活检有利于提高检出率。但是，没有证据显示有必要对无吞咽困难症状的患者行常规食管黏膜活检术。

在实际临床工作中，当遇到已经接受一定疗程的 PPI 治疗的患者症状未缓解而且在胃镜下未发现食管炎时我们可能会问：经验性治疗失败是因为反流引起的不适症状对 PPI 治疗不敏感，还是不适症状不是反流引起的？无论如何，内镜检查仍然可以确诊食管 Barrett 化生、狭窄或其他上消化道疾病，所以它仍然是目前最有用的初步诊断方法。

此外，内镜下活检对于确定巴雷特食管的存在是必须的。尽管尚未得到确认，内镜检查应该在经过一段时间的治疗以后进行，以便于更好地鉴别巴雷特食管，并且降低将炎症变化误诊为消化不良的发生率。非常重要的一点是一定要在内镜报告中详细描述食管胃交界处的情况。从胃贲门部取得的提示巴雷特食管的肠化生，尽管特异性提示巴雷特食管，并不表明与从食管取得相同病理有同样的恶性潜在活性，甚至不能用来确定诊断巴雷特食管。正常表现的鳞状上皮的组织学检查不论在确定还是在排除病理性酸反流上都没有价值。关键要理解，尽管内镜显示巴雷特食管的明显证据或食管炎确诊为GERD，正常的内镜表现无论如何不能排除 GERD。大部分有症状的患者内镜检查正常，但并不意味着这些患者的症状就不重或者更容易控制。事实上，对于没有食管炎表现的 GERD 患者的研究表明，其症状控制起来同样有时候甚至更加困难。只有表现为食管炎的患者才可以长期使用 PPI 的建议是不可取的，因为这些患者或许伴有仅通过 PPI 就可以控制的病理量的酸反流。没有食管炎的 GERD（所谓非糜烂性反流病）应该和糜烂性食管炎同等对待。

胃食管阀瓣分级

内镜下除了进行黏膜活检，还可以对胃食管结合部阀瓣功能进行分级。胃食管结合部黏膜阀瓣假说最先由 Tocornal 等在 1968 年提出。1996 年，Hill 等通过尸检和活体实验证实胃食管结合部黏膜隆起可以充当阀瓣的功能，而食管裂孔疝的患者这一阀瓣存在不同程度的缺陷甚至缺如，并提出阀瓣形态分级系统（表 5-7、图 5-5）。正常群体多表现为Ⅰ级和Ⅱ级，Ⅲ级和Ⅳ级更多见于 GERD 患者。24 小时酸测定结果表明，胃食管阀瓣（gastroespphageal flap valve, GEFV）功能异常（Ⅲ级与Ⅳ级）的患者胃酸暴露明显增加，并且胃食管阀瓣功能异常是 LES 压力减少的独立因素之一。因此，胃食管阀瓣形态分级系统可以准确地预测 GERD 患者反流状态及酸暴露严重程度。

表 5-7　胃食管结合部阀瓣形态分级标准

分级	食管黏膜内镜下表现
Ⅰ级	胃小弯侧见明显的组织皱襞，可紧密包绕内镜
Ⅱ级	组织皱襞稍减少，偶尔会随呼吸运动打开，但是可迅速关上
Ⅲ级	组织皱襞很少，基本不能包住内镜杆，常常合并食管裂孔疝
Ⅳ级	组织皱襞消失，胃食管结合部始终开放，倒镜可见鳞状上皮

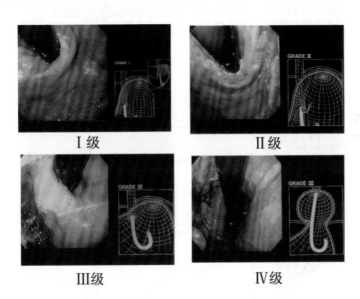

Ⅰ级　　Ⅱ级

Ⅲ级　　Ⅳ级

图 5-5　胃食管结合部阀瓣功能 Hill 分级系统

　　此外，内镜下可对胃食管结合部屏障功能进行评估。对于内镜下有明确裂孔疝的患者，目前应用较多的是测量裂孔疝轴向长度，然而内镜下测量具有主观性及操作难度。与传统的测量裂孔疝轴向长度相比，Hill 分级系统更加简单便捷，与反流症状及诊断的一致性更高。

诊断步骤Ⅲ　食管测压法

　　食管测压是发现食管运动异常重要且不可取代的检查。食管测压虽然不能直接反映胃食管反流，却是反映食管动力异常的重要手段。大部分关于食管体及食管括约肌功能的信息来自食管测压（图 5-6、图 5-7）。传统的食管测压法自 1960 年开始开展，近几年高分辨率及多通道检测技术逐渐被应用于食管测压。

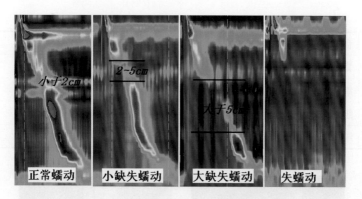

图 5-6　食管测压下不同的食管运动表现

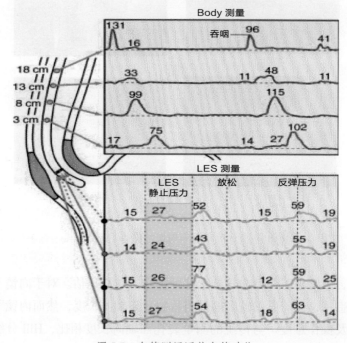

图 5-7　食管测压评估食管功能

　　食管测压导管是一种离远端 5cm 处装有压力感受装置的弹性导管。因为上段食管括约肌随颈部吞咽动作而移位，故难以分析其功能状态。但是，上段食管括约肌功能与临床实践关系不大。对临床有用的资料主要来自食管下括约肌及食管体功能的测定。

　　食管测压可以用于 PPI 治疗无效而且在胃镜下未发现异常的可疑 GERD 患者。在 GERD 患者的诊断中，除帮助食管 pH 电极定位，术前评估食管功能和预测手术方式外，也能预测对抗反流治疗的疗效和是否需要长期维持治疗。因而，食管测压能帮助评估患者食管功能，尤其是治疗困难的患者。研究发现在发现轻度失弛缓症及食管末端阵发痉挛方面高分辨测压计比传统测压计敏感度高。无效食管运动（IEM）是新近提出的新概念，唯有食管测压才能诊断。无效食管运动（IEM）的诊断标准，即远端食管至少 30% 的湿咽至少表现下列一项异常：①远端食管蠕动波幅 < 30 mmHg；②同步收缩波幅 < 30 mmHg；③非传播性蠕动（传导中断）；④缺乏蠕动。

诊断步骤Ⅳ　动态反流监测

诊断及量化酸反流的金标准是食管 24 小时 pH 监测，敏感性及特异性高达 90% 左右。食管 pH 监测用于评价 PPI 治疗无效、在胃镜下未发现异常而且食管测压提示食管动力未发现异常的可疑 GERD 患者。目前主要有导管 pH 监测、便捷式阻抗 pH 监测或无线 pH 监测（监测前停用 PPI 治疗一周）等方法。

导管 pH 监测通过食管内插入装有固态电极片的细导管来监测食管 pH 值，是唯一一种能够客观反映食管酸暴露的监测手段。这些电极片互相隔 5 ~ 10cm 安装，能够监测到 pH 值 2 ~ 7 的变化。电极片连接于患者身上的记录器并记录整个过程中的 pH 值。记录器上有一个数字表，当患者出现症状（如烧心、胸痛、反流等）时根据数字表上的时间，把它记录下来。在计算机上以一个特定程序分析所有监测到的 pH 值数据，并用图形描绘该患者出现反流的情况，根据以下 6 个参数计算得分：① pH < 4 的总时间；②俯卧时 pH < 4 的总时间；③仰卧时 pH < 4 的总时间；④反流的总次数；⑤持续时间超过 5min 的反流次数；⑥持续时间较长的反流次数。其中最有价值的是食管内 pH < 4 的总时间，< 4%（55min）为正常。将以上这 6 个参数加权计算得到 DeMeester 总分，得分超过 14.7 的患者视为存在异常酸暴露（正常参考值见表 5-8）。此外，动态 pH 监测可以进一步确认反流与症状发作的相关性，即在记录到酸反流的 2 分钟内出现反酸、烧心症状可视为阳性结果。

表 5–8　食管 24 小时 pH 监测

24 小时动态 pH 监测	正常值
pH < 4 的总时间	5%
俯卧时 pH < 4 的总时间	8%

（续表）

24 小时动态 pH 监测	正常值
仰卧时 pH < 4 的总时间	4%
反流的总次数	47
持续时间超过 5min 的反流次数	3.5
持续时间较长的反流次数	20
加权得分	14.7

分析反流图可以评估反流和症状之间的关系，这是建立病理性胃食管反流性疾病诊断最客观的方法，也是统计手术成功率和发现手术失败的最有用方法。

患者症状日记与反流事件一定要结合在一起综合分析。烧心或胸痛与 pH 值下降之间的相关性对临床实践颇有帮助，因为他可以确认两者的因果关系。值得注意的是患者在接受 pH 监测期间，因食管内插入导管而无法与往常一样进食，所以不一定出现反流症状。如果 pH 值下降时出现反流症状，无论食管总酸暴露时间在正常范围，反流性疾病可以确认。

无线 pH 监测为新近研发技术，其方法是通过内镜将 Bravo 胶囊固定于远端食管，监测食管 pH 值变化。该胶囊为半导体材料，监测过程无须导管。研究显示此方法安全、可靠，在更接近生理状态下记录长达 48 小时食管 pH 的变化，所以比导管 pH 监测有更好的敏感性，可增加异常反流的检出率。但比较昂贵，限制了其广泛应用。

与传统的食管 pH 监测相比，食管阻抗检测技术可以应用于正在进行抗反流药物治疗的患者。食管阻抗测验可以检测到 92% ～ 99% 食管测压检测的反流和 97% ～ 98% 食管 pH 监测所发现的酸反流。由于食管阻抗测验既可检测酸性反流，又可检测非酸反流，所以，联合食管 pH 监测手段，可以增加诊断 GERD 的敏感性。也有研究显示，同时应用食管 pH 监测、食管测压及食管阻抗测验可以提高 GERD 诊断的敏感性（图 5-8）。

目前仍然没有有效的证据来证明联合阻抗 pH 监测、导管 pH 监测或无线 pH 监测可鉴别高度敏感综合征与功能性综合征，因为高度敏感综合征可以由反流引起，而功能性综合征与反流无关。也没有证据证明在 PPI 治疗过程中进行联合阻抗 pH 监测、导管 pH 监测或无线 pH 监测有意义。对于正在进行抗酸治疗、食管阻抗检测未发现酸反流的患者，或者食管阻抗检测到异常反流而 pH 监测未发现异常的患者是否要进行腹腔镜抗反流手术仍不明确。

其他检查方法

　　消化道造影　　食管造影在正准备接受手术治疗、药物治疗效果欠佳或怀疑合并有食管裂孔疝患者的评估方面提供有价值的证据。经常在检查过程中，即使没有任何症状也可以发现反流，但是明显的反流才可以考虑为胃食管反流病。食管造影的真正意义在于了解食管周围的解剖及近端胃的情况（图5-9）。可以发现食管裂孔疝的存在并了解其大小（图 5-10）。虽然食管造影既不能确认又不能排除反流性疾病的存在，但是它对确定手术方式极为重要。

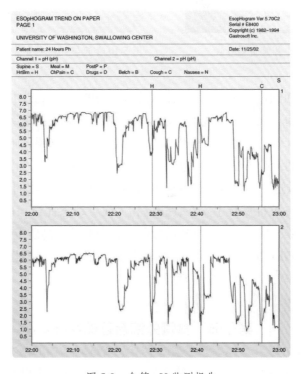

图 5-8　食管 pH 监测报告

　　如果纵隔段胃食管连接部在检查过程中未回纳入腹腔内，意味着因需要行延长食管手术而导致手术难度增加。食管造影中可以发现溃疡性食管狭窄。发现狭窄时，尤其是发现得以防止反流的狭窄，可以解释有症状而 pH 监测结果无异常的病例。食管造影还可以发现有些异常解剖结构，如食管憩室、肿瘤、意外食管旁疝等。

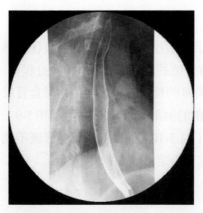
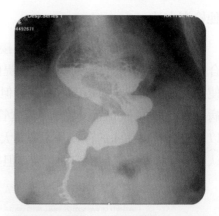

图 5-9 正常的食管造影表现　　　　　图 5-10 食管裂孔疝在食管造影下表现

其他更全面的进一步检查一般针对经验性 PPI 治疗无效的反流综合征及其他可疑原发病。在处理内镜下已证实有异常的不适症状时诊断性检查的目的应指向找出有效的其他治疗方法。对于 GERD 患者来说，唯一可以选择、可能更加有效的治疗方法是抗反流手术治疗（详见第七章　胃食管反流病的手术治疗）。故进一步诊断性检查应该指向确定抗反流手术的适应证。

目前只有有关抗反流手术在食管炎和（或）动态食管 pH 监测显示食管远端过度酸暴露，且不能继续 PPI 治疗的患者中有效的高质量证据。

最后，与 GERD 具有相似临床表现的功能性烧心、嗜酸性粒细胞性食管炎、食管末端阵发性痉挛、轻度贲门失弛缓症等鉴别。

第三节　食管外综合征的诊断

胃食管反流病引起的食管外综合征与其他因素引起的相关症状无明显特异性，诊断无特殊性，但是值得注意的是这些症状的频率及程度与反流事件的发生有无关系。接诊慢性咳嗽、喉炎、哮喘、牙侵蚀、咽炎、鼻窦炎、原发性中耳炎、特发性肺纤维化、阻塞性睡眠呼吸暂停综合征等患者时不妨询问有无反流病史、反流与这次就诊症状有无关系、反流频率、不适症状程度等情况。提高对胃食管反流病及其食管外综合征的认识有助于正确诊断慢性咳嗽、喉炎、哮喘、牙侵蚀、咽炎、鼻窦炎、原发性中耳炎、特发性肺纤维化等疾病的病因，进行合理治疗，提高治疗效率，减少不必要的医疗费。

第四节 胃食管反流病的鉴别诊断

典型胃食管反流病的诊断依据是明显的反流症状、内镜下可能有反流性食管炎的表现和食管过度酸反流的客观证据等。如患者有典型的烧心和反酸症状，可作出胃食管反流病的初步临床诊断。内镜检查如发现有反流性食管炎并能排除其他原因引起的食管病变，本病诊断可成立。对有典型症状而内镜检查阴性者，行24小时食管pH监测，如证实有食管过度酸反流，诊断成立。

但是不典型胃食管反流病的症状无特异性，临床上仍要有其他因素引起的烧心、反酸，尤其是胸痛鉴别。胸痛为主时，应与心源性、非心源性胸痛的各种病因进行鉴别，对有吞咽困难者，应与食管癌和食管贲门失弛缓症相鉴别。对有吞咽疼痛，同时内镜显示有食管炎的患者，应与感染性食管炎（如真菌性食管炎）、药物性食管炎等鉴别。

1. 心源性胸痛

心源性胸痛（cardiac chest pain）是冠心病或任何可能引起心肌细胞缺血、缺氧的疾患导致的心前区不适。心源性胸痛通常无明显诱因或前驱症状，至少持续数分钟。自觉症状由不舒服逐渐加重到疼痛。患者对不适或疼痛的描述可以是多种多样，任何一种不适症状，尤其是疼痛放射到颈部、肩部或手臂时要引起医生的高度重视。抗心绞痛治疗，即扩管治疗有效更支持胸痛可能是心源性。积极完善心电图、心肌酶谱、冠脉造影等检查，以免错过救治时机。有时原发性或继发性心包炎也可酷似急性心肌梗死，典型阳性体征是心包炎存在心包摩擦音。

2. 非心源性胸痛

首次出现的急性、进行性加重的胸痛除提示急性心肌梗死、不稳定型心绞痛外，还提示一些非心源性、非食管源性胸痛，如：主动脉夹层，急性肺栓塞，胸膜刺激，胸壁、胸腔或肩部骨骼及肌肉病变，急性胆囊炎。主动脉夹层的典型症状是突发性胸痛发作并放射到后背部。疼痛部位常常提示剥离部位。升主动脉夹层时胸痛放射到背部，降主动脉夹层时背部疼痛放射到腹部。伴有背部疼痛、既往有高血压病史等情况下注意观察周围脉搏和及时行胸部X线检查以观察主动脉大小。如果这些检查怀疑主动脉夹层可能，进一步完善经食管超声心动图、CT、磁共振成像等检查。急性肺栓塞引起的胸痛的本质是胸膜炎，常伴有呼吸困难和咯血等症状。

3. 食管癌

食管癌引起吞咽困难或吞咽疼痛时临床表现与反流性食管炎相似，但是食管癌的不同之处在于：①发病年龄通常在 50 岁以上（高发区在 40 岁以上）；②吞咽困难呈进行性，伴咽下疼痛；多数患者可以明确指出病变部位，且与实际部位相符；③食物反流是食管反流，反流物非酸性，含黏液；有时呈血性，混有隔日宿食，甚至可见坏死脱落组织块；④晚期出现全身消耗和扩散、转移等临床表现；⑤ X 线、内镜检查和病理可以确诊（图 5-3、图 5-11）。

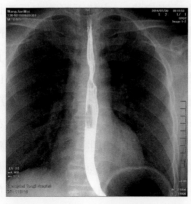

图 5-11　食管癌在食管造影下的表现

4. 消化性溃疡

消化性溃疡的临床表现有剑突下疼痛、腹胀、嗳气、反酸等，与胃食管反流病很相似。两者的鉴别点在于：①消化性溃疡呈反复发作的慢性病程；②消化性溃疡发作呈周期性，多在冬春和秋冬季节发病；③消化性溃疡症状呈节律性：十二指肠溃疡呈空腹痛、夜间痛，胃溃疡呈餐后痛；④内镜检查可见溃疡，X 线下可见"龛影"（图 5-12）。

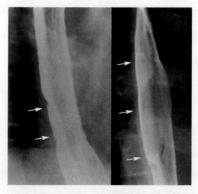

图 5-12　食管消化性溃疡 X 线表现

（仇明　张伟　陈建德　王斌）

参考文献

[1] Della CD, Missale G, Cestari R. GerdQ: tool for the diagnosis and management of gastroesophageal reflux disease in primary care [J]. Recenti

Prog Med. 2010, 101(3):115-117.

[2] Hershcovici T, Fass R. An algorithm for diagnosis and treatment of refractory GERD [J]. Best Practice Res Clin Gastroenterol, 2010, 24(6):923-936.

[3] Lichtenstein DR, Cash BD, Davila R, et al. Role of endoscopy in the management of GERD[J]. Gastrointestinal endoscopy, 2015, 81(6):1305.

[4] Krugmann J, Neumann H, Vieth M, et al. What is the role of endoscopy and oesophageal biopsies in the management of GERD[J]? Best Practice Res Clin Gastroenterol, 2013, 27(3): 373.

[5] Dellon ES, Erichsen R, Baron JA, et al. The increasing incidence and prevalence of eosinophilic esophagitis outpaces changes in endoscopic and biopsy practice: National population-based estimates from Denmark [J]. Aliment Pharmacol Ther, 2015, 41(7):662-670.

[6] Rodríguez-D'Jesús A, Córdova H, Elizalde JI, et al. [Usefulness of endoscopic biopsy in Barrett's esophagus]. Med Clin, 2012, 139(139):103-106.

[7] Azarm A, Lukolic I, Shukla M, et al. Endoscopic Management of Barrett's Esophagus: Advances in Endoscopic Techniques. Digestive Diseases & Sciences, 2012,57(12): 3055-3064.

[8] 付曼荣 . 探讨无效食管运动 (IEM) 与胃食管反流病 (GERD) 的关系 [J]. 医学信息 , 2012,25(12):93.

[9] Mazzoleni G, Vailati C, Lisma DG, et al. Correlation between oropharyngeal pH-monitoring and esophageal pH-impedance monitoring in patients with suspected GERD-related extra-esophageal symptoms[J]. Gastroenterology, 2014, 144(11):1557.

[10] Tsoukali E, Sifrim D. Investigation of extraesophageal gastroesophageal reflux disease[J]. Ann Gastroenterol Quarterly Publication of the Hellenic Society of Gastroenterol, 2013, 26(4):290.

[11] Massey S. Esophageal cancer and palliation of dysphagia[J]. Clin J Oncol Nursing, 2011, 15(3):327.

第六章

胃食管反流病的非手术治疗

高峰　艾合买提江·库尔班江　邹多武　胡志伟　吴继敏

胃食管反流病（GERD）的治疗目标是缓解症状、治愈食管炎、提高生活质量、预防复发和并发症。GERD 的治疗方法包括改变生活方式、药物治疗、内镜治疗及手术治疗。对手术治疗而言，其余治疗方法属于非手术治疗范畴。非手术治疗按循序渐进、从简单到复杂、从单一到联合原则进行。保守治疗无效、不能坚持非手术治疗、患者强烈要求或需要手术治疗的器质性病变者就可以考虑手术治疗。

第一节　改进生活方式

目前，改进生活方式（lifestyle modifications）作为 GERD 的一种初步治疗方法而被很多内科医生所认可。因为 GERD 可以由多种因素引起，所以改进生活方式可让患者得到针对病理生理学改变的个体化治疗机会。但是改进生活方式要求患者改变习惯多年的，代表他 / 她的日常工作和社会活动重要组成部分的生活方式，而且既费时又不能短期看出效果，所以较难做到。

一、饮食指导

（1）对伴有 GERD 的超重患者应该建议减肥。

（2）躺平时出现烧心或反流症状的患者建议抬高床头（或枕头），其他需要改进的生活方式包括：避免太晚就餐，根据具体情况避免某种食物或活动等。

（3）对所有（而非针对性）GERD 患者广泛提倡改进生活方式的效果尚不确定。

从广义上讲，对 GERD 患者生活方式的改进建议可以归纳为以下 3 个方面：①避免可能引起反流的食物（如咖啡、酒类、巧克力、富含脂肪食物）；②避免可能引起烧心的酸辣食物（如柑橘类、碳酸饮料、辛辣食物）；③采取可能减少食管酸暴露的措施（如减肥、戒烟、抬高床头、避免睡前 2 ~ 3 小时就餐）。

虽然还没有临床试验证明饮食或行为改进对 GERD 有疗效，但是根据临床经验表明，有些患者可受益于某些措施。比如，因夜间烧心而难以入睡的患者，可以通过抬高床头（或枕头）来缓解症状，但是这建议可能不适合无夜间症状的患者。已有研究显示体重指数的增加与症状的发生概率显著相关，对超重患者应该建议减肥。

改进饮食及生活习惯被考虑可以减少胃食管反流（表 6-1）。但是，现有证据显示其中只有减肥和抬高床头（或枕头）是有据可证的，其余待进一步探讨。最近一项随机交叉研究表明，避免睡前 2 小时进食有助于减少反流。有些生理研究显示咖啡、酒类和过量的维生素 C 补充剂可以刺激胃酸分泌。尤其在睡前摄入这些食物可能导致夜间反流。摄入含高脂肪食物和吸烟可以降低下食管括约肌功能，脂肪还可以延迟胃排空，所以避免摄入含高脂肪食物和戒烟有可能有助于减少反流。避免暴饮暴食，少量多餐可以减少 GERD 风险。

表 6-1　GERD 患者饮食及生活习惯改进建议

饮食禁忌
酸性或刺激性食物
柑橘类水果或柑橘果汁
番茄和番茄的加工品
葱、菠菜
碳酸软饮料
十字花科蔬菜（卷心菜、花椰菜、青花菜、球芽甘蓝）
辛辣食物
可引起胃反流的食物
油腻或油炸食物
咖啡及含有咖啡因的饮料
巧克力
薄荷
生活方式
戒烟
减肥：以下患者要建议减肥
超重（BMI 25.0~29.9）
肥胖（BMI ≥ 30.0）或者
在正常范围内（BMI 18.5~24.9）体重增加的同时出现 GERD 症状的患者
减少饮酒量
夜间症状
避免睡前 3 小时就餐
抬高床头
餐后症状
少量多餐，细嚼慢咽
避免餐后就躺下
腹型肥胖

（续表）

饮食禁忌
避免紧身穿紧身服装

*CERD 患者饮食及生活习惯改进建议是根据临床经验，有些生理研究显示有些食物可以降低下食管括约肌功能的相关效应，所以根据患者个体差异针对性地建议相应改进方式。BMI 指体重指数，BMI= 体重（千克）除以身高（米）的平方

二、体位治疗

已证明朝左边睡可以减少夜间反流患者症状发作。一项 Meta 分析结果显示目前只有非随机化研究支持抬高床头是一种有效的治疗方法。然而，抬高高度存在争议，目前认为抬高 15 ～ 20 cm，可以防止胃液反流（图 6-1）。可以用塑料或者木头垫子来支撑床脚，或可以用治疗床楔形枕头。但是有些内装弹簧床垫可能引起腰背痛，效果不佳。

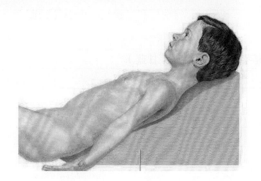

抬高 15~20cm

图 6-1　GERD 体位治疗

第二节　药物治疗

一、药物治疗指南

（1）GERD 食管综合征患者用抑制胃酸分泌药物治疗方案，有充分的证据显示质子泵抑制剂（proton pump inhibitors, PPI）类药物疗效优于 H2 受体拮抗剂（histamine 2 receptor antagonists, H2RAs），H2RAs 优于安慰剂。

（2）对每天一次 PPI 治疗方案不敏感的患者可以采用每天两次 PPI 治疗方案。

（3）当不伴有食管炎的食管综合征患者初步治疗时可以短期或视需要

使用抑制胃酸分泌的药物。短疗程治疗中，质子泵抑制剂（PPI）类药物疗效优于 H2RAs，H2RAs 优于安慰剂。对于食管反流症状，如果判断抗反流手术和 PPI 治疗同样有效，为了安全起见，建议采用 PPI 作为初始治疗。

（4）GERD 食管综合征或可疑食管外综合征患者单一用甲氧氯普胺治疗或当作一种辅助治疗是无效或弊大于利的。

1. 抑酸治疗

目前达成共识的观点是没有并发症的 GERD 患者一开始就经验性治疗是合理的。大量的数据支持 GERD 食管综合征患者用抑制胃酸分泌药物治疗方案，有充分的证据显示 PPI 类药物疗效优于 H2RAs，H2RAs 优于安慰剂。PPI 是目前用于治疗胃食管反流病（GERD）最有效的药物之一。PPI 不良反应少，对糜烂性食管炎的愈合率超过 90%；对巴雷特食管症状的缓解率达80%。然而，支持使用高于常规剂量的 PPI（或 H2RAs）治疗的证据较少。同样，没有证据支持在每天 2 次 PPI 治疗的基础上增加夜间剂量的 H2RAs 可以增强疗效。一个值得注意的问题是关于每天 2 次 PPI 治疗方案，临床研究与临床实际应用之间存在差异。即使这些药物的药代动力学特点都支持每天2 次方案，几乎全部关于这些药物疗效的数据都来自每天 1 次治疗方案的研究。而且，这些治疗方案最初来自专家意见，即对每天 1 次 PPI 治疗方案不敏感的患者可以采用每天 2 次 PPI 治疗方案，每天 2 次 PPI 治疗不敏感者可以考虑为经验性治疗失败。每天 2 次治疗方案可以当作 PPI 治疗的上限。对于食管反流症状，如果判断抗反流手术和 PPI 治疗同样有效，为了安全起见，建议采用 PPI 作为初始治疗。不能耐受抑酸治疗的食管反流患者，应考虑抗反流手术治疗。可疑反流性胸痛症状患者，在排除心血管原因后，可采用每天2 次 PPI 作为经验性治疗。

2. 胃食管反流病常用药物

目前治疗胃食管反流病的药物众多，其中处方量较多的药物可以归纳于以下几种：

（1）质子泵抑制剂（PPI）。无论对典型还是非典型 GERD 患者，为期3 ～ 4 个月餐前 PPI（每天 2 次）的标准治疗可以实现强化抑酸效果，仍为当前最理想的治疗。对于症状改善或缓解的患者，也可逐渐减至可控制症状的最低有效剂量继续维持治疗 3 ～ 6 个月。它是通过作用于激活的质子泵，减少胃酸的分泌以达到抑酸的目的。如奥美拉唑、兰索拉唑、潘妥拉唑、雷贝拉唑等。

（2）H2 受体拮抗剂（H2RAs）。H2RAs 可高度选择性地与组胺 H2 受体结合（实际上也是一种抗组胺类药），竞争性地拮抗组胺与 H2 受体结合后引起的胃酸分泌以达到抑酸的目的。如西咪替丁、雷尼替丁、法莫替丁等。

（3）抗酸剂（antacids）。饭后或者症状发作时口服抗酸剂降低胃液酸度(提高 pH 值)以达到缓解症状的目的。抗酸剂是指任何可以抵消胃酸的物质，一般是碱或碱盐。换句话说，抗酸剂是胃酸中和剂。如氢氧化铝、氢氧化镁、碳酸铝凝胶、碳酸钙、碳酸氢钠、水滑石、水杨酸亚铋、水化铝酸镁 - 聚二甲硅氧烷等。由于抗酸剂治疗只能缓解少数症状，且不良反应较多，已经不再多使用。

（4）海藻酸（gaviscon）。海藻酸可以在胃黏膜上形成一层保护膜，增加 pH 值，减少反流。一项随机对照研究的 Meta 分析结果显示海藻酸很可能是最好的非处方药物。

（5）促胃动力药（prokinetics）。这类药物可以加强食管下括约肌功能，促进胃排空以减少反流。食管和胃的动力障碍（LES 收缩不足，食管廓清能力下降、胃排空延迟）是 GERD 病理生理学中的中心内容。如果这些障碍可以得到纠正，GERD 就可以得到控制，从而使对于正常量胃酸分泌的抑制变得没有必要。甲氧氯普胺和氨甲酰甲胆碱的常见中枢神经系统不良反应（如困倦、兴奋、锥体外系征等）在一定程度上限制了这些药物的应用。西沙必利和多潘立酮被证明可以缓解症状。西沙必利和多潘立酮可同时经过细胞色素 P450 系统代谢，同时应用该类药物，可造成致死性心律失常，所以也被限制使用。总之，促胃肠动力药物在 GERD 中的作用的研究仍将继续，但抑酸治疗仍然是 GERD 治疗的主力。

（6）黏膜保护剂——硫糖铝（sucralfate）。可作为一种辅助，帮助治愈和预防胃食管反流所造成的食管损害，但必须一天多次口服，而且应在餐前后或服药前后间隔两个小时口服此药。

（7）枸橼酸莫沙必利。本药为选择性 5- 羟色胺 4（5-HT4）受体激动药，能促进乙酰胆碱的释放，刺激胃肠道而发挥促动力作用，从而改善功能性消化不良患者的胃肠道症状，但不影响胃酸的分泌。本药与大脑神经细胞突触膜上的多巴胺 D2 受体、肾上腺素 α1 受体、5-HT1 及 5-HT2 受体无亲和力，故不会引起锥体外系综合征及心血管不良反应。

第三节 内镜治疗

1994 年英国 Swain CP 等首先应用胃镜对人体进行缝合治疗，从此开始了 GERD 内镜治疗的新时代。内镜治疗 GERD 目前已经批准的主要有 4 种方法，即内镜下缝合治疗（美国 FDA 于 2000 年批准）、内镜下射频治疗（美国 FDA 于 2002 年批准）、内镜下注射治疗以及内镜下全层折叠法（美国 FDA 于 2003 年批准）。目前，我国 2001 年仅批准内镜下缝合治疗方法用于临床。折叠法包括 EndoCinch 法及全层缝合折叠法 NDO（full-thickness plicator）法等。其中，EndoCinch 折叠法因为只缝合胃黏膜做折叠、90% 患者折叠缝合第一年就脱落、耐久性差而被淘汰了（图 6-2）。内镜治疗方法当中全层缝合折叠法控制反流效果最好。Stretta 法的研究并发表的资料较多。一项采用 Stretta 法的病例对照研究表明，治疗后适度改善症状并提高生活质量。但是通过 pH 监测所得实际反流症状两组之间没有明显差异，用药量稍有减少（图 6-3）。

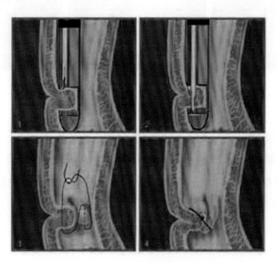

图 6-2　EndoCinch 手术过程

目前内镜治疗的禁忌证：重度食管炎（Ⅲ度以上）、Barrett 食管、大于 2 cm 的食管裂孔疝、食管体部蠕动障碍等；适应证：PPI 治疗无效或需要大剂量维持，且无内镜治疗禁忌证者。

该方法因需采用 Stretta 设备而得名，已通过 FDA 批准，由美国 Curon 公司生产。该设备由一根带有探针的导管、球篮和带有 4 根镍 - 钛合金电极的球囊组成。电极呈放射状均匀分布于球囊表面，球囊位于球篮中与导管相连，导管与体外带有温度和电阻监视器的射频发生器相连。当球囊充气时，电极将被插入食管黏膜，电极长度将使之仅定位于肌层，此时开通射频发生器，产生热能通过电极传入组织，当组织温度达到85℃时，在温度监视器作用下，射频发生器自动停止能量输入，同时通过导管注入消毒水（30mL/min）冷却组织，减轻组织损伤（图 6-3）。

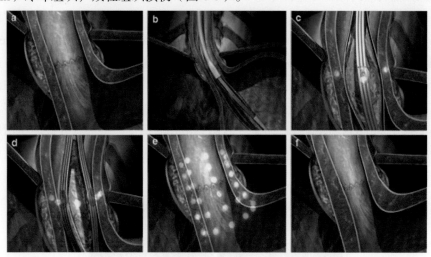

图 6-3　Stretta 法手术过程

定位：电极插入部位位于胃食管交界线（Z- 线）近端 2 cm 至远端 2 cm 范围内，通过旋转球囊和纵向移动导管调节电极插入部位，通常可产生 15 ~ 25 个电极插入点。该方法的作用机制可能是由于能量刺激导致食管胶原分子缩短、巨噬细胞和成纤维细胞激活、胶原结构重建，最终导致胃食管交界处缩窄变紧。

Kim 及 DiBaise 分别于狗和人体试验中证实，该方法可显著减少一过性下食管括约肌松弛（TLESR）发生次数，而 TLESR 目前被认为是导致 GERD 中反流的主要因素。目前关于 Stretta 方法治疗 GERD 的研究中，较为全面的是由 Triadfilopoudos 等完成的一项多中心非随机临床研究。该研究对所有入选的 116 例具有内镜治疗适应证的 GERD 患者，行 Stretta 方法治疗后进行了 12 个月的跟踪观察。结果显示，该方法可显著改善 GERD 症状，减少酸反流并减少或停止 PPI 的使用。其并发症多发生于治疗后的 6 个月内，主要包括食管穿孔、出血、黏膜损伤、吸入性肺炎和胸膜渗液，并发症总发生率低于

0.6%，表明该方法是一种安全有效的治疗手段。

根据美国 FDA 提供的资料，当使用导丝精确定位并通过球囊压力监测避免过度充气后，穿孔的发生率可降至 0。但是 Corley 等报告的一项随机空白对照研究却未发现该方法可显著降低 GERD 患者的酸暴露时间和次数，因此 Stretta 方法缓解症状的机制除了上述因素外，可能还通过损伤局部食管神经，降低食管对损伤因子的敏感性，从而缓解症状。

该方法是通过内镜将生物聚合物注入 LES，根据注入的聚合物不同，该类方法可分为 Enteryx 法、Rolfs 法和 Endotonics 法，分别是通过胃镜分别将生物聚合物、脂质微球或硫化氢置入 LES 附近，其中以 Enteryx 方法应用最多，报道也较全面。该聚合物由美国胃肠医疗技术公司生产，含 8% 聚乙二烯、30% 钽粉和组织液体溶剂（DMSO），以往用于动静脉畸形的栓塞治疗。Enteryx 本身是黏度较低的液体，可通过 23 ～ 25 号针管注射，而当与组织接触时可迅速变成海绵状团块。近年来的资料表明，该聚合物无抗原性，在体内不会被生物降解，不通过血管或淋巴管移行，注射后形成的团块亦无皱缩现象，因此逐渐开始应用于 GERD 治疗。该操作通常使用前视镜或侧视镜合并一根带有 4 mm 长针头的导管完成，为保证能准确注射到食管肌层，最好是在 X 线透视下进行（图 6-4）。

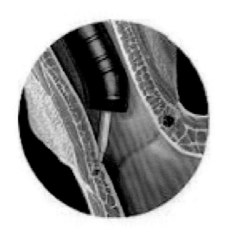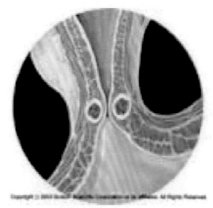

图 6-4　Enteryx 手术过程

定位：针头注射部位位于 Z- 线近端 1 ～ 3 cm 处，食管四壁各注射一点，当内镜到达注射部位后，经内镜活检孔插入导管，将聚合物注入食管肌层，同时通过内镜和 X 线透视观察注射深度是否正确。正常情况下，注射速度为

1 mL/min，总量为每点 1 ~ 2 mL，透视可见聚合物沉积于食管下端，如内镜下见注射部位形成黑色包块，则表明注射过浅，聚合物沉积于黏膜下层，此时需加大注射深度；如透视下未见聚合物在食管壁内沉积，则提示注射过深；需要重新插针。如注射过程中见聚合物漏入食管腔内，透视下可见环状不透光带，此时可于同一穿刺点内继续注射至 3 ~ 4 mL。注射结束后，针头需留置于注射部位 30 秒，然后退针。

Rolfs 法和 Endotonics 法与 Enteryx 法的操作基本相似，仅注入的物质不同。该类方法的作用机制尚不明确。

Deviere 等对 15 例合并 LESP 降低的 GERD 患者采用 Enteryx 方法治疗。结果显示，该方法可显著升高患者的 LESP，而 Johnson 等对 85 例 LESP 正常的 GERD 患者的研究则未发现该方法可升高 LESP，但治疗后患者的 LES 压力带显著增长，酸反流时间和次数显著减少。DeMeester 的研究表明，LES 压力带越长，抗反流所需压力越小，这可能亦是该方法的效应机制之一。在不多的相关报道中，Enteryx 对症状的缓解率为 70%，其主要不良反应包括胸骨后痛、吞咽困难、发热、出血及腹胀，但均发生于注射后数天内，且为一过性，可能与注射后局部反应或组织充血水肿有关，可自行缓解或服用 PPI 后缓解。聚合物包块周围通常可形成纤维包裹，因此位置较牢固，随访观察极少数患者可发生聚合物包块滑脱，多于注射后 3 个月内发生，需重新治疗。

该方法是通过内镜行胃食管交界处组织折叠术，目前可供选择的折叠操作系统包括：Bard EndoCinch 系统、Wilson-Cook 缝扎系统、NDO 折叠器系统等，其中 Bard EndoCinch 系统已通过美国 FDA 批准，由置于胃镜外的缝合囊和带有切线功能的线结推进器组成。操作前先放入口食管套管，经套管插入缝合囊和胃镜至胃食管交界处远端，通常为胃食管交界处远端距齿状线 1 ~ 2 cm 处，通过负压吸引将胃食管交界处胃黏膜组织牵入缝扎囊内，通过体外手柄控制将一个缝合头插入囊内组织，并在距其 1 cm 处再次插入一个缝合头，将缝线于体外打结后，通过线结推进器将线结推入，结扎折叠组织，快速牵拉线结推进器内的缝线，推进器即可切断多余的缝线，通常可在贲门一侧打 2 ~ 3 个结或两侧各打一结。

NDO 系统主要由带有螺旋牵引器的线钳组成，线钳捆绑于胃镜身上，与胃镜一同进入胃底，折叠部位通常位于贲门周围 1 cm 范围内，在胃镜视野观察下，通过旋转体外手柄将螺旋牵引器穿刺入胃黏膜直至浆膜层，然后向外牵拉牵引器将胃食管交界处全层胃组织牵入线钳内，关闭线钳结扎胃组织。

　　Wilson-Cook 缝扎系统是将胃食管交界处组织通过内镜负压吸引吸入缝扎囊内，用穿刺针穿透囊内组织并结扎完成。折叠法本身并不增高 LESP，其可能机制是由于在胃食管交界处形成活瓣，增加了食管抗反流功能，其他潜在机制还包括减小 His 角、降低贲门—胃底顺应性、减少 LES 松弛和静息压力，最终达到增强胃食管抗反流屏障，减少胃食管反流的目的。

　　关于折叠法治疗 GERD 的报道，目前仅有 Bard EndoCinch 方法的数据，多为摘要形式发表。这些数据均显示，该方法可减少 TLESR 发生次数和酸暴露时间，但仅有少数患者可完全恢复正常。Filipi 等进行的一项多中心研究是唯一以全文形式发表的文章，研究者对 64 例 GERD 患者行 Bard EndoCinch 折叠法治疗，随访 6 个月，所有患者症状积分显著下降，酸反流次数及时间亦显著减少，患者 LESP 无显著改变，其主要不良反应包括套管置入所致的咽喉部黏膜撕裂、缝扎部位渗血，保守治疗后均可恢复，极少数患者可出现缝扎部位穿孔，经抗感染治疗可缓解，2 例患者因套管置入出现缺氧表现，吸氧治疗后缓解。而 Chuttani 对经折叠法治疗 12 周后的动物缝扎部位解剖病理观察发现，仅见少许淋巴细胞浸润，无脓肿形成，表明折叠法是一种治疗 GERD 的安全有效的方法。

　　GERD 的内镜下治疗作为一种新兴的治疗手段，国内尚无文献报道，根据现有的国外文献报道，已显示出一定的安全性和有效性。但从以上综述我们可以发现，由于该方法使用时间较短，随访时间最长亦不过 1 年，其长期疗效和并发症还需进一步随访观察，同时由于大多数研究均未设置空白对照组，因此其安慰效应尚不能完全排除，今后还有许多工作有待开展。

（高峰　艾合买提江·库尔班江　邹多武）

参考文献

[1] Storr M. Therapy of gastroesophageal reflux disease (GERD) [J]. Medizinische Monatsschrift fur Pharmazeuten, 2011, 34(12): 446-454; quiz 55-56.

[2] Ren LH, Chen WX, Qian LJ, et al. Addition of prokinetics to PPI therapy in gastroesophageal reflux disease: a meta-analysis [J]. World J Gastroenterol, 2014, 20(9): 2412-2419.

[3] Matsuhashi N, Kudo M, Yoshida N, et al. Factors affecting response to proton pump inhibitor therapy in patients with gastroesophageal reflux disease: a

multicenter prospective observational study [J]. J Gastroenterol, 2015, 50(12): 1173-1183.

[4] Gyawali CP. Proton Pump Inhibitors in Gastroesophageal Reflux Disease: Friend or Foe[J]. Curr Gastroenterol Reports, 2017, 19(9): 46.

[5] Kim HI, Hong SJ, Han JP, et al. Specific movement of esophagus during transient lower esophageal sphincter relaxation in gastroesophageal reflux disease[J]. J Neurogastroenterol Motility. 2013, 19(3): 332-337.

[6] Helo N, Wu A, Moon E, et al. Visceral artery embolization after endoscopic injection of Enteryx for gastroesophageal reflux disease[J]. J Radiol Case Reports. 2014, 8(9): 21-24.

第四节　抗反流治疗

　　胃食管反流病(GERD)为消化道反流物(具有刺激性、腐蚀性和免疫原性)对食管和（或）气管等反流通道的刺激和损伤所造成的不适症状、并发症和（或）终末器官效应的一种疾病。GERD 已成为一种常见的，甚至是危害极大的慢性疾病而逐渐被多个学科所关注。质子泵抑制剂（PPI）等抗反流药物内科治疗可满足很多患者的需要，但存在局限性。胃镜下抗反流治疗术是介于药物和手术之间的一种治疗方式，当患者对持续性药物不满意，而 GERD 评估显示胃食管结合部抗反流解剖结构相对完好时则可以考虑采用内镜下抗反流治疗。内镜下治疗具有操作简单和微创特点，与腹腔镜下胃底折叠术相似，可部分弥补药物治疗和手术治疗的不足，有其独特的应用前景。

1. GERD 概况

　　GERD 在全球有较高的患病率但具有一定的地区差异性，就 GERD 的典型症状（如反流、烧心等）而言，患病率在北美洲为 18.1% ~ 27.8%，南美洲约为 23.0%，欧洲为 8.8% ~ 25.9%，中东为 8.7% ~ 33.1%，澳洲约为 11.6%，亚洲为 6% ~ 10%。胃食管反流症状可造成明显不适，保守治疗可能要求部分患者终身改变生活方式并服用药物，这会降低生活质量，并带来不小的经济负担。普通人群中咽喉反流也较为普遍，一项普通人群的调查研究发现，人群的平均反流症状指数（reflux symptom index, RSI）为 8.3 分，其中 30% 的 RSI 评分超过 10 分，这其中 75% 的患者有 GERD（$r = 0.646$, $P = 0.01$），而有抑郁和肠易激惹综合征的患者更可能同时合并咽喉反流症状。

合并咽喉反流症状的 GERD 患者与单纯典型 GERD 相比，其生活质量评分更差，满意度较低，以及疾病负担更大。GERD 的临床表现组合多样，特别是食管外症状危害大，可视为涉及多个学科的综合征，但常不被人们所诊断，从而失去对因治疗的机会，作者在射频治疗 200 例 GERD 相关严重呼吸道症状的基础上提出"胃食管喉气管综合征"（gastroesophago-laryngotracheal syndrome, GELTS）的概念：由 GERD 引起的以咽喉部为核心的、常以呼吸道表现尤其是哮喘、喉气管痉挛为突出点的、涉及呼吸和消化两大系统和耳鼻口腔的一系列相应临床表现，或者是以胃食管交接处为启动器、以咽为反应器、以口鼻为效应器、以喉气管为喘息发生器的新的临床综合征，并将该综合征分为 4 期，即胃食管期（A 期）、咽期（B 期）、口鼻腔期（C 期）和喉气管期（D 期）。A 期包含 GERD 的典型症状，B、C、D 期则细化了食管外症状的发生部位和临床特点。2019 年正式提出胃食管气管反流性疾病（gastroesophageal airway reflux disease, GARD）这个概念。

2. 药物治疗的局限性

一直以来，GERD 以药物治疗为主，大部分 GERD 患者药物治疗有效，但部分患者难以永久停药，多采用维持治疗或按需治疗，另有部分患者仅部分缓解或难以控制症状，而伴食管外症状患者则多数更难以靠药物取得满意疗效。

多数 GERD 的食管症状通过心理和生活调理、抑酸、保护上消化道黏膜及改善消化道动力等内科治疗可得到有效控制。常用抑酸剂如 PPI 可有效控制烧心等 A 期症状，但由于 PPI 主要通过降低反流酸度起作用，尚不能改善胃食管交界处抗反流屏障功能缺陷，如下食管括约肌松弛或一过性松弛、食管裂孔疝等导致胃食管反流的发生，加之患者依从性、耐药性、症状高敏感性、药物不良反应以及费用等问题，故 PPI 存在其固有的局限性。

尽管 PPI 的使用越来越广泛，但仍有 10% ~ 40% 的患者对 PPI 治疗反应不佳。对亚太地区的 6 个亚洲国家 460 例 GERD 采用 PPI 治疗的满意度调查研究显示，45% 的患者夜间症状改善有限，49% 仍需其他辅助治疗；尽管患者健康量表有所改善，但用药后 76% 的患者健康量表显示部分缓解的 GERD 症状仍存在负面的健康影响。并且胃食管反流的食管外症状的患者往往症状多样，在未被怀疑是食管外反流之前曾辗转于多个医院或医生，按呼吸内科或耳鼻喉科疾病治疗往往效果不佳。对于已被怀疑为食管外反流患者的内科诊治费用研究表明，食管外反流患者平均需要经历 10.1（9.4 ~ 10.9）个医生，接受 6.4（3 ~ 9）次检查，第 1 年的总费用（52% 为质子泵抑制剂的费用）是典型胃食管反流患者的 6.6 倍，仅有 54% 的患者用药后症状有所改善。另有研究显示部分患者应用 PPI 后胃食管反流相关哮喘症状可得到改善，少部分患者肺功能的某些指标也有所改善，然而与安慰剂对照研究显示，PPI 对 LPRD、哮喘和慢性咳嗽的疗效可能存在安慰剂效应。

可见，仍有大量的患者，特别是 GELTS B、C、D 期的患者，难以通过单纯生活调理和药物治疗得到满意的疗效，故内镜下或腹腔镜下治疗成为进一步治疗的选择。

3. 内镜下治疗的应用范围和治疗前评估

内镜下治疗与腹腔镜胃底折叠术的原理相似，既通过重建胃食管交界区抗反流解剖结构和功能，从减少反流时间，降低频率、量和高度等方面控制反流造成的侵袭和反射。二者适用范围也相似，故食管射频治疗也适用于：①内科治疗失败，症状控制不理想、抑酸药不能控制的严重典型症状或存在药物不良反应；②药物治疗有效但患者要求进一步积极治疗，包括提高生活质量、不愿终生服药或认为药物治疗代价较大的；③有明显 GELTS B、C 和 D 期症状，包括哮喘、喉痉挛、咳嗽、鼻咽喉症状和误吸等。对于符合上述情况，且胃镜检查显示胃食管交界区结构相对完好（无食管裂孔疝，或裂孔疝 < 2cm），惧怕手术，食管内反流监测评分相对低的患者则更为适用。

内镜下治疗前应进行 GERD 专科评估。胃镜检查可直观显示食管炎和 Barrett 食管等反流所致的并发症，还可观察贲门的松弛情况及食管裂孔疝等引起反流的解剖学异常，除外消化性溃疡和肿瘤等，并可活检做病理诊断；相对廉价的上消化道造影也可提供 GERD 的相关信息并排除溃疡病和肿瘤，尤其是俯卧头低脚高等体位和腹部加压动作有助于观察到造影剂的反流现象，并提高食管裂孔疝的诊出率。24 h 食管动态 pH 或 pH 阻抗监测病理性反流及反流物性质。食管高分辨率测压检查则可进一步提供食管动力参数，可直观评价食管廓清能力、食管上括约肌和食管下括约肌功能。而抗反流药物（特别是 PPI 等）可用于诊断性治疗，特异性较高，对药物的反应性是预测手术疗效的重要指标。而如有下列情况则射频治疗不适用：①食管裂孔疝 > 2 cm；②严重食管炎（食管炎洛杉矶分级为 C 级和 D 级）；③消化性食管狭窄；④合并有自身免疫性疾病（如硬皮病等）；⑤合并有胶原血管病；⑥重要脏器功能严重障碍，如心肺功能不全等；⑦合并有凝血功能障碍；⑧孕妇等。食管裂孔疝 > 2 cm 者，适用于腹腔镜胃底折叠术，无论是典型症状还是食管外症状均有满意的远期疗效。

生活心理调理、药物治疗、胃镜下食管括约肌射频治疗以及腹腔镜胃底折叠术对于 GERD 的治疗是相互补充、相辅相成、或相互替代的关系，构成目前相对完整的抗反流治疗体系（图 6-5）。另外，对胃食管术后的患者存在顽固性胃食管反流者，可通过腹腔镜施行胃底折叠和 Roux-en-Y 空肠改道术，取得了良好的疗效。

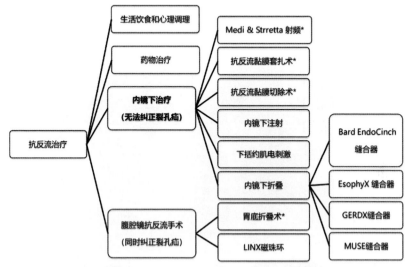

图 6-5　生活调理、药物治疗、内镜下治疗和腹腔镜胃底折叠术

构成了阶梯式互补性抗反流综合治疗体系

* 为国内已经开展的 GERD 内镜下治疗方法。

4. 内镜下治疗的发展和应用

顽固性 GERD 可通过腹腔镜手术进行治疗，包括腹腔镜下胃底折叠术和 LINX 磁珠环植入，已取得了良好的疗效，然而腹腔镜手术技术条件要求较高且存在手术相关的风险和并发症，故通过安全、微创的内镜下治疗方法重建胃食管交界处抗反流屏障是基于现代科技的巧妙设想，并发展为射频消融术（Stretta 射频和 MER-200G 射频）、抗反流黏膜套扎术、抗反流黏膜切除术、注射或植入术（Enteryx, Roll 和 Endotonics）、内镜下折叠系统（EndoCinch, Esophyx, GERx 和 MUSE）等 5 种主要内镜下治疗方法（图 6-6），在国外，内镜下治疗主要用于 PPI 难治性或部分疗效但不愿接受腹腔镜抗反流手术的 GERD 患者。上述所有内镜下治疗部位均在胃食管交界区（贲门区域），对于食管腔外的食管裂孔疝无治疗作用，故内镜下治疗的禁忌证为食管裂孔疝（≥2cm）。射频治疗于 2006 年进入中国临床使用，是目前唯一已商品化可以在国内使用的内镜下抗反流治疗器械，其主要机制在于通过热凝效应使食管下括约肌部分神经末梢的失活、胶原分子收缩、胶原和显微组织结构重建等，最终导致胃食管交界处缩短变窄增厚，从而降低顺应性，减少一过性下食管括约肌松弛发生次数，降低治疗部位高敏感性。采用咪达唑仑-异丙酚-芬太尼静脉给药深度镇静麻醉可于门诊开展，操作微创安全，并发症轻微，可重复治疗。每例用时约 45 min，术后 6 h 后进流食，次日可进半流食，1 周即过渡为普食。

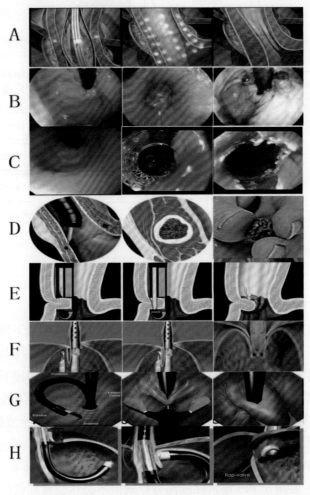

图 6-6　常见内镜下治疗方法

A.Stretta 射频和 MER-200G 射频；B. 内镜下抗反流套扎术（贲门缩窄术）；C. 内镜下抗反流黏膜切除术；D. 内镜下注射；E. 内镜下 EndoCinch 缝合折叠；F. 内镜下 Esophyx 缝合折叠；G. 内镜下 GERx 缝合折叠；H. 内镜下 MUSE 钉合折叠

注射治疗为胃镜直视下通过注射针在食管下段 - 贲门局部黏膜下注射生物相容性物质，以期增加下食管括约肌的张力，达到抗反流的作用，但该法疗效不佳目前已被淘汰。胃镜下腔内折叠术在国外使用比较广泛，并且已经开发出了多个类型的产品，胃镜下腔内折叠术的原理是尽量模拟腹腔镜胃底折叠术的折叠效果，以期在贲门区域缩窄贲门并形成抗反流阀瓣，从而达到腹腔镜下胃底折叠术类似的抗反流疗效。国内仅对胃镜下 EndoCinch 腔内折叠术有少量成功报道，由于存在缝线松解或脱落问题，该方法有待改进，远期疗效有待观察。MUSE 系统在中国已经完成商品化前的临床试验，而其他的内镜下治疗器械均未引入中国。

由于国内抗反流内镜下治疗专业设备普及率低，在消化内镜医生的努力和探索下，我国的一些中心开展了抗反流黏膜套扎术和抗反流黏膜切除术，并且报道了早期疗效。抗反流黏膜切除术 2003 年由 Satodate 等首次报道，他们对一例 Barrett 食管伴黏膜内腺癌的患者行环周黏膜切除术，该患者烧心史超过 20 年，术后 6 个月 AET 为 3.3%，术后超过 10 年的随访中，患者无须用药且症状消失。其原理为内镜下切除贲门黏膜，黏膜愈合过程中瘢痕形成，使贲门缩窄而减少反流。2013 年令狐恩强教授首次报道抗反流黏膜套扎术，其原理是在胃食管连接处近端套扎与固定黏膜及部分肌层形成皱褶，随后瘢痕形成，贲门缩窄而减轻反流。抗反流黏膜套扎术和抗反流黏膜切除术有少量短期疗效报道，这两种内镜下治疗的可操作性和安全性均比较高，部分患者获得了良好的短期疗效，但总体有效率并不高于射频治疗。

5. 射频治疗的原理、安全性、有效性和发展

美国 FDA 于 2000 年和 2001 年分阶段批准了 Stretta 射频治疗 GERD 的临床应用，自 Stretta 投入临床应用，有 30 余项研究均显示 Stretta 射频的安全性和疗效，其中包括 4 项充分有力的随机对照研究、一项综合荟萃分析和多项前瞻性临床试验。荟萃分析及综述分析显示 Stretta 射频可显著缓解 GERD 患者的反流、烧心等典型症状，减轻食管炎，减少或停止药物的使用，提高 GERD 相关生活质量和症状得分，减少酸暴露，增加下食管括约肌压力，疗效至少维持 48 个月。2015 年，美国胃肠内镜外科医师学会积极推荐使用 Stretta 射频疗法治疗 GERD，认为该法安全有效，是治疗 GERD 颇具价值的微创方法。Noar 等报道的一项单中心 Stretta 射频治疗 GERD 典型症状安全性、有效性和持久性的 10 年研究结果显示：共纳入 217 例药物难治性 GERD，射频术后 10 年 72% 患者 GERD 相关生活质量评分（GERD-HRQL）恢复正常，

64% 患者减用 PPI 一半或以上（41% 患者完全停用 PPI），54% 患者的满意度超过 60%，85% 曾活检证实为 Barret 食管的患者，食管黏膜逆转，无食管肿瘤发生。该研究进一步证实射频治疗用于 GERD 典型症状的长期有效性。

2006 年，Stretta 射频引入中国，并被我国率先用于胃食管反流引起的呼吸道症状的治疗，2011 年火箭军特色医学中心报道 505 例胃食管反流术后 12 个月的疗效，反流和烧心症状评分分别从 5.02 分和 5.31 分下降到 1.64 分和 1.79 分，咳嗽、喘息和声音嘶哑症状的评分分别从 6.77、7.83 和 5.13 分下降到 2.85、3.07 和 1.81 分（$P<0.01$）。2014 年火箭军特色医学中心报道 138 例胃食管喉气管综合征 Stretta 射频术后 5 年的疗效，患者典型症状和呼吸道症状评分均显著下降，23.9% 的患者可以减药，57.2% 的患者可以停药。虽然患者的食管外症状积分随着时间的推移有所回升，但联合使用 PPI 药物，可使症状得到长期缓解。75.4% 的患者对此次治疗感到完全或部分满意，68.1% 的患者表示如需要再次治疗，仍会选择射频治疗。内镜下射频治疗技术具有较少的并发症，同时具有较高的患者满意度。比较射频治疗与腹腔镜胃底折叠术对胃食管喉气管综合征的长期疗效，二者均可有效控制胃食管喉气管综合征，以腹腔镜胃底折叠术疗效更佳，而射频治疗更具微创优势。

我国的射频治疗自 2007 年开始研究和改进并逐渐获得国内专利：抗反流型射频治疗管（ZL 200720149566.6）和一种利用微量射频电极治疗括约肌松弛的设备（ZL 200920135308.1）。2013 年国产射频温控热凝器 [国食药监械（准）字 2013 第 3252035 号] 应用于临床。2014 年火箭军特色医学中心报道了 56 例患者应用国产射频治疗胃食管喉气管综合征的 1 年疗效，治疗前食管测压为（13.1±6.7）mmHg，治疗后 3 个月食管测压为（21.8±6.7）mmHg，较术前显著增高（$P<0.001$）；治疗前阻抗为（52.4±24.2）次 / 天，治疗后 3 个月阻抗为（33.9±16.4）次 / 天，较术前显著减低（$P<0.001$）；治疗前症状评分为（3.0±1.1）分，治疗后 3、12 个月症状评分分别为（1.8±0.7）分和（1.3±0.6）分，较术前显著改善（$P<0.001$）；火箭军特色医学中心国产射频治疗顽固性 GERD 的中远期疗效（随访中位时间为 34 个月）的总体症状的主观缓解程度为 [60（35，80）]%。随访期间 PPI 减半乃至停药率为 66.0%，睡眠障碍明显改善率为 44.8%，疗效满意率为 61.1%。术中无不良事件及严重不良事件发生，无远期并发症，与 Stretta 射频疗效相似。

国外已有 32 项临床研究证实，患者对 Stretta 射频治疗有良好的耐受性，且安全性高。这些研究共涉及 2 774 例，并发症发生率极低，且程度轻，为一过性。FDA MAUDE 网站记录的并发症低于 1%。至 2012 年，全球约 15 000 例患者接受该治疗，未出现严重并发症。根据笔者单位对 505 例主要表现为食管外症状患者的研究，射频术后的早期一过性并发症包括胸骨后不适或疼痛（21.0%）、低热（17.0%）、恶心和（或）呕吐（19.2%）、轻度吞咽不畅（8.3%）等，无穿孔、黏膜撕裂和大出血等严重并发症和死亡病例。然而，国外共有 3 例穿孔和 2 例误吸死亡的病例报告，原因在于病例选择不当和操作错误。故正确选择病例、术前治疗使患者达到接受射频治疗的最佳状态、术中避免冲洗和及时吸引（冲洗液、分泌物和反流物）、正确把握麻醉深度，使治疗过程平稳以及熟练和规范的操作，均是保证疗效、避免并发症的关键。

综上，食管射频治疗的临床研究已经证实该治疗无食管损害以及纤维化狭窄等，远期效应几乎无创。对于 PPI 药物依赖或难治的患者有稳定持久的疗效；可改善远端食管顺应性、减低酸暴露及敏感性，非常安全。必要情况下射频治疗可重复以增强疗效，不影响患者接受其他治疗方式（如 PPI 治疗和折叠术等），也可以用于增强其他治疗方式的疗效，还可用于治疗反流高敏感，甚至可作为诊断性治疗。

6. 小结

胃镜下治疗是一种通过重建胃食管交界处抗反流机制以达到抗反流作用的微创疗法。对于 GELTS 的治疗有良好的近、远期疗效，尤其对于治疗高位反流引起的 GELTS B、C、D 期的患者具有独特的意义。胃镜下治疗与生活心理调理、药物治疗，以及腹腔镜胃底折叠术构成了阶梯式互补性抗反流综合治疗体系，从而为不能停药、药物治疗缓解不理想，以及药物治疗无效的患者带来新的有效手段。食管下括约肌射频治疗在我国已成功应用，在内镜下抗反流专用设备尚且缺乏的情况下，内镜下抗反流套扎术和黏膜切除术的开展，使内镜下抗反流治疗的方式更加多样化，增加患者的治疗机会，不过各治疗方式更长期的疗效仍需要时间的验证。

（胡志伟　吴继敏）

参考文献

[1] 汪忠镐，吴继敏，胡志伟，等. 中国胃食管反流病多学科诊疗共识 [J]. 中国医学前沿杂志 (电子版)，2019,11(9):30-56.

[2] 胡志伟，吴继敏，汪忠镐. 胃食管反流气道反流性疾病的诊断学概述 [J].

中国医学文摘 (耳鼻咽喉科学), 2018, 33(1): 47-52.

[3] Richter JE, Rubenstein JH. Presentation and Epidemiology of Gastroesophageal Reflux Disease[J]. Gastroenterology, 2018,154(2):267-276.

[4] Nabi Z, Reddy DN. Endoscopic Management of Gastroesophageal Reflux Disease: Revisited[J]. Clin Endosc, 2016,49(5):408-416.

[5] 魏舒纯 , 姜柳琴 , 李璇 , 等 . 内镜下抗反流黏膜切除术治疗难治性胃食管反流病的临床价值初探 [J]. 中华消化杂志 , 2019, 39(11): 774-777.

[6] Monino L, Gonzalez JM, Vitton V, et al. Antireflux mucosectomy band in treatment of refractory gastroesophageal reflux disease: a pilot study for safety, feasibility and symptom control[J]. Endosc Int Open, 2020, 8(2): E147-E154.

[7] Monino L, Gonzalez JM, Vitton V, et al. Anti-reflux mucosectomy with band ligation in the treatment of refractory gastroesophageal reflux disease[J]. Endoscopy, 2019,51(8):E215-E216.

[8] Noar M, Squires P, Noar E, et al. Long-term maintenance effect of radiofrequency energy delivery for refractory GERD: a decade later[J]. Surg Endosc, 2014, 23(9): 23-34.

[9] Liang WT, Wu JN, Wang F, et al. Five-year follow-up of a prospective study comparing laparoscopic Nissen fundoplication with Stretta radiofrequency for gastroesophageal reflux disease[J]. Minerva Chir, 2014, 69(4): 217-223.

[10] 胡志伟 , 邓昌荣 , 纪涛 , 等 . 射频治疗顽固性胃食管反流病的疗效分析 :429 例报告 [J]. 中国医学前沿杂志 (电子版), 2020, 12(10): 10-18.

第七章

胃食管反流病的外科治疗

李义亮　阿丽叶古丽·艾皮热

第一节　手术治疗建议

胃食管反流病外科治疗建议根据蒙特利尔共识共有以下几种：

A 级建议（高质量证据表明可显著改善预后）包括：

当考虑 PPI 治疗和抗反流手术治疗效果相同时，因 PPI 治疗安全性更高，应该被推荐为初始治疗。

当胃食管反流病食管综合征患者对抑酸药物治疗敏感而且不耐药时，抗反流手术应该被考虑为一种选择（不是首选）。

B 级建议（有明确证据表明可改善预后）包括：

如果胃食管反流病食管综合征患者尽管接受 PPI 治疗，症状仍然持续存在，尤其是反流症状，应该接受抗反流手术治疗。抗反流手术的远期效益远远超过术后并发症所带来的不适症状，如吞咽困难、胃肠积气、无法打嗝等。

C 级建议（利弊接近，难以提出建议）包括：

如果胃食管反流病食管外综合征患者尽管接受 PPI 治疗，症状仍然持续存在，应该接受抗反流手术治疗。抗反流手术的远期效益远远超过术后并发症所带来的不适症状。

D 级建议（明确证据显示为无效措施或弊大于利）包括：

Ⅰ.伴有或不伴有食管损伤的胃食管反流病食管综合征患者通过药物治疗可以控制症状的情况下还是行抗反流手术。

Ⅱ.伴有巴雷特食管的患者中把抗反流手术视为抗化生措施。

证据不充分级别（无建议或缺乏充分证据）包括：

食管综合征患者应用目前商业上可用的内镜下抗反流术。

日常生活中许多人经历过不同程度的反流症状，但是很少主动去求治。其中一部分人去看消化内科医生，还有一部分到外科医生那里寻求更彻底的解决方法。对于外科手术治疗 GERD 的有效性是否等同于或优于长期药物治疗，有着相当的争议。总的来看，药物治疗及外科手术治疗都可以提高患者的生活质量，但是随着病情的加重，药物治疗可能就会失败，外科治疗效果就会好一些；也就是说，对于严重的病例需长期治疗，外科手术或许成功的机会更大一些。在早期发表的一项前瞻性随机对照研究比较药物治疗及手术治疗重度胃食管反流病的文章提出，手术治疗表明更加有效。虽然新药物治疗（如 PPI 类药物）能更加有效地控制症状，但是因为停药后很容易反弹、服药过程中食管损伤继续恶化等因素，需要长期服用 PPI 类药物。一项研究表明，奥美拉唑口服治疗已治愈的食管炎患者中，82% 的患者停药后 6 个月反弹。药物治疗对缓解症状很有效，但停药后复发率高，两年内复发率可达 30% 以上。在食管下段松弛、下食管括约肌压力严重降低的患者，几乎有 100% 的复发可能，且在治疗过程中可并发食管狭窄等，导致病情加重。故反流症状持续时间较长、难治性胃食管反流病且年龄小的患者，初始治疗更应该考虑手术治疗。

反流性食管炎的外科治疗历史较久，1936 年 Ronald Nissen 为一位重度食管炎合并溃疡穿孔的患者行远端食管切除、食管胃吻合术，并用胃底对吻合口做了包绕。于 16 年后为该患者做内镜检查时没有发现食管炎的征象，这是世界上第一例手术治疗的食管炎病例。1955 年他开始用这一技术治疗 GERD，于远端食管做一 360°、6cm 宽的胃底折叠。因为 Nissen 的学生 Mario Rossetti 详细介绍了该手术方式并改良，故又被命名为 Nissen-Rossetti 胃底折叠术，此后 Nissen-Rossetti 胃底折叠术成为外科治疗 GERD 的基本术式。其后不少医生对经典的 Nissen 手术作了不同的改进。于 1977 年 Donahue 和 Bombeck 对 Nissen-Rossetti 胃底折叠术进行改变，提出短松 Nissen 胃底折叠术，于 1986 年被 DeMeester 签订为合格的手术方式。其技术要点是用全胃底包绕食管，形成一个活瓣，来达到抗反流的目的。缝合仅 2cm 或更短，且包绕缝合较松弛，故名短松 Nissen 手术，以后这些方法均归属为完全胃底折叠术。同时又出现一些部分胃底折叠术，于 1962 年 Dor 首先提倡用胃底部分折叠术，即游离胃底后先在食管左侧与后部胃底缝合，再于食管前方将胃底前部拉向右与食管右面缝合。Belsey 提出胃底前壁 240° 折叠术，经 Belsey 的 4 次改良后，于 1952 年命名为 Belsey 4 号（Belsey-Mark Ⅳ）手术并被应用于临床；其短期、长期效果都较好，有人建议将此手术用于肥胖患者或裂孔疝较大的患者及有严重食管炎或食管运动障碍的患者；对胃镜和食管造影显示存在食管短缩的患者，如仅采用胃底折叠术的方法处理，术后极有可能发生折叠部缩入胸腔形成膈疝，需再次手术。所以，对于食管短缩的患者，须在行食管折叠术前先行食管延长术。除术前根据患者的体形、胃镜和食管造影的提示外，术中判断短食管的方法是先完全游离食管下端与胃的结合部，这时，如果贲门部回缩至胸腔，说明存在短食管，这时须先行 Collis 胃成形术，手术要点是在胃底部近食管处纵形切开胃底，缝合成形后使之口径与食管相近，成为延续的食管，恢复和加深 His 角，然后，再用 Nissen 的方法行胃底折叠术。虽然这些手术方式经过多次改变，试图得到最佳的治疗效果，但是因为需要行胸腹联合切口，创伤大，术后恢复慢，术后并发症多，医疗费用昂贵等种种原因，传统手术未被广泛应用。

20 世纪 90 年代以前，胃食管反流病没有太多引起人注意的健康事件，现在已成为一种常见疾病。受外科技术及器械的限制，传统抗反流手术治疗胃食管反流病的疗效与其创伤比较弊大于利，不被广泛接受。随着微创外科的发展，胃食管反流病的手术治疗在 20 世纪 90 年代开始发生了突破性变化。腹腔镜下抗反流手术以其创伤微小、恢复快、术后创伤相关并发症很少等优点，陆陆续续在世界各地广泛开展。微创外科的发展，促进了胃食管反流病外科治疗的普遍应用。虽然抗反流手术的方式没有太多变化，手术手段的改进促使了患者更容易接受手术治疗。腹腔镜下抗反流手术逐渐替代传统手术方式，越来越多的外科医生已开始投入治疗胃食管反流病及食管裂孔疝的队伍中。作为一名医生要全面负责患者治疗的成功，所以外科医生一定要熟悉胃食管反流病所有诊断及治疗手段。

（李义亮　阿丽叶古丽·艾皮热）

参考文献

[1] Hetzel D J, Dent J, Reed W D, et al. Healing and relapse of severe peptic esophagitis after treatment with omeprazole[J]. Gastroenterology, 1988, 95(4): 903–912.

[2] Liebermann DA. Medical therapy for chronic reflux esophagitis, long-term follow up [J] . Arch Intern Med , 1987, 147: 1717–1720.

[3] Nissen R. Eine ainfache operation zur beeinflussung der refluxoesophagitis[J]. Schweiz Med Wochenschr, 1956, 86: 590–592.

第二节　术前处理

一、胃食管反流病的手术适应证

胃食管反流病的手术治疗指征尚不十分明确。手术患者的评估仍然是令医生为难的事情。对 PPI 治疗反应良好的患者最适合手术，但有人忧虑如何向一个控制良好的患者介绍手术的致死率。对药物治疗难以控制的患者（特别是有夜间反酸的患者），可以从手术中得益，但尚没有明确的数据有助于预先确定哪些患者最有效。腹腔镜胃底折叠术开始仅在难治性及内科治疗失败的病例中开展。由于 PPI 类药物的应用，使得 GERD 的内科疗效大为改善，GERD 手术治疗的指征也发生了变化。伴有食管炎而且药物治疗效果良好的患者不一定从手术治疗受益，反而增加风险，所以不建议手术治疗作为初始治疗。不能忍受长期服用药物治疗并伴有食管炎的患者可以建议手术治疗。PPI 治疗效果欠佳的胃食管反流病食管综合征患者，尤其是伴有顽固性反流的患者，可以从手术治疗受益。但是，手术治疗建议一定要充分考虑潜在的抗反流术后并发症。如果胃食管反流病食管外综合征患者的反流症状被认为是最可能的诱发因素，手术治疗可能有效，也应该谨慎考虑。

目前胃食管反流病被广泛认可的手术治疗指征如下：

（1）对药物治疗不敏感，症状（尤其是反流症状）仍然持续存在者。

（2）需要增加 PPI 类药物剂量以控制症状者。

（3）食管下括约肌缺失者。

（4）侵蚀性食管炎。

（5）GERD 并发食管狭窄或巴雷特化生。

（6）伴有食管裂孔疝。

（7）需要药物治疗的年轻 GERD 患者（最少有 10 年生存期望者）。

（8）虽然改变生活方式和经验性 PPI 治疗可以控制症状，但是停药后容易复发，患者要求手术治疗者应该施行抗反流手术治疗。

二、胃食管反流病的手术禁忌证

胃食管反流病的手术禁忌证包括：

（1）食管下括约肌压力过高。

（2）因为食管过短而需要食管延长手术者。

（3）病态肥胖症。

（4）有上消化道手术病史。

也有学者认为肝左叶巨大，巨大食管裂孔旁疝患者不能行抗反流手术治疗，有待进一步研究证实。

三、手术前评估

1. 胃食管反流病针对性检查

正准备手术治疗的患者做全面术前评估不仅有助于确诊、排除其他疾病，而且有助于制订手术方案。疑似胃食管反流病患者应该行内镜检查、食管测压、24 小时 pH 监测、消化道造影、闪烁图检查 24h 食管下端胆红素监测、喉镜检查等，以确诊诊断及鉴别诊断。

（1）内镜检查。

内镜检查是评估正准备手术治疗的 GERD 患者所必需的检查方法。此项检查的价值在于排除其他疾病，尤其是肿瘤，证明并记载食管溃疡、损伤的存在。内镜检查可以确诊食管巴雷特化生、狭窄或其他上消化道疾病。内镜检查有助于确定有无反流性食管炎及有无合并症和并发症，如食管裂孔疝、食管炎性狭窄以及食管癌等。黏膜损伤的极限是巴雷特食管。应该取活检予以确认化生的性质及排除食管发育异常。根据内镜下所见食管黏膜的损害程度进行反流性食管炎分级，有利于病情判断、指导治疗和比较手术前后病情，而予以评价手术治疗效果。

（2）食管测压。

大部分关于食管体及食管括约肌功能的信息来自食管测压。食管测压导管是一种离远端 5cm 处装有压力感受装置的弹性导管。因为上段食管括约肌随颈部吞咽动作而移位，故难以分析其功能状态。但是，上段食管括约肌功能与临床实践关系不大。对临床有用的资料主要来自下食管括约肌及食管体功能的测定。

食管测压可以用于 PPI 治疗无效而且在胃镜下未发现异常的可疑 GERD 患者。在 GERD 患者的诊断中，除帮助食管 pH 电极定位，术前评估食管功能和预测手术方式外，也能预测对抗反流治疗的疗效和是否需要长期维持治疗。因而，食管测压能帮助评估患者食管功能，尤其是治疗困难的患者。

（3）食管内 pH 值监测。

诊断及量化酸反流的金标准是食管 24 小时 pH 监测。通过食管内插入装有固态电极片的细导管来监测食管 pH 值。这些电极片互相隔 5 ~ 10 cm 安装，能够监测到 pH 值 2 ~ 7 的变化。电极片连接于患者身上的记录器并记录整个过程中的 pH 值。记录器上有一个数字表，当患者出现症状（如烧心、胸痛、反流等）时根据数字表上的时间，把它记录下来。在计算机上以一个特定程序分析所有监测到的 pH 值数据，并用图形描绘该患者出现反流的情况，根据以下 6 个参数计算得分：① pH < 4 的总时间；②俯卧时 pH < 4 的总时间；③仰卧时 pH < 4 的总时间；④反流的总次数；⑤持续时间超过 5min 的反流次数；⑥持续时间较长的反流次数。其中最有价值的是食管内 pH < 4 的总时

间，< 4%（55min）为正常。分析反流图可以评估反流和症状之间的关系，这是建立病理性胃食管反流性疾病诊断最客观的方法，也是评价手术成功与否的客观指标。

患者症状日记与反流事件一定要结合起来综合分析。烧心或胸痛与 pH 值下降之间的相关性对临床实践颇有帮助，因为它可以确认两者的因果关系。值得注意的是，患者在接受 pH 监测期间，因食管内插入导管而无法像往常一样进食，所以不一定出现反流症状。如果 pH 值下降时出现反流症状，无论食管总酸暴露时间是否在正常范围，都可以确认反流性疾病。

（4）消化道造影。

食管造影在正准备接受手术治疗或药物治疗效果欠佳患者的评估方面提供有价值的证据。经常在检查过程中，即使没有任何症状也可以发现反流，但是明显的反流才可以考虑为胃食管反流病。食管造影真正的意义在于了解食管周围的解剖及近端胃的情况。可以发现食管裂孔疝的存在并了解其大小。虽然食管造影既不能确认又不能排除反流性疾病的存在，但是它对指定手术方式极为重要。如果纵隔段胃食管连接部在检查过程中未回纳入腹腔内意味着因需要行延长食管手术而手术难度提高。食管造影中可以发现溃疡性食管狭窄。发现狭窄时，尤其得以防止反流的狭窄，可以解释有症状而 pH 监测结果无异常的病例。食管造影还可以发现有些异常解剖结构，如食管憩室、肿瘤、意外食管旁疝等。

（5）其他检查。

在某些特殊情况下，其他检查可能有价值。偶尔有些患者不能耐受插入鼻食管导管的情况下，闪烁图检查可以提供食管运动功能及胃食管反流相关的证据，以评估食管清除功能及反流程度。24h 食管下端胆红素监测，该方法用于评估十二指肠反流的生理节奏，测量反流数量和分析反流与其他临床及诊断参数之间的关系。喉镜检查可提供食管外综合征存在有关的客观证据。喉镜下发现可能是喉黏膜炎症、黏膜弹性异常，甚至声门下狭窄等。

2. 抗反流手术针对性检查

针对胃食管反流病的相关检查已做了介绍，此外，外科医生在手术前除了上述专科检查以外，还应该完善下列各项工作和实验室检查，以评估患者重要器官的功能及全身情况。

（1）心功能评价。胃食管反流病患者的胸痛应该予以重视，非心源性胸痛的原因当中胃食管反流病约占 50%。反流相关性胸痛的特点是胸痛持续时间长，多出现在餐后，不向他处放射，可伴有烧心、反酸等症状。应用抗酸剂胸痛症状可以缓解。临床上对于胸痛患者原则上先进行心脏方面的检查。在排除心脏因素引起的胸痛后，可以进行 GERD 相关的检查，包括胃镜及 24 小时食管 pH 测定。PPI 试验性治疗诊断 GERD 相关性胸痛有很高的敏感性与特异性，可达 80% 左右。

（2）肺功能评估。腹腔镜下行腹部手术时，建立人工气腹后，腹式呼吸潮气量下降，胸式呼吸潮气量在总潮气量中所占比例增加，这些均说明人工气腹可导致腹部呼吸运动受限，导致患者潮气量下降。因此，术前应详细了解肺部情况，全面评估呼吸功能极为重要。术前常规行胸片、肺功能、血气等检查。

四、特发性肺纤维化

特发性肺纤维化（idiopathic pulmonary fibrosis, IPF）在不明原因的间质性肺疾病中最常见。一般呈慢性经过，临床上表现为特发性肺纤维化，原因不明的进行性呼吸困难伴刺激性干咳，病情常持续进展。中位生存期约 2.8 年，5 年生存率不足 50%，患者多死于呼吸衰竭和继发肺部感染。IPF 的病理表现为寻常型间质性肺炎（usual interstitial pueumonia, UIP），UIP 的主要组织学特征是肺泡结构发生破坏，纤维化通常伴蜂窝肺改变和散在的成纤维细胞灶，病变主要累及外周腺泡和小叶并呈斑片状分布。大量临床和临床前的研究显示，胃酸可能是 IPF 的一种病因性的有害物质。在动物模型中，逐渐灌注酸性物质可以导致吸入性肺损伤。异常的酸反流在 IPF 患者中发病率很高，且临床表现隐匿，但目前尚缺乏有力的证据证实二者之间的病因学联系。胃食管反流病患者术前应该排除特发性肺纤维化，如果确实存在本病，在积极治疗并改善肺功能的前提下方可手术。

1. 肝肾功能评估

目前没有证据显示胃食管反流病对肝肾功能有直接影响，但是长期烧心、反酸症状可能导致消化不良而影响肝肾功能。所以病程较久的胃食管反流病患者术前应该详细评估其营养状况，如果有纳差、营养不良等情况及时予以纠正，加强饮食教育以适应术后饮食禁忌。

2. 术前会诊

术前应该请心内、呼吸科等相关科室以协助评估心肺功能外，最重要的是还需要请耳鼻喉、口腔科等相关科室予以排除非胃食管反流病引起咽喉炎、牙齿侵蚀等，以避免误诊或漏诊。

3. 术前准备

（1）宣传教育。外科患者的术前宣传教育极为重要。目前在国内对公民的院前健康教育极为缺乏。有些患者患病后通过网络、图书等方式获悉相关知识，但是大多数患者没有这种条件和能力去获得专业性及权威性的健康知识，甚至听信假冒广告，误解病情，拖延治疗。而且很多人普遍认为手术治疗是一种很危险的操作，容易受到同病房其他患者的不适当信息及情绪的影响，不到迫不得已就不容易接受手术治疗，甚至最终逃避手术。很多患者住院后迫切希望全面了解自己的病情、手术方式、治疗效果。有些有关术前教育的研究显示，术前教育可以减少患者对手术的恐惧，减少术后呕吐等并发症及止痛药的使用，缩短住院时间，提高治愈率。可见住院后和手术前的宣传教育是很关键的。患者的宣传教育主要包括两种内容，一是病情及手术相关知识，二是术前注意事项。病情及手术相关知识的宣传教育应该由患者的主治医师负责进行，一般住院时甚至住院前开始进行。

（2）术前医嘱。应用预防性抗生素，术前2天进流质饮食，术前12小时禁食、术前4小时禁饮水，以免食糜在食管内滞留。术晨鼻插粗胃管（16或18号）。术前30 min肌内注射阿托品0.5 mg，松弛食管平滑肌，减少呼吸道分泌物。由于患者长期不能正常进食，营养缺乏，身体虚弱，以及对本病及手术的不了解等，造成患者恐惧、焦虑。因此，术前制订详尽的护理措施，消除患者及家属顾虑，取得患者的配合，以保证手术顺利进行。

4. 知情同意

胃食管反流病手术知情同意书应该包括以下内容：疾病介绍、麻醉方式、手术方式、手术目的、预期效果、手术潜在风险及对策、特殊风险或主要高危因素、患者的知情叙述及选择等内容。专科可能出现的并发症包括术中损伤食管贲门致胃食管瘘，术中损伤迷走神经致支配器官功能障碍，胃底折叠滑脱致手术失败，术后哽噎感、吞咽困难，肺部感染、胸腔积液、肺不张，腹腔感染、腹膜炎、腹腔脓肿、脾窝脓肿，脾脏包膜撕裂、脾脏血管损伤以致切除脾脏，胃损伤、穿孔致术后胃瘘，损伤肝左叶，出血难止导致失血过多等。

总而言之，与任何手术一样，胃食管反流病的抗反流手术需要完善一系列术前准备。根据手术方法的不同，术前准备不尽相同，具体术前准备和相应的手术方式一并介绍。

（李义亮 阿丽叶古丽·艾皮热）

参考文献

[1] Cremonini F, Wise J, Moayyedi P, et al. Diagnostic and therapeutic use of proton pump inhibitors in non- cardiac chest pain: a metaanalysis[J]. Am J Gastroenterol, 2005, 100: 1226-1232.

[2] 汪安江, 陈旻湖. 胃食管反流病定义及临床分型的演变 [J]. 现代消化及介入诊疗, 2008, 13 (1): 30-33.

第三节　传统手术治疗

抗反流手术是胃食管反流病的基本手术治疗方式。其基本原则是：①手术应该恢复食管下括约肌压力，达到腹腔内压力的两倍；②术中至少有 1.5cm 长食管暴露于腹腔内正压力；③手术应该不妨碍正常的吞咽动作。既然吞咽时食管及胃的蠕动同时发生，只围绕胃底即可；④折叠后食管下括约肌压力不能过高至于抵抗食管蠕动；⑤胃底折叠术一定在无张力条件下进行。

目前 GERD 的传统手术治疗方式有完全胃底折叠术、部分胃底折叠术和贲门固定术三大类。

一、完全胃底折叠术（total fundoplication）

包括 Nissen-Rossetti 胃底折叠术和短松 Nissen 胃底折叠术。

（一）Nissen–Rossetti 胃底折叠术（Nissen–Rossetti fundoplication）

1936 年 Ronald Nissen 为一位重度食管炎合并溃疡穿孔的患者行远端食管切除、食管胃吻合术，并用胃底对吻合口做了包绕。于 16 年后为该患者做内镜检查时没有发现食管炎的征象，这是世界上第一例手术治疗的食管炎病例，他把该手术命名为胃折叠术。1955 年他开始用这一技术治疗 GERD，于远端食管作一 360°、6cm 宽的胃底折叠。20 世纪 70 年代，Nissen 胃底折叠术迅速推广到世界各地，并成为当时最常用的抗反流手术。因为 Nissen 的学生 Mario Rossetti 详细介绍了该手术方式并做了一些改良，故命名为 Nissen-Rossetti 胃底折叠术，此后，Nissen-Rossetti 胃底折叠术成为外科治疗 GERD 的基本术式。

1. 技术要点

传统 Nissen-Rossetti 胃底折叠术经胸或经腹进行。

2. 手术步骤

一般选择上腹部正中切口，分别切开分离小网膜下部，膈食管韧带，膈胃韧带，以暴露右侧膈肌脚及食管裂孔。

（1）钝性分离周围组织，游离出足够长度的食管下端以纱布带或胶皮管绕过食管作为牵拉。

（2）分离左右膈肌脚，暴露出食管裂孔，如果存在食管裂孔疝，将疝内容物回纳腹腔，先修补疝；如果疝比较大，简单缝合张力过高，可以用专用补片修补。

（3）充分游离胃底，小湾侧切开肝胃韧带上部，一般需要切断胃左动脉；大弯侧切开胃脾韧带，不切断胃短动脉。Rossetti 改良后指出不分离胃脾韧带的上部，不切断胃短动脉的上部分支，直接做胃底折叠。该方法适宜脾门部有较多脂肪堆积不易暴露的患者。

把游离的胃底从食管后包绕食管下端，与胃大弯侧距贲门 5cm 处缝合在一起，做一个 360°、6cm 宽折叠，形成人工瓣膜。Rossetti 改良术式利用胃底前壁包绕食管而非全胃底。

胃底折叠部分与食管裂孔周围组织、右侧膈肌脚缝合几针固定以防折叠滑脱致手术失败。

3. 手术效果及并发症

胃底折叠术是一个较安全和有效的方法，死亡率不到 1%。其并发症较少见，而且持续时间很短。术后主要并发症包括：

（1）吞咽困难：由术中行胃底折叠时胃底包绕过紧或折叠长度过长，术中分离过多致食管下端周围组织水肿、血肿等原因引起，一般术后 1 ~ 2 周左右自行缓解。

（2）胃肠胀气综合征（gas bloat syndrome）：即患者诉难以嗳气，胃肠道积气等症状。发生率为 2% ~ 5%，可能与术中胃底包绕食管过紧有关，一般自限性，2 ~ 4 周自行缓解，但有些人可能持续存在。

（3）术后肠易激综合征：有些患者可能出现，并在 2 周左右自行缓解。

（4）症状复发：5% ~ 10% 的患者可能仍有反流症状，有些人可能需要重新行手术治疗。

（5）胃排空障碍、食管下端瘢痕性狭窄或贲门失弛缓症等较少见。

4. 注意事项

（1）游离食管下端过程中注意避免损伤迷走神经。

（2）游离食管裂孔时注意避免损伤食管裂孔后面的主动脉。

（3）胃底包绕松紧度要适宜，不能在高张力状态下强行缝合。折叠完成后食管旁应该可以容纳一手指。

（二）短松 Nissen 胃底折叠术（short floppy Nissen fundoplication）

于 1977 年 Donahue 和 Bombeck 对 Nissen-Rossetti 胃底折叠术进行改变，提出短松 Nissen 胃底折叠术，于 1986 年被 DeMeester 签订为合格的手术方式。

1. 技术要点

用全胃底包绕食管，形成一个活瓣，来达到抗反流的目的。缝合仅 2cm 或更短，且包绕缝合较松弛，故名短松 Nissen 胃底折叠术，以后这些方法均归属为完全胃底折叠术。其优点是切断胃脾韧带及胃短血管以减少出血概率，从而降低手术风险，而且术后吞咽困难的发病率也明显降低。

2. 手术步骤

（1）同样选择上腹部正中切口。

（2）分别切开分离小网膜下部、膈食管韧带、膈胃韧带，以暴露右侧膈肌脚及食管裂孔。

（3）钝性分离周围组织，游离出足够长度的食管下端以纱布带或胶皮管绕过食管作为牵拉。

（4）分离左右膈肌脚，暴露出食管裂孔，如果存在食管裂孔疝，将疝内容物回纳腹腔，先修补疝；如果疝比较大，简单缝合张力过高，可以用专用补片修补。

（5）充分游离胃底，小弯侧切开肝胃韧带上部，一般不需要切断胃左动脉；在大弯侧切开胃脾韧带，切断胃短血管。

（6）把游离的胃底从食管后包绕食管下端，在食管前与胃大弯侧距贲门 5cm 处缝合在一起，做一个 360°、2cm 宽折叠，形成人工瓣膜。

（7）胃底折叠部分与食管裂孔周围组织、右侧膈肌脚不进行固定，以达到短松手术的目的。

3. 手术效果及并发症

短松 Nissen 胃底折叠术是一个更安全和更有效的方法，死亡率不到 1%，89.5% 的患者术后 10 年未出现复发或其他相关症状。其并发症较 Nissen-Rossetti 胃底折叠术少见，尤其是吞咽困难、胃肠胀气综合征等并发症明显减少。

4. 注意事项

（1）游离食管下端过程中注意避免损伤迷走神经。

（2）游离食管裂孔时注意避免损伤食管裂孔后面的主动脉。

（3）胃底包绕食管下段只有 2cm 宽，且要松弛。

三、部分胃底折叠术（partial fundoplication）

主要包括胃底折叠手术、Belsey Ⅳ 胃底折叠术、Collis-Belsey 胃底折叠术、Dor 胃底折叠术、Thal 胃底折叠术等。

（一）Toupet 胃底折叠术（Toupet fundoplication）

即食管左、右、后壁 270° 胃底折叠术，适用于食管蠕动较差，以及消化性狭窄伴吞咽困难，已行内镜扩张治疗的患者。

1. 技术要点

基本与 Nissen 胃底折叠术一样。

2. 手术步骤

（1）切口同 Nissen 方法，选择上腹部正中切口。

（2）分别切开分离小网膜下部，膈食管韧带，膈胃韧带，以暴露右侧膈肌脚及食管裂孔。

（3）钝性分离周围组织，游离出足够长度的食管下端以纱布带或胶皮管绕过食管作为牵拉。

（4）牵拉胃底，向后向左包绕食管左、后、右三面，将食管左右两侧和胃底分别与左右两侧膈肌脚顶部食管膜连同食管前壁各缝合一针固定（10:00 及 2:00 位置）。

（5）食管右侧胃底前缘与食管前壁缝合 2 ～ 3 针，右侧胃底外缘与右膈肌脚缝合 1 ～ 3 针，食管左侧胃底与食管左侧前壁缝合 2 ～ 3 针，完成胃底 270° 的包绕。

3. 并发症

虽然抗反流效果不如 Nissen 手术，但是术后早期吞咽困难的发生率明显低于 Nissen 手术，但是随着时间的推移两者之间没有明显差异。有些人建议老年、食管蠕动减弱患者适合行 Toupet 胃底折叠术。

4. 注意事项

基本与 Nissen 手术一样；因该术式缝合较多，应注意避免损伤周围组织器官。在各类胃底折叠术中均可使用探条或胃镜来判断折叠的松紧程度。

（二）Belsey Ⅳ 胃底折叠术（Belsey–Mark Ⅳ）

即 240° 的胃底前壁折叠术，经 Belsey 的 4 次改良后，于 1952 年命名为 Belsey Ⅳ 胃底折叠术并被应用于临床；其短期、长期效果都较好，有人建议此手术用于肥胖患者或裂孔疝较大的患者，及有严重食管炎或食管运动障碍的患者，Nissen、Toupet 等胃底折叠术无法顺利完成，由于难以估计食管的长度，所以推荐使用经胸手术。

1. 手术步骤

（1）患者取右侧卧位，取 6、7 肋间切口进胸。

（2）切开后纵隔的胸膜，仔细分离出食管。

（3）暴露疝环，切开包绕食管-胃连接处的腹膜，切除脂肪垫，拉出胃底。

（4）缝合两侧膈肌角，缩小食管裂孔。

（5）食管前、左及右侧分别缝合 3 针，缝针前行缝于胃底浆肌层，再缝合于食管裂孔边缘，使胃底 240° 折叠包绕食管下段。

2. 注意事项

（1）游离食管过程中注意避免损伤食管。

（2）缝合不能过深或过紧，以免发生食管或胃穿孔或坏死等。

（3）食管裂孔修补时裂孔关闭不能太紧以防出现吞咽困难。

3. 手术效果及并发症

Belsey Ⅳ胃底折叠术的控制反流效果尚可，但是不如 Nissen 手术，术后食管裂孔疝复发率较高，吞咽困难的发生率较低。

（三）Collis–Belsey 胃底折叠术（Collis–Belsey Fundoplication）

Collis 手术联合其他手术更好地控制反流以防狭窄。Collis 手术联合 Belsey Ⅳ胃底折叠术称为 Collis-Belsey 修补术。适用于其他抗反流手术失败的患者再次手术，尤其是因食管太短食管瘢痕挛缩者。术中需插粗胃管，撑起食管壁，提起胃底大弯侧，放置胃肠吻合器，切开胃壁组织，缝合胃壁切口，将切开的胃底游离侧胃缝合在下段食管，重建 His 角。胃底浆肌层缝合包绕食管下段 240° 并缝合固定在食管裂孔缘，手术步骤与 Belsey Ⅳ胃底折叠术一样。

（四）Dor 胃底折叠术

1962 年由 Dor 首先倡用，是一种食管前部分胃底折叠术，主要适用于食管贲门肌切开术后出现贲门失弛缓症的患者，或首次联合性食管贲门肌切开术加 Dor 胃底折叠术。

手术步骤

（1）一般选择经上腹部正中切口。

（2）游离食管下端的方法与其他抗反流手术基本相似。

（3）将胃底从食管前牵拉到左侧并缝合在食管左侧，5 ~ 6 针。

（4）将折叠的胃底左侧固定在左侧膈肌脚，右侧固定在膈肌。

（五）Thal 胃底折叠术

与 Dor 手术一样，是食管前胃底折叠术。主要适用于食管狭窄。

手术步骤

（1）一般选择经左胸切口或上腹部正中切口。

（2）游离食管下端的方法与其他抗反流手术基本相似。

（3）纵行切开食管狭窄处的前壁全层，将切口延伸至贲门及胃底前壁。

（4）将胃底从食管前包绕并缝合于切口，关闭切开的食管、贲门及胃底切口。

Dor 与 Thal 胃底折叠术均属于食管前胃底折叠术。两者手术方式、手术效果基本相同，常常与 Collis 手术等联合应用。

（六）Hill 胃后固定术（Transabdominal posterior gastropexy）

于 1967 年由 Hill 首先报道，是一种经腹胃后固定术，术中将贲门和胃小弯侧缝合于内侧弓状韧带上，长度 3 ～ 5cm。目的是在食管下端建立一纵行折叠，形成一较长的食管腹腔段，稍微弯向右侧，增加 LES 压力，进而达到抗反流效果。术中需要测压技术指导缝合，操作难度加大，逐渐被胃底折叠术替代，具体操作未予详细解析。

（七）Angelchik 弥补术（Angelchik prosthesis）

于 1970 年由 Angetchik 提出，术中用硅胶圈包绕胃食管连接部，约束该部位，以实现抗反流目的。因操作简便曾被广泛应用，后发现此术式有诸如成形物脱落、移位入胸和破入消化道等并发症而被放弃。目前很少采用这种术式。

（八）Collis 胃切开成形术（Collis gastroplasty）

对胃镜和食管造影显示存在食管短缩的患者，如仅采用胃底折叠术的方法处理，术后极有可能发生折叠部缩入胸腔形成膈疝，需再次手术。所以，对于食管短缩的患者，须在行食管折叠术前先行食管延长术。除术前根据患者的体形、胃镜和食管造影的提示外，术中判断短食管的方法是先完全游离食管下端与胃的结合部，这时，如果贲门部回缩胸腔，说明存在短食管，这时须先行 Collis 胃成形术。

1. 技术要点

（1）一般选择左侧胸后外侧切口。

（2）游离食管下段，经食管裂孔切开大网膜、小网膜，离断尾端血管。

（3）将胃牵入胸腔内，剔除食管下端、贲门周围脂肪垫。

（4）胃底部近食管处纵形切开胃底，在食管及胃小弯侧腔内置入支撑管（可以选用 60F 探条支撑管）。

（5）用直线切割闭合器做一个 4 ~ 5cm 长胃管或缝合成形后使之口径与食管相近，成为延续的食管，恢复和加深 His 角。

（6）然后用其他方法行胃底折叠术。

2. 注意事项

（1）游离时注意避免损伤迷走神经、脾脏等。

（2）纵行切开胃底时，一定要沿着胃小弯侧方向，成形后的胃管宽度要适宜，太窄容易狭窄，太宽变浅 His 角影响手术效果。

（3）Collis 手术本身不是抗反流手术，是一个食管"延长"手术，故根据患者情况适当选择一种抗反流手术，联合手术治疗以达到最佳效果。

（李义亮）

参考文献

[1] 李小林，余倩，张学彦 . Barrett 食管的内镜介入治疗 [J]. 胃肠病学和肝病学杂志 , 2015, 24(5): 603–605.

[2] Gordon LG, Mayne GC, Hirst NG, et al. Cost-effectiveness of endoscopic surveillance of non-dysplastic Barrett's esophagus[J]. Gastrointest Endosc, 2014, 79: 242–252.

[3] Pohl H, Pech O, Arash H, et al. Length of Barrett's oesophagus and cancer risk: implications from a large sampleof patients with early oesophageal adenocarcinoma[J]. Gut, 2016, 65: 196–201.

[4] Fitzgerald RC, di Pietro M, Ragunath K, British Society of Gastroenterology, et al. British Society of Gastroenterology guidelines on the diagnosis and management of Barrett's oesophagus[J]. Gut, 2014, 63: 7–42.

[5] Maitra I, Morais CLM, Lima KMG, et al. Attenuated total reflection Fourier- transform infrared spectral discrimination in humanbodily fluids of oesophageal transformation to adenocarcinoma[J]. Analyst, 2019, 144: 7447–7566.

腹腔镜抗反流手术

伍冀湘　田文　阿力木江·麦斯依提

第一节　腹腔镜手术概述

一、腹腔镜手术的发展

腹腔镜手术（laparoscopic surgery），又名为微创手术（minimally invasive surgery, MIS）、截孔手术（keyhole surgery），是一种通过 0.5～1cm 微小切口进行腹部各种外科手术的现代外科技术。截孔手术用于胸腔就叫作胸腔镜（thoracoscopic surgery）。腹腔镜及胸腔镜技术使内镜技术进一步应用于临床。腹腔镜技术的历史可以追溯到一百多年前，1902 年，Georg Kelling 等第一次将腹腔镜技术试用于犬，随后 1910 年，瑞典医生 Hans Christian Jacobaeus 首次报道腔镜技术用于诊断肺结核患者的诊断及胸腔内粘连的治疗，1911 年发表文章描述将膀胱镜用于腹腔病变诊断的可能性。1950 年初，Raoul Palmer 首次发表关于腹腔镜技术用于诊断腹腔疾病的文章，1972 年，Clarke 首次发明、申请专利、开展并录像腹腔镜手术，发表一篇题为《腹腔镜 - 缝合及结扎的新技术》的文章。1975 年，巴西妇产科医生 Tarasconi 首次完成了腹腔镜下输卵管切除术，并在美国妇科腹腔镜检查医师协会第三次会议上作报告。

随后的数十年来，腔镜技术越来越普遍使用并优化。但是腔镜器械的缺点限制了腔镜技术进一步发展，直到应用计算机芯片技术的电视摄像机问世后腔镜技术迎来了飞速发展机会。随着腹腔镜技术的不断提高，经验不断积累，腹腔镜设备、手术器械的不断改进和完善，腹腔镜手术的深度及广度都有了很大的发展，就连腹部外科公认难度最大的 Whipple 手术（胰腺切除术）均有成功施行的报道，LC 不再是腹腔镜微创手术唯一的内容。腹腔镜手术以其创伤小、生理功能干扰轻、术后疼痛少、恢复快、住院时间短及美容效果好等优点得到广泛的认可并迅速在全球得到发展。

20 世纪 90 年代，微创手术在 GERD 的外科治疗领域开始应用。1991 年，Dallemagne 等实施了第一例腹腔镜下 Nissen 胃底折叠术，随后该手术方法迅速发展。它以创伤小、恢复快、并发症少、效果与开腹手术无差异的特点而逐渐被广大医师及患者所接受。

腹腔镜下抗反流手术的远期效果与开腹抗反流手术基本相同，甚至优于传统开腹手术。Peters MJ 等于 2009 年进行了一项比较传统抗反流手术与腹腔镜下抗反流手术的随机对照研究（randomized clinical trials, RCT）的荟萃分析（meta-analysis）。1990—2007 年期间发表 12 篇 RCT 研究入选，一共

1 036 例患者进行开腹或腹腔镜下抗反流手术（均为开腹或腹腔镜短松 Nissen 胃底折叠术）。分别对两个手术组的手术时间、恢复正常活动时间、围手术期并发症、治疗失败、再次手术率等 6 项指标进行荟萃分析研究（表 8-1）。

表 8-1　传统与腹腔镜下抗反流手术并发症的比较

作者	患者（n）		并发症（n）		并发症详细情况	
	LARS	OARS	LARS	OARS	LARS（n）	OARS（n）
Laine, Salminen 等	55	55	3	7	食管穿孔2例 术中大出血1例	脾脏损伤致脾切除2例 肺炎1例 膈下脓肿1例 切口感染3例
Heikkinen 等	22	20	3	5	折叠处血肿1例 Trocar处出血1例 呕吐1例	肝脏划伤1例 肺炎1例 呕吐2例 切口血肿1例
Pertillä等	10	10	1	0	出血1例	
Bais等	57	46	5	10	脾脏损伤致脾切除2例 气胸2例 膈下脓肿1例 切口疝1例	脾脏损伤致脾切除2例 气胸1例 膈下脓肿1例 切口疝2例 切口感染4例
Nilsson, Wenner 等	25	30	4	0	食管出血1例 肝脏损伤1例 气胸2例	
Chrysos等	56	50	12	42	肺不张/肺炎9例 深静脉血栓1例 切口感染2例	脾脏损伤3例，未行脾切除 肺不张20例 肺炎13例 胸腔积液6例 深静脉血栓3例 切口感染13例 切口裂开4例
Luostarinen等	13	15	1	0	胃底穿孔1例	
Ackroyd等	52	47	7	12	肺不张2例 尿储溜4例 术后肠梗阻1例	肺不张5例 尿储溜6例 术后肠梗阻1例
Franzen 等	45	48	0	2		脾脏损伤致脾切除1例 切口感染1例
Draaisma等	79	69	1	0	切口疝1例	
Hakanson等	99	93	2	12	肺炎1例 气胸1例	肺炎2例 气胸2例 深纵隔及腹膜感染1例 胃溃疡1例 肠梗阻1例 切口裂开1例 尿路感染1例 术后意识错乱1例

*LARS: laparoscopic anti-reflux surgery（腹腔镜抗反流手术）；OARS: open anti-reflux surgery（开放式抗反流手术）；RCT: randomized controlled trial（随机对照试验）

摘自：Peters MJ, Mukhtar A, Yunus RM, et al. Meta-analysis of randomized clinical trials comparing open and laparoscopic anti-reflux surgery[J]. Am J Gastroenterol, 2009, 104(6): 1548-1561; quiz 1547, 1562.

结果显示腹腔镜下抗反流手术是准备选择外科治疗的 GERD 患者安全及有效的选择。腹腔镜下抗反流手术以住院时间短、恢复快、恢复日常活动时间早、并发症少等近期效果优于开腹抗反流手术，远期治疗效果基本无差异。腹腔镜下抗反流手术因治疗失败而再次手术率明显高于开腹抗反流手术。

二、腹腔镜手术器械及手术解剖学

1. 腹腔镜手术器械

（1）全套腹腔镜设备：腹腔镜（0°或30°），摄像机，冷光源，气腹装置（包括气腹机、气腹针、气腹管等），穿刺套管，监视器等（图8-1）。

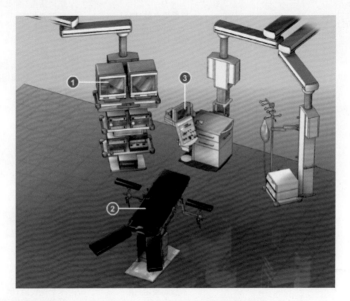

图 8-1　腹腔镜手术所需器材

（2）腹腔镜专用器械配置：腹腔镜专用分离钳、剪刀、抓钳、无损伤钳、持针器、肝脏拉钩、Babcock 钳等（图8-2）。

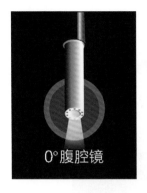

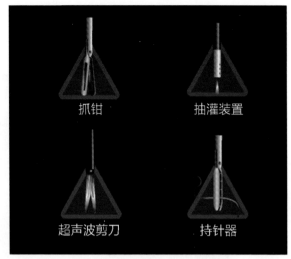

图 8-2 腹腔镜不同的操作工具

（3）能源：腹腔镜专用电刀（电钩），也可以用双极电凝器等。如果有条件选用超声刀更好（图 8-3）。

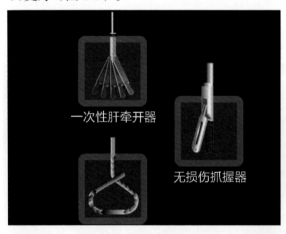

图 8-3 腹腔镜不同操作器械

（4）胃镜及食管测压装置：有条件者可备胃镜及胃镜下食管测压装置，术中食管测压之用。

2. 手术解剖学

发挥抗反流作用的正常解剖结构主要是指胃食管连接部，即食管下端与胃贲门相连处长 3 ~ 5cm 的一段食管，结构主要包括食管下括约肌（lower esophageal sphincter, LES）、贲门切迹（His 角）、胃悬吊纤维、Z- 线、膈肌脚、膈食管膜。术者必须熟悉掌握该区域解剖结构及重要解剖标志。

（1）术中要注意辨别的解剖标志。

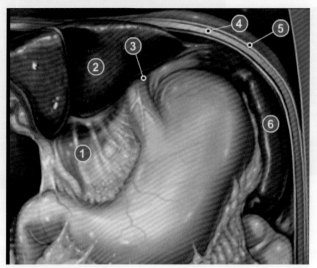

①小网膜；②肝左叶；③食管裂孔；④左右膈肌脚；⑤胃脾韧带；⑥胃短血管

图 8-4　手术相关区域解剖

（2）胃食管周围韧带及重要解剖结构。

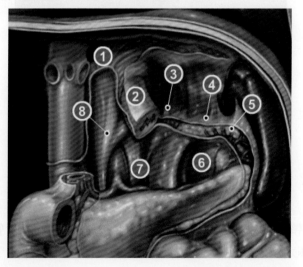

①肝脏附着区域；②膈食管韧带；③胃膈韧带；④胃脾韧带；

⑤胃短血管；⑥左肾；⑦Toldt 氏筋膜；⑧膈肌脚

图 8-5　后腹膜血管比邻关系示意图

第二节 麻醉及围手术期处理

随着微创手术技术的发展，腹腔镜手术日渐增多，其麻醉方式的选择也日渐趋于成熟。腹腔镜手术时麻醉所遇到的主要问题，是用 CO_2 建立人工气腹和特殊体位对患者的病理生理造成的干扰，常使麻醉管理复杂化。老年患者的心、肺功能储备降低，特别是部分老年患者伴心肺疾病，增大了麻醉和手术风险。

一、麻醉方式的选择

麻醉选择以保证充分无疼、有效肌松，并能解除人工气腹不适、避免 CO_2 气腹致生理变化以保证患者最大安全性为原则。对腹腔镜手术麻醉，多数学者推荐气管内插管全身麻醉。主要目的在于控制呼吸能减轻手术操作对呼吸的影响，保证良好的通气和氧饱和度，避免出现高 CO_2 血症，并能避免术中患者出现误吸造成的严重后果。在基层医院，患者的经济状况差别较大，许多患者往往要求临床医生能最大限度地降低其住院费用。硬膜外麻醉与气管内插管全身麻醉相比是一种较为经济的麻醉方法，但需控制平面在 T4 ~ T12，因 CO_2 对膈肌的刺激及食管牵拉，可有肩背放射性疼痛，且硬膜外阻滞可使周围血管扩张，气腹后腹腔内压增高、膈肌抬高，致使回心血量减少，引起呼吸增快，加之体内 CO_2 未及时排出，影响呼吸功能。故硬膜外麻醉因安全性差、麻醉效果不理想等原因，不适用于胃食管反流病抗反流手术治疗患者。

二、人工气腹对人体生理环境的影响

腹腔镜手术时一般用 CO_2、N_2O 或 O_2 气体来建立人工气腹。但是，O_2 的弥散性较差，易保留在腹腔，因而可产生良好的腹腔扩张及手术视野显露，但是 O_2 的易燃性限制了电灼器的使用，同时 O_2 在血液中的溶解性低，因此更易形成气栓；N_2O 的弥散性强，但易引起肠管扩张，影响手术操作，虽有减轻术后疼痛的可能，但易引起弥散性缺氧。因此，目前临床上已很少用这两种气体，普遍采用 CO_2 建立人工气腹。

三、人工 CO_2 气腹对呼吸功能的影响

腹腔镜下行腹部手术时，接触 CO_2 的腹膜面积大，血管丰富，CO_2 弥散力强，注入腹腔中的 CO_2 气体在高压下可以迅速吸收入血，使血液中 CO_2 分

压增加；腹内压增高影响膈肌运动，膈肌上抬，胸腔容量减少，肺顺应性降低，呼吸死腔量增加，使 CO_2 潴留，呼气末二氧化碳分压（$P_{ET}CO_2$）进一步增加，可以导致高碳酸血症，上述变化于头低位时可更显著。综上所述，人工气腹后，腹式呼吸潮气量下降，胸式呼吸潮气量在总潮气量中所占比例增加，这些均说明人工气腹可导致腹部呼吸运动受限，导致患者潮气量下降。因此，术中应严密呼吸功能监测，必须常规监测患者脉搏血氧饱和度（SpO_2），有条件的要监测呼气末二氧化碳分压（$P_{ET}CO_2$）。

四、人工 CO_2 气腹对心血管系统的影响

建立人工 CO_2 气腹后，由于腹部压力增加，下腔静脉受压致回心血量减少，心排血量减少可致血压下降；气腹后膈肌上抬可致肺血管阻力增加，引起肺内分流增加，也可引起血压下降。腹膜吸收 CO_2 易引起高碳酸血症，有直接抑制心肌作用，并使血浆中儿茶酚胺含量上升 2～3 倍，引起交感神经兴奋，对血流动力学影响较大；CO_2 吸收入血可致总外周阻力增加，通气血流比值（V/Q）失调，因而可增加心肺负荷。气腹压和麻醉以及术中体位的变化对血流动力学的影响，心功能正常者尚能耐受，但对心血管功能已有损害者将有发生失代偿的可能。另外，手术期间由于呼吸性酸中毒、缺氧及反应性交感神经刺激可导致心律失常发生的可能性明显增加。因此术中应严密监测患者心血管功能，常规监测患者脉搏血氧饱和度（SpO_2）、ECG、无创血压（NIBP）等。

五、二氧化碳排除综合征

腹腔镜手术结束之后，需要排除 CO_2，由于术中 $PaCO_2$ 持续升高较长时间，一旦 CO_2 迅速排除，有些患者可出现末梢血管张力消失及扩张，心排出量锐减，脑血管和心脏冠状动脉血管收缩。临床上表现为血压剧降、脉搏减弱及呼吸抑制等征象，称为 CO_2 排除综合征。严重者可能出现心律失常、心跳及呼吸停止。因此，有些敏感患者应缓慢排气，并注意监测和处理。

六、术中监测及处理

全麻患者常规监测：心电图（ECG）、无创血压（NIBP）、脉搏、氧饱和度（SpO_2）等应作为常规监测项目。全身麻醉和气管插管患者需监测呼气末二氧化碳（$P_{ET}CO_2$）。小儿、老年、危重患者还应监测体温、中心静脉压（CVP）和尿量。必要时加用有创动脉监测（IBP）。在特殊需要时应用 Swan-Ganz 漂浮导管监测肺毛细血管嵌压（PCWP）及心排出量（CO），以便全面了解

心血管系统功能，指导复杂危重患者的处理。

1. 高碳酸血症的发现及处理

建立气腹后因为接触 CO_2 的腹膜面积大，血管丰富，CO_2 弥散力强，注入腹腔中的 CO_2 气体在高压下可以迅速吸收入血，使血液中 CO_2 分压增加；腹内压增高影响膈肌运动，膈肌上抬，胸腔容量减少，肺顺应性降低，呼吸死腔量增加，使 CO_2 潴留，呼气末二氧化碳分压（$P_{ET}CO_2$）进一步增加，很容易导致高碳酸血症。故术中应严密呼吸功能监测，必须常规监测患者脉搏血氧饱和度（SpO_2），有条件的要监测 $P_{ET}CO_2$。一旦发现高碳酸血症，应及时调整呼吸通气量或呼吸频率，以加快体内 CO_2 的排出。因此要求人工气腹中通过气管插管全身麻醉施过度通气。

2. 二氧化碳气栓的诊断与处理

CO_2 气栓的临床表现和体征主要与气体进入静脉系统的速度和量以及栓塞的部位有关。中枢神经系统可出现双侧瞳孔散大、意识障碍、偏瘫甚至深度昏迷。呼吸系统可出现呼吸困难、发绀、脉搏氧饱和度降低、$P_{ET}CO_2$ 突然降低，甚至降到零，其中 $P_{ET}CO_2$ 突然降低有时是最先出现的表现。循环系统可出现低血压、心动过缓或心律失常或室性心动过速、心血管衰竭甚至心脏骤停。心脏听诊可闻及"车轮样杂音"。如果出现上述症状立即停止气腹，头低左侧卧位，使气体离开右心室流出道。吸入高浓度氧，减少 CO_2 气栓体积，必要时放置中心静脉或肺动脉导管吸出气栓。体外心脏按压可将气栓挤碎，易于解除梗阻，高压氧更为有效。

3. 心律失常的发生及其处理

由于在建立 CO_2 气腹时，腹膜吸收 CO_2 易引起高碳酸血症，有直接抑制心肌作用，并使血浆中儿茶酚胺含量上升 2 ～ 3 倍，引起交感神经兴奋，反射性地诱发冠状动脉痉挛、缺血、缺氧、诱发心律失常，用 2% 的利多卡因、心律平等药物处理。使心率控制在 120 次 / 分以下；建立气腹时、麻醉深度一定要掌握好，初充气腹时速度不宜过快、对心肺功能差者将腹压维持在 12 mmHg 以下，术毕尽量排尽气体，减少再吸收。采用小潮气量和增快呼吸频率来维持术中有效通气，可明显降低气管内压力，使胸腔内压力降低，有效预防术中血压升高，心率一过性地增快，并使术中 SpO_2 保持在 96% ～ 99%。

4. 反流性哮喘综合征的处理

GERD 可以导致或加重支气管哮喘。尽管二者之间内在的发病机制仍未完全明确。支气管哮喘患者食管 pH 测定显示其异常酸反流的发生率明显高于对照组，经抗反流药物或手术治疗后，其呼吸道症状明显改善，提示酸反流是引起呼吸道症状的一个重要因素，也提示在合并酸反流的哮喘患者中，胃食管反流对哮喘症状的产生起着重要的作用。胃食管反流病患者中哮喘的发生率比普通人群高，哮喘的危险因素也高于非胃食管反流病患者，而且麻醉及手术中多种因素均可诱发哮喘发作，导致支气管痉挛，直接威胁手术患者的生命安全。虽然近 10 年来麻醉技术水平有了很大的提高，但术中支气管痉挛的发生率并没有明显降低，因此预防和处理围手术期支气管痉挛的发生对于麻醉医师来说具有重要意义。随着胃食管反流病的认识的提高，胃食管反流病患者日益增多，腹腔镜胃底折叠手术作为重要的治疗手段，被更多的患者所接受，手术例数也在不断增多，故麻醉医师也应该认识到预防胃食管反流病哮喘发作的重要性。在应对胃食管反流病哮喘发作时应注意以下几点：①详细了解病情，特别是以前有无哮喘发作病史，是否用药，药物种类等；②应备好糖皮质激素和氨茶碱以及肾上腺素等抢救药物，发生哮喘时应积极抢救、行正压通气；③凡是麻醉后和手术中发生哮喘的患者手术结束时均不拔除气管插管，回监护室行呼吸机辅助呼吸后再酌情拔除气管插管。手术中未发生哮喘的患者，手术结束时也应慎行拔除气管插管。

5. 麻醉药选择及术中监测

腹腔镜下人工气腹可增加心脏负荷，降低心排血量，因此应选用对循环影响轻的短效麻醉药。比如：应用咪唑安定、芬太尼、万可松复合诱导插管，异氟醚间断吸入，小剂量异丙酚维持麻醉，苏醒快，无躁动，效果满意。同时应注意注气速度不宜过快（< 1.3 L/min），控制气腹压（< 15mmHg），加强对 SBP、DBP、HR、RR、SpO_2、$P_{ET}CO_2$ 等生命体征的监测。

第三节　手术方式

GERD 的腹腔镜抗反流手术方式与开腹术式基本一样，凡是通过开腹方式进行的术式均可以在腹腔镜下完成。目前被认可并广泛使用的手术方法包括腹腔镜 Nissen-Rossetti 胃底折叠术（laparoscopic Nissen-Rossetti fundoplication）、腹腔镜短松 Nissen 胃底折叠术（laparoscopic short floppy Nissen fundoplication）、腹腔镜 Toupet 胃底折叠术（laparoscopic Toupet fundoplication）、腹腔镜 Dor 胃底折叠术（laparoscopic Dor fundoplication）等。

其他腹腔镜下较少使用的术式，包括 Hill 胃后固定术、Belsey Ⅳ 胃底折叠术和 Collis 胃成形术等。术前准备、手术适应证、禁忌证等与开腹手术基本一样，在第七章已给予详细介绍。随着机器人技术的发展，机器人系统已经开始应用于外科手术领域，在本章第五节将介绍机器人手术系统。

一、腹腔镜 Nissen-Rossetti 胃底折叠术

腹腔镜 Nissen-Rossetti 胃底折叠术（laparoscopic Nissen-Rossetti fundoplication）的基本原理与开腹手术一样，是针对大多数患者采用的手术方式。Nissen 命名该手术方式为胃折叠术（Gastroplication），随后因为 Nissen 的学生 Mario Rossetti 详细介绍了该手术方式并进行改良，故又命名为 Nissen-Rossetti 胃底折叠术。

[术前准备]　术前继续应用抗酸剂，预防性应用抗生素，备皮并置鼻胃管行胃肠减压，备用尿管（一般不需要导尿，如果预料手术难度大，手术时间长或术中发生意外情况致手术时间延长时可以术毕时导尿）。

[麻醉方式]　一般采用气管内插管全麻。要求腹肌完全松弛并限制膈肌过度扑动。

[体位]　患者取垂头仰卧位（反 Trendeleburg 位），即头高脚低，床头抬高 30° 左右，用足架托住患者腿部或。术者站在患者两腿之间，助手站在患者左侧或右侧，器械护士站在主刀右侧（图 8-6）。

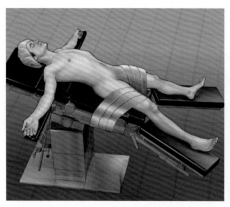
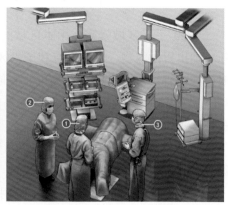

①术者；②助手；③器械护士

图 8-6　手术体位及手术参与者位置

[手术步骤]

（1）Trocar 的置入并建立气腹：经正中线脐上 4 ~ 8 cm 处（因患者身高而定）横行或纵行，长约 10 mm 切口，用于穿刺注入 CO_2 气体，建立人工

气腹，腹腔内气体压力为 12 mmHg。从此切口插入 10 mm Trocar（需要补片修补时用 12mm Trocar），置入腹腔镜，探查插入 Trocar 处周围有无损伤，腹腔内脏器有无异常。随后在腹腔镜直接监视下分别插入其他 Trocar，即左侧锁骨中线肋缘下放置 10 mm Trocar，右侧锁骨中线肋缘下放置 5 mm Trocar，另于剑突下正中线偏左做一 3 mm 小切口，插入 3 mm 倒"7"字形钝头钢丝（图 8-7）。

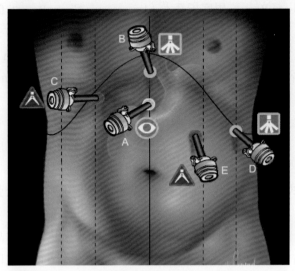

图 8-7　Nissen-Rossetti 胃底折叠术 Trocar 穿刺部位示意图

（2）手术区域暴露：手术区域的暴露从以下几个方面着手。①胃肠减压，抽出胃内容物、气体等有利于术区暴露。②摆体位，患者取垂头仰卧位时腹腔内脏器，尤其是大网膜和小肠向盆腔方向移位，暴露出胃食管交接区域。③建立气腹以后腹腔内空间增大易于暴露，腹内压保持在 12 mmHg 左右，避免压力过低或漏气致影响术区暴露。④腹腔内放入小号乳胶引流管，剑突下植入的钢丝上套乳胶引流管用于吊牵肝左叶，暴露胃小弯侧和食管贲门周围。

（3）食管及胃底的游离：术中用超声刀分别切开小网膜下部，离断膈食管韧带，膈胃韧带后可以看到肝尾状叶和食管裂孔。食管下段贲门周围完全游离，显露双侧膈肌脚并此处标志性留置一块干纱布。胃短血管的处理：行 Nissen 胃底折叠术时切断胃脾韧带，但不需要切断胃短血管。Rossetti 改良后指出不分离胃脾韧带的上部，也不切断胃短动脉的上部分支，直接做折叠。这方法适宜脾门部有较多脂肪堆积不易暴露的患者。在胃脾韧带的切缘下方,沿胃后壁交替使用抓钳将胃牵开,可更好地显露小网膜囊及胃脾韧带。用游离腹段食管后用直角钳尝试将胃底经食管后方拉向食管右侧,游离食管松紧度符合要求为止(图 8-8)。

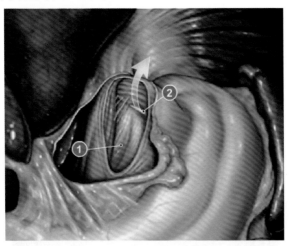

图 8-8 食管及胃底的游离

(4)食管裂孔疝的修补:用纱布缠绕食管贲门往后牵拉并托起以充分暴露食管裂孔。如果存在食管裂孔疝,将疝内容物回纳腹腔,先修补疝;用4号不吸收缝线间断缝合予以关闭,食管与其最上一针应有 1 cm 左右的空隙。如果疝比较大,简单缝合张力过高,可以用专用补片修补。食管裂孔的修补被肯定为恢复胃食管交界处抗反流机制的重要步骤(图 8-9)。

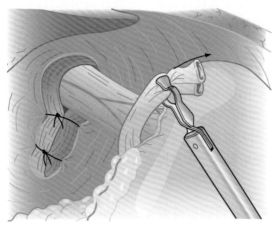

图 8-9 食管裂孔疝的修补

（5）胃底折叠：用无损伤钳把游离的胃底从食管后牵拉包绕食管下端，拉到食管右侧，在食管前与胃大弯侧距贲门 5 cm 处缝合在一起，间断缝合 3 ~ 4 针，做一个 360°、4 ~ 6 cm 宽折叠，形成人工瓣膜。与周围组织缝合前也可以用 52 号探头探试一下折叠松紧度，以防折叠过紧致术后吞咽困难，但不是必须要探试。然后右侧胃底与右侧膈肌脚，左侧胃底与膈胃韧带，折叠胃底与食管前壁用 2 号不吸收无损伤线分别缝合几针固定（图 8-10）。

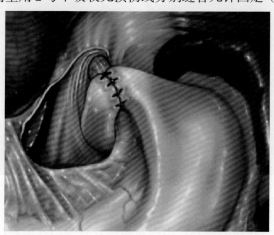

图 8-10　Nissen-Rossetti 胃底折叠

（6）放置引流：可以选择性地放置引流管。如果术中有食管、胃、脾脏及周围血管损伤，不能完全排除胃食管瘘、出血，术中胃食管损伤致术区污染等情况下，可以考虑放置食管裂孔处或脾窝引流管以防局部积液、积血感染；预防性放置引流管有助于早期发现出血、胃食管瘘等并发症。

（7）结束手术：手术结束后再次观察确定无活动性出血后推出腹腔镜器械，拔出 Trocar 之前尽可能排净 CO_2；5 mm 以上切口均缝合以防 Trocar 疝。手术时间较长者可以酌情考虑导尿。

[术后处理]　如果手术顺利，术中没有胃食管损伤，胃管术后 2 ~ 4 小时可以拔出；手术当天就可以饮水；术后第一天可以全流饮食；嘱患者无论饮水或饮食都需要细嚼慢咽，少量慢慢吞咽；一般术后第二天就可以出院。

二、腹腔镜短松 Nissen 胃底折叠术（laparoscopic short floppy Nissen fundoplication）

于 1977 年 Donahue 和 Bombeck 对 Nissen-Rossetti 胃底折叠术进行改变，

提出短松 Nissen 胃底折叠术，于 1986 年被 DeMeester 签订为合格的手术方式。其技术要点是用全胃底包绕食管，形成一个活瓣，来达到抗反流的目的。缝合仅 2cm 或更短，且包绕缝合较松弛，故名短松 Nissen 胃底折叠术，以后这些方法均归属为完全胃底折叠术。该手术方式的优点是较早发现胃短血管及脾脏，这些结构被游离后，其余手术过程中损伤脾脏及胃短血管的概率会降低，即手术风险降低。

[**术前准备**] 基本与腹腔镜 Nissen-Rossetti 胃底折叠术一样。术前继续应用抗酸剂，预防性应用抗生素，备皮并置鼻胃管行胃肠减压，备用尿管（一般不需要导尿，如果预料手术难度大，手术时间长或术中发生意外情况致手术时间延长时可以术毕时导尿）。

[**麻醉方式**] 一般采用气管内插管全麻。要求腹肌完全松弛并限制膈肌过度扑动。

[**体位**] 患者取垂头仰卧位（反 Trendeleburg 位），即头高脚低，床头抬高 30° 左右，用足架托住患者腿部或。术者站在患者两腿之间，助手站在患者左侧或右侧，器械护士站在主刀右侧（图 8-10）。

[**手术步骤**]

（1）Trocar 的置入并建立气腹：经正中线脐上 4 ~ 8cm 处（因患者身高而定）横行或纵行，长约 10 mm 切口，用于穿刺注 CO_2 气，建立人工气腹（图 8-11），腹腔内气体压力为 12 mmHg。从此切口插入 10 mm Trocar（需要补片修补时用 12 mm Trocar），置入腹腔镜，探查插入 Trocar 处周围有无损伤，腹腔内脏器有无异常（图 8-12）。随后在腹腔镜直接监视下分别插入其他 Trocar，即左侧锁骨中线肋缘下放置 10 mm Trocar，右侧锁骨中线肋缘下放置 5 mm Trocar，另于剑突下正中线偏左做一 3 mm 小切口，插入 3 mm 倒 "7" 字形钝头钢丝（图 8-13）。

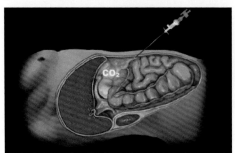

图 8-10 人工气腹的建立

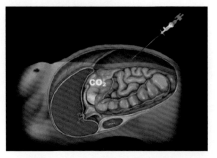

图 8-11 10 mm Trocar 穿刺部位

（2）手术区域暴露：手术区域的暴露从以下几个方面着手。①胃肠减压，抽出胃内容物、气体等有利于术区暴露。②摆体位，患者取垂头仰卧位时腹

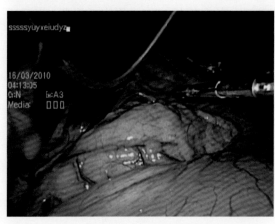

图 8-12　手术开始前腹腔探查

腔内脏器，尤其是大网膜和小肠向盆腔方向移位，暴露出胃食管交接区域。③建立气腹以后腹腔内空间增大，易于暴露，腹内压保持在 12 mmHg 左右，避免压力过低或漏气致影响术区暴露。④腹腔内放入小号乳胶引流管，剑突下植入的钢丝上套乳胶引流管用于吊牵肝左叶，暴露胃小弯侧和食管贲门周围（图 8-12）。

（3）食管及胃底的游离：食管及胃底的游离：术中用超声刀分别切开小网膜下部，离断膈食管韧带、膈胃韧带后可以看到肝尾状叶和食管裂孔。食管下段贲门周围完全游离，显露双侧膈肌脚并此处标志性留置一块干纱布。

（4）胃短血管的处理：行 Nissen 胃底折叠术时切断胃脾韧带，但不需要切断胃短血管。与 Nissen 胃底折叠术不同，短松 Nissen 胃底折叠术时需要切断胃脾韧带、胃短血管，完全游离胃底。用游离腹段食管后用直角钳尝试将胃底经食管后方拉向食管右侧，游离食管松紧度符合要求为止（图 8-13）。

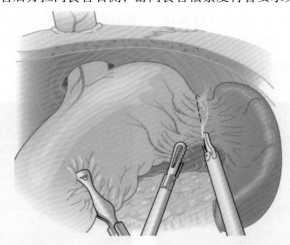

图 8-13　胃短血管的处理

（5）食管裂孔疝的修补：用纱布缠绕食管贲门往后牵拉并托起以充分暴露食管裂孔。如果存在食管裂孔疝，将疝内容物回纳腹腔，先修补疝；用4号不吸收缝线间断缝合予以关闭，食管与其最上一针应有1 cm左右的空隙。如果疝比较大，简单缝合张力过高，可以用专用补片修补。食管裂孔的修补被肯定为恢复胃食管交界处抗反流机制的重要步骤（图8-14）。

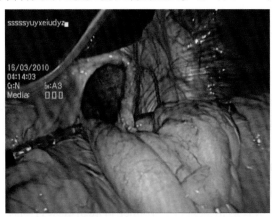

图 8-14　食管裂孔疝腹腔镜下观

（6）胃底折叠：用无损伤钳把游离的胃底从食管后牵拉包绕食管下端，拉到食管右侧，在食管前与胃大弯侧距贲门5cm处缝合在一起，间断缝合3～4针，做一个360°、4～6cm宽的折叠，形成人工瓣膜。与周围组织缝合前也可以用52号探头探试一下折叠松紧度，以防折叠过紧致术后吞咽困难，但不是必须要探试。然后右侧胃底与右侧膈肌脚，左侧胃底与膈胃韧带，折叠胃底与食管前壁用2号不吸收无损伤线分别缝合几针固定（图8-15）。

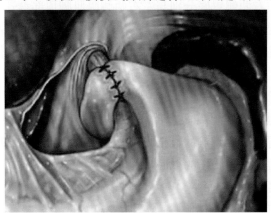

图 8-15　Nissen 胃底折叠

（7）放置引流：可以选择性地放置引流管。如果术中有食管、胃、脾脏及周围血管损伤，不能完全排除胃食管瘘，出血，术中胃食管损伤致术区污染等情况下可以考虑放置食管裂空处或脾窝引流管以防局部积液、积血感染；预防性放置引流管有助于早期发现出血、胃食管瘘等并发症。

（8）结束手术：手术结束后再次观察确定无活动性出血后推出腹腔镜器械，拔出 Trocar 之前尽可能排净 CO_2；5mm 以上切口均缝合以防 Trocar 疝。手术时间较长者酌情可以考虑导尿。

[术后处理] 如果手术顺利，术中没有胃食管损伤，胃管术后 2 ~ 4 小时可以拔出；手术当天就可以饮水；术后第一天可以全流饮食；嘱患者无论饮水或饮食都必须细嚼慢咽，少量慢慢吞咽；一般术后第二天就可以出院。

三、Toupet 和 Dor 胃底折叠术

在欧洲，Dor 和 Andre Toupet 为了减少行 Nissen 胃底折叠术后患者的一些并发症，建议部分胃底折叠术（折叠小于 360°）。20 世纪 60 年代初 Toupet 介绍这种术式后遭遇批评，Toupet 胃底折叠术直到腹腔镜技术问世未得到太大的重视。腹腔镜技术问世后 Toupet 胃底折叠术（食管后折叠）和 Dor 胃底折叠术（食管前折叠）逐渐兴起，开始应用于临床，成了最多使用的部分胃底折叠术（partial fundoplication），适用于食管蠕动较差，以及消化性狭窄伴吞咽困难已行内镜扩张治疗的患者。Toupet 胃底折叠术和 Dor 胃底折叠术的前准备、麻醉方式、体位、手术步骤与完全胃底折叠术（Nissen 胃底折叠术）基本一样，故不给予详细介绍，只对其不同点进行分析。

Toupet 胃底折叠时游离食管后牵拉胃底，向后向左包绕食管左、后、右三面，将食管左右两侧胃底分别与左右两侧膈肌脚顶部食管膜连同食管前壁各缝合一针固定（ 10:00 及 2:00 位置），食管右侧胃底前缘与食管前壁缝合 2 ~ 3 针，右侧胃底外缘与右膈肌脚缝合 1 ~ 3 针，食管左侧胃底与食管左侧前壁缝合 2 ~ 3 针，完成胃底 270° 的包绕。

Dor 胃底折叠术也是一种部分胃底折叠术，与 Toupet 相反，是食管前胃底折叠术。但是不需要游离食管后结构，胃底包绕食管左、前、右壁 270° 折叠术。不是胃食管反流病的首选方式，主要与食管 Heller 肌切开术联合应用于贲门失弛缓症。将游离的胃底从食管前方牵向右侧与膈食管筋膜及左侧切开的食管肌层缝合固定 3 ~ 4 针，再与右侧切开的食管肌层缝合 3 ~ 4 针，覆盖食管前壁切开黏膜膨出部，完成胃底 270° 的包绕。

在各类胃底折叠术中均可使用探条或胃镜来判断折叠的松紧程度。根据

包绕的张力决定是否需要切断胃短血管。食管裂孔也要予以关闭，如有食管裂孔疝且需要补片，要用补片修补。

第四节 机器人辅助腹腔镜下抗反流手术

虽然腹腔镜手术是代表先进手术系统颇受各界欢迎，但是作为一个传统腹腔镜手术，传统腹腔镜胃底折叠术也有不足之处。首先，它受二维成像及器械活动度的限制，引起外科医生视力疲劳、头疼、恶心等症状。其次，缺乏触觉反馈，自然手眼协调和灵活性。最后，外科医生的任何颤动很容易通过坚硬的手术器械传递。这些局限性使精细分离及解剖操作更加困难。对克服传统腹腔镜手术的局限性的渴望驱使了机器人手术系统的发展。机器人手术系统具有三维成像，手术器械的 360° 活动度等优势吸引了很多研究者及外科医生。

早在 1985 年一个名为 PUMA 560 机器人系统成功应用于 CT 指导下用细针取脑组织活检。于 1988 年英国伦敦皇家学院开发的机器人系统 PROBOT 成功完成了前列腺手术。在 20 世纪 80 年代末，美国国家航空航天局（National Aeronautics and Space Administration, NASA）为了实现太空远程手术而开始研发机器人手术系统，同时军方也需要有一种系统以便在战场实现远程手术。基于上述需求，于 1994 年创立了机器人手术系统制造商 Intuitive Surgical Inc（ISRG）并意图将该系统商业化。于 1997 年研发出达芬奇手术系统（da Vinci Surgical System）并在比利时成功完成了第一例远控胆囊切除术。同时另外一家公司（Computer Motion）开始自己的机器人系统 ZEUS 并于 1998 年在美国完成了第一例远控冠状动脉搭桥术。分别于 2000 年和 2001 年美国食品和药品监督管理局（U.S. Food and Drug Administration, FDA）批准这两种机器人手术可用于普通外科领域。

机器人手术系统与传统腹腔镜手术比较具有以下优点：

（1）该系统使用由小关节组成的器械以便于提供更多的活动纬度，扩大器械活动范围。

（2）帮助外科医生充分利用双手，更容易完成较复杂操作，补足外科医生左或右手偏。

（3）量化外科医生的每个动作从而实现更精细的操作。

（4）消除外科医生震颤对手术操作的影响。

（5）外科医生自主控制摄像头，更有利于扩展视野。

（6）采用 3D 成像系统以提高深度知觉。

（7）提供外科医生较舒适的体位。

（8）使远程手术变成可能。

与任何一个新兴技术一样，机器人手术系统也有不足之处。其缺点如下：

（1）缺乏触觉反馈，需要只靠视觉来避免组织损伤，判断缝合效果。

（2）因为该系统最初为心脏外科手术而设计，所以缺乏普通外科所需要的手术器械。

（3）因为设备庞大，不能被广泛推广。

（4）因为设备造价昂贵，技术含量高，故手术费用贵。

（5）准备器械时间和手术时间长。

（6）改变手术器械在腹壁的位置较繁琐。

（7）需要两名外科医生同时参加，需要一位医生站在控制台，一位站在手术台旁。

（8）手术团队之间通信较困难，有时难以配合。

于 1997 年世界上第一例机器人辅助的 Nissen 胃底折叠术成功完成。随后机器人 Nissen 胃底折叠术在世界各地陆陆续续开展。虽然机器人胃底折叠术有效而且安全，但是与传统腹腔镜胃底折叠术相比价格昂贵、短期效果相似，所以未被广泛应用。

机器人手术系统可以完成传统腹腔镜所能完成的各种胃底折叠术。以机器人 Nissen 胃底折叠术为例，给予介绍。其实除了摆体位时不需要展开双下肢外，机器人 Nissen 胃底折叠术的术前准备、麻醉方式、手术步骤与传统腹腔镜手术一样。

[**手术方式**]　机器人一般部署在患者头侧。为了满足机器人手臂对空间的要求，与传统腹腔镜手术不一样，5 个 Trocar 的位置少有变动。3 个 Trocar 用于插入机器人手臂和摄像头，1 个用于肝脏拉钩，1 个留给助手。胃食管的游离和胃底折叠与腹腔镜手术一样，但是使用机器人手术系统专用器械。

[**并发症**]　目前机器人手术还处于幼年期，对照研究很少。其并发症与腹腔镜胃底折叠术基本一样，发病率待进一步统计。目前为止所报告的并发症有出血、Trocar 损伤、肺不张、难辨梭菌结肠炎、术后不明原因的发热、皮下血肿等。发病率为 2% ~ 4%。

第五节　腹腔镜抗反流手术的并发症及其处理

腹腔镜手术以其创伤小、对生理功能干扰轻、术后疼痛少、恢复快、住院时间短及美容效果好等优点得到广泛的认可，并迅速在全球得到发展。但是腹腔镜手术与任何一种治疗手段一样，避免不了有些缺点及不足。抗反流手术的并发症发病率在很大程度上与术者经验、技术和随访程度及期限有关，中转开腹率在 0 ～ 24%，大多数主要研究中心发表的数据显示中转开腹率小于2.4%。

以下从术中和术后两个方面来介绍腹腔镜抗反流手术的并发症。肺炎、深静脉血栓等外科手术同有并发症未予详细介绍。

一、术中并发症（intraoperative complications）

1. 穿孔（perforation）

发病率：罕见，0 ～ 4%。如果术中未能及时发现并处理后果严重，死亡率为 20% ～ 50%。

原因：穿孔可能由以下原因引起。

（1）探针或胃管插入时损伤食管或胃导致穿孔，约占 10%。

（2）手术器械损伤，约占 40%。

（3）食管游离过程中穿孔约占 35%。

（4）缝合中损伤 10%。

处理：一期缝合破口并用折叠覆盖。如果术后发现及时手术治疗。

2. 出血（bleeding）

发病率：罕见，较轻，一般不需要输血。

原因：出血来源可能有以下几点。

（1）腹壁 Trocar 穿刺处。

（2）胃短血管。

（3）膈肌动脉，尤其是左侧膈肌脚区域的动脉。

（4）拉钩或其他手术器械导致肝脏创伤。

（5）脾脏撕裂伤。

处理：

（1）缝合结扎。

b 和 c 用双极电刀或超声刀止血。

（2）用肝脏拉钩压迫止血，氩电凝器止血或用止血纱布、止血海绵等。

氩电凝器止血或用纤维蛋白胶止血。必要时行脾切除术。

3. 气胸（pneumothorax）

发病率：CO_2 气胸是腹腔镜手术特殊，但是良性并发症，其发病率在 0 ~ 4%，可能更高。机器人胃底折叠术中约 5%。

原因：由膈肌穿破引起，左侧膈肌脚较左侧膈肌脚多见，常常过度游离纵隔导致。

处理：

呼气末正压通气状态下修补膈肌破口。

不需要胸腔闭式引流：膈肌穿孔修补，胸腔注气停止后 CO_2 可快速吸收，术后胸部 X 线检查未见异常。

4. 气肿（subcutaneous emphysema/ pneumomediastinum）

发病率：罕见，小于 1%。

原因：如果术中食管裂孔游离太深或过长，术中或术后偶尔出现纵隔气肿或皮下气肿。

处理：调整通气率，不需要降低气腹压力。

5. 迷走神经损伤（vagal nerve injuries）

发病率：报告罕见，对其认识不够。

原因：迷走神经常常无意中被电刀电流损伤或切断，多见于以下手术步骤：

（1）游离食管后壁时常常损伤迷走神经后干。

（2）游离膈食管膜时常常损伤迷走神经前干。

处理：重点在于预防，谨慎分离。

二、术后并发症（postoperative complications）

1. 吞咽困难（dysphagia）

发病率：抗反流手术较常见的并发症，发病率为 4% ~ 11%。

原因：

（1）术中胃底包绕过紧或折叠过长，术中分离过多致食管下端周围组织水肿、血肿等原因引起。

（2）食管裂孔修补可能是其中重要因素。

（3）手术患者选择不当，如：嗜酸性粒细胞性食管炎、功能性烧心、食管感觉过敏等。

（4）术后解剖结构异常，如：继发性食管贲门失弛缓症。

（5）非手术相关性病理性因素，食管狭窄或恶性肿瘤。

处理：

（1）重点在于预防。术中食管裂孔的修补，胃底折叠不能太紧，必要时可以术中食管测压或插入探条以评估松紧度。

（2）一般术后 1 ~ 2 周自行缓解。给患者进行饮食指导，要求细嚼慢咽，术后 2 周左右流质饮食，随后逐渐恢复正常饮食。

（3）如果患者术后第 6 周尚未能恢复正常饮食，或者考虑非手术相关性原因时，需要进一步查找原因。

（4）必要时可以行食管气囊扩张术、食管肌切开术等。

2. 胃肠胀气综合征（gas bloat syndrome）

本病患者诉难以嗳气，具有胃肠道积气等症状。

发病率：2% ~ 5%，尚缺乏具体统计资料。

原因：尚不清楚，可能与以下因素有关。

（1）术中胃底包绕食管过紧。

（2）术中迷走神经损伤。

（3）术后肠易激综合征。

处理：

（1）一般自限性，2 ~ 4 周自行缓解，不需要特殊处理。

（2）症状较重者可以进行心理疏导，嘱患者避免碳酸类饮料、产气食物等。

（3）口服西甲硅油等药物也可以缓解部分患者的症状。

（4）如果症状持续存在，需要进一步检查以排除小肠梗阻或术前未发现的其他胃肠道病变。

3. 腹泻（diarrhea）

发病率：较常见的并发症，18% ~ 33%。

原因：尚未完全清楚，可能与以下因素有关。

（1）术中迷走神经损伤致胰腺分泌不足。

（2）术中迷走神经损伤致小肠功能障碍并细菌移位。

（3）胃排空过快。

（4）术后饮食习惯的改变。

处理：

（1）一般自限性，可以用一些止泻类药物并饮食治疗，多数患者的症状可以缓解。

（2）持续性症状需要进一步检查，以排除传染性腹泻，腹腔病变等。可以考虑影像或内镜检查。

4. 症状复发（relapse）

复发率：专科中心报道的复发率较低，在 10% ~ 15%。但是其余报道显示术后 2 年复发率在 32% 左右，其中约 7% 的患者接受再次手术。术后 10 ~ 15 年 62% 的患者需要服用 PPI 类药物来控制症状。

原因：

（1）外科医生经验不足或手术量少导致手术失败。

（2）增加腹腔内压力的诱因持续存在，如肥胖、重体力劳动或高负荷锻炼等。

（3）不能除外术前未发现的其他病变引起持续反流症状。

处理：

（1）重点在于预防：提高手术技术；谨慎衡量药物治疗与手术的利弊；尽量去除增加腹腔内压力的诱因，如减肥、适当锻炼等。

（2）服用 PPI 类药物。

（3）部分患者需要再次手术治疗。

5. 切口并发症感染（wound complications）

发病率：包括切口感染，0.2% ~ 3.1%；切口疝或 Trocar 疝，为 0.1% ~ 3%。

原因：

（1）切口出血，血肿增加切口感染。

（2）切口缝合欠佳，不缝合或切口感染可能会增加切口疝的发生。

处理：

（1）重点在于预防。切口要彻底止血，5mm 以上的切口均需要缝合，尽量缝到腹膜，推荐使用专用缝合器缝合。

（2）如果发生切口感染积极引流、换药治疗。

（3）如果出现切口疝或 Trocar 疝则需要手术治疗。

6. 胃底折叠疝（herniation of the wrap）和（或）食管旁疝（paraesophageal hernia）

发病率：因术式及术后随访期限不同而有所差异，0.8% ~ 26%。

原因：术中折叠松弛，食管周围组织游离过多，食管裂孔未修补或修补不全，膈肌穿孔等有关。

处理：

（1）重点在于预防。术中适当游离食管，满足无张力折叠即可。

（2）避免嵌顿，必要时手术治疗。

7. 死亡（mortality）

死亡率：罕见，0.1% ~ 0.4%。

原因：较常见的原因是食管裂孔旁疝嵌顿、胃食管瘘、肠梗阻、肺栓塞等。除此之外还与患者年龄、合并症、全身状况有关。

处理：

（1）重点在于预防，严格把握手术适应证。

（2）术中操作要熟练，游离胃食管要谨慎，必要时放置引流。

（3）及时发现，及时处理并发症，可以预防病情恶化。

第六节　术后指导

外科患者术后指导与术前宣传教育一样，极为重要。目前在国内对公民的健康教育极为缺乏。有些患者患病后通过网络、图书等方式获悉相关知识，但是大多数患者没有这种条件及能力去获得专业性及权威性的健康知识，但患者毕竟是非专业人士，不一定能准确获得相关指导。虽然已经在术前详细介绍病情，术后交代需要注意事项，但是患者在经历手术以后才开始体会并期望进一步了解病情及相关注意事项。

手术结束后将患者送到复苏室（post anesthesia care unit, PACU）进行复苏，护士严密观察并护理。在此期间不需要家属陪护及护理。但是患者送回普通病房后一部分护理工作需要由患者家属来完成，所以术后教育在提高患者术后恢复质量、减少有些不必要的并发症方面发挥很大作用。术后指导根据手术方式不同而不同，腹腔镜手术患者术后恢复较开腹手术患者恢复快。开腹术后 7 ~ 10 天才能出院，腹腔镜术后 2 ~ 3 天就可以出院。以下为腹腔镜胃底折叠术患者术后指导。术后指导一般包括患者活动、饮食、切口护理、用药指导、随访等方面。

1. 活动

（1）手术当天可以下床活动，大小便自理。虽然患者已经清醒，但是精神软弱，下床需要有人搀扶。

（2）出院后可以步行、慢跑、从事日常家务。

（3）术后 3 周内避免举重物（重量不能超过 10 千克）或参加腹部可能被击中的体力活动。

（4）术后第 2 天可以淋浴。

（5）出院待不适症状完全消失后即可过夫妻生活。

（6）术后 48 小时可以开车，但是避免口服止痛药期间开车。

2. 饮食

（1）术后 1 周流质饮食，可以喝汤或其他喜欢的饮料。

（2）一定记住细嚼慢咽，分次吞咽任何液态或固态食物。

（3）可以吃奶酪、布丁或冰淇淋，但是吞咽之前需在嘴里溶解成液态。

（4）术后 1 周内不要吃固态食物，以免停留在食管人工瓣膜。

（5）1 周以后如果没有出现任何吞咽困难症状，可以过渡到半流饮食。

3. 切口护理

（1）一般出院时（术后第 2 或第 3 天）换药一次就可以。

（2）切口贴术后 1 周去掉，如果发现切口红肿或流脓等情况跟主管医师联系。

（3）切口处可能会有结痂，不能随意抠出，让其自然脱落。

4. 用药指导

（1）术后一般不需要继续服用烧心或反流相关药物，出院之前向主管医师咨询。

（2）腹腔镜术后一般不需要口服止痛药，如果需要选择溶液制剂。

（3）术后继续服用心血管系统、呼吸系统或内分泌相关药物。

5. 随访

（1）如果术后 1 周仍有吞咽困难、反流症状、腹泻、腹胀、胃胀气等及时联系主管医师。

（2）术后第 1 年每 3 个月随访 1 次，第 2 年开始可以 6 个月随访一次或向主管医师咨询。

（3）随访时需要做胃镜以了解食管炎愈合情况，有无反流等，便于决定是否继续服药。做上消化道造影检查以了解解剖学改变及有无裂孔疝或折叠疝等。

（4）如果条件不允许上述检查，可以在当地医院进行并向主管医师汇报。

（伍冀湘　田文阿力木江·麦斯依提）

参考文献

[1] Oti C, Mahendran M, Sabir N. Anesthesia for laparoscopic surgery[J]. Br J Hosp Med, 2016,77(1):24-28.

[2] Marano S, Mattacchione S, Luongo B, et al. Laparoscopic Nissen-Rossetti fundoplication for gastroesophageal reflux disease patients after 2-year follow-up[J]. J Laparoendosc Adv Surg Tech A, 2012,22(4):336-342.

[3] Bharatam KK, Raj R, Subramanian JB, et al. Laparoscopic Nissen Rossetti fundoplication: Possibility towards day care anti-reflux surgeries[J]. Ann Med Surg, 2015,4(4):384-387.

[4] Bachmann K,Wachowiak R, Rempf C, et al. Is Toupet fundoplication the procedure of choice for treating gastroesophageal reflux disease? Results of a prospective randomized experimental trial comparing three major antireflux operations in a porcine model[J]. Surg Endos, 2011, 25(10):3235-3244.

[5] Niebisch S, Peters JH. Update on Fundoplication for the Treatment of GERD[J]. Curr Gastroenterol Rep, 2012,14(3): 189-196.

[6] Dallemagne B, Perretta S. Twenty years of laparoscopic fundoplication for GERD[J]. World J Surg, 2011, 35(7): 1428-1435.

[7] Owen B,Simorov A, Siref A, et al. How does robotic anti-reflux surgery compare with traditional open and laparoscopic techniques: a cost and outcomes analysis[J]. Surg Endosc, 2014, 28(5): 1686-1690.

[8] Jr LJ, Smith RB. Intraoperative complications and management[M]. New York:Springer, 2015.

第九章

巴雷特食管

巴雷特食管（Barrett's esophagus, BE）是指食管下段复层鳞状上皮被化生的单层柱状上皮替代的一种病理现象，可伴有或不伴有肠上皮化生。1950年由英国心胸外科医生巴雷特首次报道，从解剖食管溃疡上证实了食管鳞状上皮内有柱状上皮的存在，但认为这种改变是食管裂孔疝所致，将此类上皮用自己的名字命名，称为巴雷特食管。

一、巴雷特食管临床症状及起源

主要表现为胃食管反流病（GERD）的症状，如烧心、反酸、胸骨后疼痛和吞咽困难等。巴雷特食管可能起源于以下 4 种细胞：①因为食管鳞状上皮的糜烂，骨髓来源的干细胞迁移至食管，发生肠化生；②胃食管连接处或者鳞柱交界区发生肠化生，同时向食管近端延伸；③因为食管鳞状上皮的糜烂，致使食管黏膜下腺管颈部的干细胞发生肠化生，并移行至上皮表面；④食管鳞状上皮基底层的干细胞发生了肠化生。

二、巴雷特食管的发病机制

巴雷特食管的发病机制公认的有两种学说：

1. 先天发育异常

在胚胎发育过程中，早期食管黏膜为柱状上皮，5 ～ 6 个月后食管柱状上皮开始从食管中段逐渐被鳞状上皮所取代，并向食管两端延伸。如此过程因某种原因被中断，则食管的部分柱状上皮会遗留于食管各段，造成巴雷特食管。发病年龄小于 15 岁者支持此学说。

2. 后天获得性

近年来流行病学资料发现，有接近 40％的患者并无 GRED 症状；进行内镜检查的普通人群只有 1％或更低比例可发现巴雷特食管，而在胃食管反流人群中检出率高达 10％ ～ 15％，巴雷特食管发病率的增加与 GERD 的增长相平行；认为反流物中的胃酸、胃蛋白酶、胆汁等刺激食管黏膜，炎症时氧化应激活跃，产生大量氧自由基，使食管鳞状上皮基底层内的上皮内干细胞发生基因突变，向腺上皮化生，形成巴雷特食管。胃液及十二指肠液等损害食管黏膜，可使黏膜丧失其屏障及抵抗 H^+ 的能力，使有害物突破黏膜保护屏障，作用于食管干细胞，诱导其分化。年龄大于 40 岁，并对患者行 24 小时 pH 值监测，可见酸及胆汁反流支持这一学说。其发生机制涉及两种假说，其一为干细胞分化紊乱学说；其二为转分化学说，虽然目前比较倾向前者，但至今仍无可靠的实验证据来否定后者。

三、巴雷特食管对人体的危害

研究表明，酸暴露可以加快巴雷特食管相关腺癌细胞系细胞的增殖，减少细胞的凋亡，增加肿瘤细胞的数量；反流物中的胆酸和胆盐会导致 DNA2a 的损伤，DNA2a 的损伤在巴雷特食管发生和发展中起一定作用。胃液中的胃蛋白酶、胰蛋白酶及脂肪酶可引起食管表层鳞状上皮溶解、细胞周围空泡形成，胆汁酸可诱导细胞形成囊泡，这些物质最终使巴雷特食管黏膜中的花生四烯酸增高，环氧合酶的表达增强，最终造成细胞的增殖、凋亡、转移，并促进肿瘤血管的发生。巴雷特食管可以通过特殊肠化生细胞→低度异型增生→高度异型增生→原位癌→浸润期腺癌的过程癌变。

四、巴雷特食管诊断

目前巴雷特食管无统一的诊断标准。2011 年 3 月美国胃肠病学会更新的巴雷特食管诊断标准中，要求必须同时满足以下两个条件：①内镜医师必须确定食管黏膜发生柱状上皮化生，并在病变处活检，送病理确诊；②病理医师在化生的柱状上皮中发现伴有杯状细胞的肠上皮化生；根据组织病理学及黏蛋白分类，消化道的肠上皮化生可分为完全型（Ⅰ型）和不完全型（Ⅱ型或Ⅲ型）；Ⅰ型其柱状细胞含有小肠吸收细胞特征、杯状细胞和大量的 Paneth 细胞，主要与慢性胃炎及萎缩性胃炎相关。不完全型肠上皮化生分为胃型（Ⅱ型）和结肠型（Ⅲ型），此两型 Paneth 细胞少见，并与反流性食管炎相关；按照日本则认为只要有柱状上皮，无论有无肠化生均可诊断为巴雷特食管。按照镜下形态，巴雷特食管可分为舌型、岛型、全周型。按照花生的柱状上皮长度，巴雷特食管分为长节段、短节段、超短节段 3 种。

我国中华医学会消化病分会于 2011 年 6 月 4 日在重庆召开的"全国第二届巴雷特食管专题学术研讨会"达成的共识认为：巴雷特食管是指食管下段鳞状上皮被化生的单层柱状上皮所替代的一种病理现象，可伴肠化生或不伴肠化生；同时认为巴雷特食管诊断应与内镜检查及病理学检查相结合：①活检取材，推荐四象限活检法，即常规从 GEJ 开始向上以 2cm 的间隔分别在 4 个象限取活检，每个间隔取 8 块以上的黏膜组织能有效提高肠化的检出率；对怀疑患者巴雷特食管癌变者，应每隔 1cm 进行四象限活检，提倡应用新型内镜技术进行靶向活检；②巴雷特食管内镜诊断标准的布拉格分类系统，它包括了周径（cm）和长度（m）两个方面。此系统明确了鳞柱线、胃食管连接线、柱状带的范围及除岛状以外的柱状黏膜的最大邻近范围用以确定巴雷特食管的长度。

目前染色内镜、窄带成像内镜、放大内镜等已应用于巴雷特食管的诊断，大大提高了临床诊断的准确度。

染色内镜又称色素内镜，于1966年由日本学者Yamakawa创立，根据不同黏膜组织与色素结合呈现不同颜色的原理，将色素通过各种途径导入内镜下要观察的黏膜，使病灶与正常黏膜颜色对比更加明显。临床上常用的染色剂有亚甲蓝、靛胭脂、碘溶液、刚果红、甲苯胺蓝、乙酸等。亚甲蓝：柱状化的食管上皮能够主动吸收美蓝呈现蓝色，而正常的食管黏膜不染色；卢戈碘液：正常食管黏膜的鳞状上皮中含有糖原，与卢戈碘液结合后呈棕褐色，而巴雷特食管上皮不染色；乙酸：可使柱状上皮表面细胞内胞质蛋白产生短暂、可逆变性，镜下可见食管上皮变苍白，巴雷特食管上皮呈微红色。目前临床上最常用的染色剂是亚甲蓝，因操作复杂，复合染色临床上少用。然而，大量数据表明，巴雷特食管及非典型增生的检出率在亚甲基蓝的导向活检和标准的四象限法之间没有显著差异。

内镜窄带成像技术（narrow band imaging, NBI）是一种全新的内镜下成像诊断技术，通过滤光器过滤内镜光源，留下窄带光谱，无须染色可增强黏膜的对比度，便可清楚地观察消化道黏膜表面的微细腺管形态及微血管形态，从而发现一些在普通胃镜下难以发现的病灶，更加精确地引导活检，提高病理诊断的准确率，有利于提高消化道癌前病变的检出率。

智能电子分光技术（Fuji Intelligent ChromoEndoscopy, FICE）是一新型的内镜诊断工具，利用不同波长穿透到黏膜的不同深度，被赋予红色（R）或绿色（G）或蓝色（B），达到电子染色的目的。不同组合的RGB可呈现不同的颜色及不同层次的深度，有利于观察黏膜表层结构、毛细血管形态结构，反映黏膜微细凹凸变化，增强黏膜表面血管和其他结构的可见度。

放大内镜与放大设备、高清晰屏幕等仪器相配合，可优化食管黏膜的可视度。在早期癌变的检测方面，与标准内镜相比，其已表现出更高的敏感性。增强放大内镜：乙酸溶液喷洒于黏膜表面可破坏黏液层中糖蛋白的二硫键，导致黏液变稀，容易被洗去，同时使柱状上皮表面细胞内胞质蛋白产生短暂、可逆变性，突出黏膜表面形态结构。增强放大内镜就是乙酸染色与放大内镜联合应用，镜下可见食管上皮变苍白，巴雷特食管上皮呈微红色，从而提高放大内镜对巴雷特食管肠化生上皮的检出率及靶病灶活检取材的准确度。虽然，研究表明，通过放大的 NBI，可以识别出巴雷特食管和高度不典型增生的相应血管形态，但一些前瞻性研究表明，NBI 的实际检出情况与内镜检查标准有不同之处。在检出巴雷特食管或不典型增生方面，NBI 与高分辨白光内镜无明显差异。

共聚焦激光显微内镜技术（简称共聚焦内镜）实现了普通电子内镜和组织学检查的同步，在内镜检查时可以得到黏膜放大 1000 倍的图像，实现活体组织学检查。

高清电子染色内镜（I-Scan 技术）被称为目前世界上最清晰、染色功能最完善的内镜影像系统，其最大的特色在于色调增强功能，突显消化道黏膜表层的微细形态。通过 I-Scan 的 V 模式及 P 模式观察巴雷特食管黏膜细微构造及微血管变化，有利于发现巴雷特食管黏膜的肿瘤性改变。

五、巴雷特食管的治疗

治疗目标是减轻腺上皮的不典型增生，预防癌变。

1. 预防巴雷特食管的形成和发展

饮食控制：巴雷特食管形成的根本原因在于反流物的反复刺激损伤导致的黏膜改变，研究证明超重和肥胖者糜烂性食管炎和食管腺癌的发病率比正常体质量者发病率高。所以治疗的根本在于控制饮食，适量运动，控制反流，减少反流物刺激。

药物治疗：抑酸剂是治疗反流症状及反流性食管炎的主要药物，有研究发现 PPI 治疗有助于减少巴雷特食管不典型增生，可使增殖细胞核抗原表达减少，认为 PPI 治疗对上皮内瘤变有效。此外，根据患者的症状和反流物内容，可考虑应用抗胆汁药、促动力药等其他药物治疗。

抗反流手术治疗：包括外科手术和内镜下抗反流手术，通过重建胃食管交界处的抗反流屏障降低反流时间、频率、量和高度等，只要任何一个反流参数改善，其相应反流症状就会得到一定改善，从产生机制上消除反流；对于巴雷特食管的远期疗效情况有待于进一步研究。

2. 消除巴雷特食管黏膜的方法

理想的治疗方法是彻底破坏化生上皮、不典型增生上皮，但不损伤深层组织，同时不产生狭窄和穿孔等严重并发症；目前常采用的内镜治疗方法有氩等离子凝固术、高频电治疗、激光治疗、射频消融、光动力治疗、内镜下黏膜切除术等。

　　内镜下黏膜切除术（endoscopic mucosal resection, EMR）是通过内镜利用电流接触人体时产生的热效应，使病灶组织凝固、坏死，达到凝固切割的目的。近年来常被用于治疗巴雷特食管合并 HGD 和（或）黏膜内腺癌，常用的技术包括透明帽辅助内镜下黏膜切除术（EMR with a cap, EMRC）和套扎器辅助内镜下黏膜切除术（EMR with ligation, EMRL）。主要用于切除巴雷特食管患者内镜检查时发现的 1.5cm 以下的结节状或浅溃疡性病变，其过程包括黏膜下注射肾上腺素生理盐水，抬举征阳性后，予圈套器电凝切除，较大病变也可应用多环圈套器进行分次或分块切除。EMR 有器械设备要求不高、操作简单、安全性较高等特点；近期的研究也表明，内镜下黏膜切除术治疗伴有高度异型增生的巴雷特食管患者有着与手术几乎相近的成功率。主要并发症是食管狭窄，最近有研究报道狭窄的发生率可高达 88%。

　　光动力治疗（photodynamic therapy, PDT）是通过静脉注射或口服光敏剂，利用其在肿瘤和异常组织中高浓度集中，再用特定波长的激光照射光敏物质集中的组织，所产生的光化学能量及氧自由基能破坏巴雷特上皮；通过特定波长的激光照射浓集在生长异常组织中的光敏剂发生光动力学反应，产生的单线态氧等活性氧物质灭活病变组织，而未经照射的正常组织内光敏剂随后排出体外不造成损伤。常用的光敏剂包括卟吩姆钠和 5- 氨基酮戊酸（5-ALA）。虽然 PDT 对清除巴雷特上皮有效，但仍有不少并发症，如食管狭窄（20%）、光过敏（18%）、心脏并发症（2%）、食管穿孔（1%）。因此，未来 PDT 应用于巴雷特食管还需不断改进光敏剂，进一步探索照射方法，减少不良反应及并发症。

　　内镜下黏膜剥离术（endoscopic submucosal dissection，ESD）是指在内镜下经黏膜下层，将病灶与其下正常的黏膜下层逐步剥离，以达到将病灶完整切除的目的。ESD 较 EMR 更能降低病变残留率及复发率，但由于 ESD 对操作医师技术要求较高且操作时间长，出现出血和穿孔等并发症率高，在一定程度上制约了其在巴雷特食管治疗中的应用。

　　冷冻疗法（cryotherapy）是内镜领域中一种相对较新的烧灼技术，是通过内镜将液氮或二氧化碳喷洒于病变部位，在骤冷的状态下导致细胞破坏、组织缺血坏死，从而达到治疗目的。冷冻疗法最常见的不良反应是不适和食管狭窄冷冻疗法可以安全有效地根除巴雷特食管合并 HGD，近期疗效较好，且操作简便，但需长期随访以积累更多经验。

　　射频消融治疗产生的射频电流通过组织产生电磁场，使局部的带电离子快速震荡，相互碰撞以及摩擦产生热能，使组织水分气化、蛋白质凝固和细胞凋亡。射频治疗的特点是脱水凝固后的组织产生巨大阻抗，阻断射频电流，组织损伤深度得到有效控制。射频消融治疗已开展几十年，与 EMR、光动力治疗相比，有较高的安全性，不良反应较少；但需长期随访以积累更多经验。

氩离子凝固术（argon plasma coagulation, APC）是通过一种非接触性的凝固技术，可通过电离的氩气将高频电能传送至病变组织表面，使其发生凝固变性甚至坏死。此治疗可起到止血和破坏有关组织的治疗作用，治疗深度易于控制，操作简单，安全性高，并发症少，创伤小，穿孔出血等并发症发生率低。且已经证实，APC 结合抑酸剂治疗巴雷特食管短期效果确切有效，能逆转化生黏膜且诱导鳞状上皮再生。

热探头（heater pro）巴雷特食管治疗是通过其机械压迫和高温热传导作用到病变组织，使其脱水、凝固和烧灼从而达到治疗目的。但在随后的随访过程中发现停用奥美拉唑后是否复发可能与巴雷特上皮的长度有关。因此，需进一步探究热探头在巴雷特食管中的应用并不断积累随访资料。

激光疗法（laser treatment）是通过激光产生的热能效应作用于病变黏膜，造成深层组织的损伤。各种激光包括钕 - 钇铝石榴石（Nd:YAG）激光，磷酸钛氧钾：钇 - 铝石榴石（KTP:YAG）激光，和氩激光等；激光疗法的并发症主要为食管狭窄、出血等。激光疗法对短段巴雷特食管患者治疗效果较好，但有报道其需反复多次治疗。

多极电凝术（multipdar electrocoagulation, MPEC）是通过内镜活检通道的探头传递电能到病变黏膜，达到破坏组织治疗疾病的目的。多次应用MPEC 治疗成功消融整个巴雷特食管的概率通常为 80% ~ 90%。Sampliner等采用 MPEC 联合奥美拉唑（40mg, 2 次 /d）治疗 58 例巴雷特食管患者并随访 6 个月，结果 85% 的患者内镜下证实得到逆转，78% 内镜和组织学证实得到逆转，4 例（6.9%）残留肠上皮化生。表明非异型增生的巴雷特食管患者大多数能够通过 MPEC 联合抑酸剂逆转巴雷特食管上皮。MPEC 治疗的并发症主要是出血、一过性的胸部不适、吞咽困难和食管狭窄等，MPEC 治疗巴雷特食管后需定期内镜检查和活检。

3. 手术治疗

根据中华医学会消化病分会"全国第二届巴雷特食管专题学术研讨会"达成的共识，对限于黏膜层的早期癌症及伴 HGD 的巴雷特食管，行内镜或手术治疗能达到相似效果，如何选择，根据患者意愿及医师经验而定。

六、巴雷特食管患者的筛查和随访

对于普通人群和单纯胃食管反流病患者，不建议常规筛查巴雷特食管，对于2个及以上危险因素者，建议内镜筛查，已确定的风险因素包括年龄较大、男性和有反流症状史。目前尚不确定小于1 cm的节段是否与食管腺癌风险增加相关，BSG指南指出，如果最大长度小于3 cm，应3～5年复查一次内镜，如果超过3 cm，则每2～3年复查一次；对于发现糜烂性食管炎，但不能确定的异型增生的炎症和溃疡等，应进行抑酸治疗，并在6个月后复查胃镜。对伴轻度异型增生者，第1年应每6个月复查1次内镜，若异型增生无进展，可每年复查1次。遇到高度异型增生时，通过两名胃肠病理专家分析样本后，患者应被转诊至三级中心，考虑复查内镜、再次活检，确诊后行内镜下切除术或根除治疗。

目前对于巴雷特食管的自然进展仍缺乏共识，需要可靠的生物标志物来帮助诊断和区分哪些巴雷特食管患者有发展为腺癌的风险。基因表达分析、表观遗传学和蛋白组学等技术已被用于巴雷特食管和食管腺癌；研究表明，核p53表达的免疫组织化学可以预测存在异型增生巴雷特食管患者的进展风险；但是，目前仍缺乏可靠的生物标志物，使我们能够预测巴雷特食管患者的风险。

（田书瑞　胡志伟　吴继敏）

参考文献

[1] Hutchinson L, Stenstrom B, Chen D , et al. Human Barrett' s adenocarcinoma of the esophagus, associated myofibroblasts , and endothelium can arise from bone marrow-derived cells after allogeneicstem cell transplant[J] . Stem Cells Dev, 2011, 20:11-17.

[2] 中华医学会消化病学分会 . Barrett 食管诊治共识 (修订版 2011 年 6 月重庆)[J]. 胃肠病学 , 2011, 16(8): 485-486.

[3] 卢玉杰 , 苏秉忠 . Barrett 食管的研究现状及问题 [J]. 内蒙古医学杂志 , 2012, 44(19): 15-18.

[4] 吴华清 , 张立卫 , 刘东国 , 等 . Barrett 食管内镜诊断的研究进展 [J]. 中华消化病与影像杂志 (电子版). 2015, 5(3): 45-48.

[5] 胡志伟 , 汪忠镐 , 吴继敏 , 等 . 胃食管反流相关呼吸疾病及其外科治疗策略 [J]. 临床误诊误治 , 2013, 26(7): 62-66.

第十章

食管裂孔疝

赵怡欣　李俊生　嵇振岭　宋斌　吴云桦

第一节 食管裂孔疝概述

食管裂孔疝是指腹腔内脏器（胃、肠管、网膜等器官或者组织）通过膈食管裂孔进入胸腔中所引起的疾病，是一种常见的消化系统疾病。其发病率随着年龄的增长而增加，在西方人群中，55%～60%50岁以上的人患有食管裂孔疝。肥胖、慢性便秘、慢性阻塞性肺疾病等引起腹内压增高的因素也可促进食管裂孔疝的发生。食管裂孔疝症状多种多样，与食管裂孔疝的分型、大小等因素而不同。其主要症状与胃食管反流病（GERD）相关，主要表现为烧心、反流等，其他症状还包括吞咽困难、上腹痛或胸痛以及肾性贫血等。食管裂孔疝的分型分为滑动型（Ⅰ型）、食管旁疝（Ⅱ型）、混合型（Ⅲ型）和复杂型（Ⅳ型）四种类型，每种类型的表现和并发症不尽相同，诊断主要通过上消化道造影、CT、胃镜及测酸、测压等检查来确定。具体分型如下：Ⅰ型食管裂孔疝（滑动型）的特征是胃食管结合部（gastroesophageal junction, GEJ）膈上移位，而胃和胃底仍然在 GEJ 下方，在腹腔内的固定的位置。Ⅰ型食管裂孔疝是最常见的类型，临床表现是胃食管反流病（gastroesophageal reflux disease, GERD），这是由于 GEJ 和食管下括约肌（lower esophageal sphincter, LES）的正常解剖特征扭曲所致。Ⅱ型、Ⅲ型和Ⅳ型食管裂孔疝占所有食管裂孔疝的 5%～15%，这些患者的解剖缺陷是胃疝入胸腔，这是由于胃脾和胃结肠韧带松弛以及膈肌脚变形所致。Ⅱ型疝是由于胃底疝入膈食管膜的局部缺损引起的。在这种情况下，胃底位于膈肌脚的上方，而 GEJ 位于膈肌的下方。Ⅲ型疝则是Ⅰ型和Ⅱ型疝的结合，其特点是 GEJ 和胃底通过食管裂孔疝入，通常进入左后胸腔。Ⅲ型疝约占真正的食管旁疝气的 90%，当食管裂孔扩大时，会将更多的胃拉入左侧胸腔。Ⅳ型食管裂孔疝是由于较大的膈食管膜缺损导致的胃和非胃器官（如结肠、小肠或脾脏）进入疝囊。由于食管裂孔扩大和松弛，会引起相关的临床并发症，包括消化道梗阻、胃扭转，甚至缺血。

无症状的滑动型食管裂孔疝患者通常不需要手术治疗，有反流性症状的滑动型食管裂孔疝建议选择手术治疗。无症状食管旁疝患者的手术治疗也存在争议，所以，建议对无症状的食管旁疝患者需要参考患者的合并症、年龄、手术风险进行个体化评估，而对所有有症状的患者建议手术治疗，避免胃扭转、坏死、穿孔等并发症发生。

第二节　解剖及病理生理学

（一）膈肌和食管裂孔的解剖

膈肌是位于胸腔与腹部之间的扁平穹隆状纤维肌肉结构。其中央为中心腱，周围的肌肉纤维起自胸廓下口周围和腰椎分为前方胸骨部、外侧肋骨部和后方腰椎部。肌肉纤维的收缩导致膈肌纤维中心的纵向位移，对呼吸、循环起主要作用。膈肌上有三个裂孔：腔静脉裂孔内有下腔静脉和膈神经的分支穿过；主动脉裂孔内有主动脉和伴随的胸导管穿过；食管裂孔内有食管和两条迷走神经穿过。

食管裂孔，是膈肌上的一个裂隙状开口，是左右膈肌脚所包围的空间，大多数情况下由右侧膈肌脚分出深、浅层肌束形成，呈反泪滴状。膈肌脚主要由增厚的膈肌和腹膜及纤维结缔组织组成，大部分行程中与椎体紧密连接向上走行，仅当围绕食管拱起时才向前倾斜，在食管前以剪刀状方式相互交叉。膈肌脚由食管的后方走向前方，在主动脉前面交叉形成正中弓状韧带，然后进一步向后。右膈肌脚固定在上三个腰椎的前纵韧带的纤维上，而左膈肌脚固定在上两个腰椎的前纵韧带上。在上方，膈肌脚的弓和肩部插入膈膜的中央肌腱。在正常情况下，食管固定在膈肌上，膈肌对远端的食管起到支撑的作用，因此胃不能通过裂孔移位到纵隔中。下端食管固定的主要约束结构是膈食管韧带，它将远端食管悬吊，膈食管韧带是这个固定机制的核心。膈食管韧带是由膈下表面的腹内筋膜形成，该韧带是一纤维性结缔组织鞘，胸内筋膜和横肌筋膜的融合体，环绕并支撑食管。在食管远端向上反折，靠近鳞柱交界处，并在 GEJ 上方延伸约 1cm 与食管环形肌融合，可将食管下段及胃食管连接部固定。这种组织和韧带允许在呼吸和吞咽过程中食管和膈肌的独立运动。这种解剖关系也维持了 GEJ 位于膈裂孔远端。因此，鳞柱交界处的轴向位置通常在膈肌裂孔内或稍远，并被膈肌脚包围。除了维持食管胃区域与膈肌固定的作用外，膈食管韧带还关闭了食管和膈肌之间的潜在空间，使其成为食管裂孔疝发病机制中需要考虑的关键因素。随着年龄的增长，膈食管韧带中弹性组织逐渐减少，增加其松弛度并增加发生食管裂孔疝的风险。

（二）食管下括约肌的解剖和抗反流机制

当防御因素和攻击因素之间存在不平衡时，便可能会发生 GERD。防御因素包括 GEJ、食管酸清除和组织抵抗力。攻击性因素是胃因素，如胃酸分泌、胃排空延迟等。GEJ 是食管反流损伤的第一道防线，当该屏障受损时，病理性反流便会发生。GEJ 上方的远端食管环形肌层增厚称为食管下括约肌（LES）。LES 的长度通常为 2.5 ~ 4.5cm，上部位于裂孔内，下部位于腹部。LES 作为抗反流机制的重要组成部分，事实上不是一个真正的解剖括约肌，它被定义为使用压力感受器从胃向食管内测量压力时的第一个高压区域。食管远端腹内段暴露于腹内正压，作为一个额外的压力屏障提升 LES 的抗反流功能。膈肌脚对食管下端包绕起到"弹簧夹样"夹闭作用，也可防止胃食管反流。此外，His 角在抗反流中亦有重要作用，为腹段食管左侧与胃底构成的锐角，胃内高压时胃底扩张挤压食管使 His 角变小可起到活瓣作用，防止反流。

胃食管反流病常伴有食管裂孔疝。尽管任何类型的裂孔疝都可能导致 LES 功能不全，但最常见的是 I 型食管裂孔疝，即滑动型食管裂孔疝。当 GEJ 不能被膈食管韧带维持在腹腔内时，就发生 I 型食管裂孔疝，膈食管韧带是腹腔内腹膜的延续，此时，贲门在后纵隔和腹膜腔之间来回移动。小的滑动型食管裂孔疝并不一定引起贲门功能不全。尽管具有典型胃食管反流病症状的患者可能有食管裂孔疝或食管旁疝（paraesophageal hernia, PEH），但这些疝既不必要，也不足以诊断胃食管反流病，因此，许多滑动型食管裂孔疝患者没有症状，也不需要治疗。

（三）食管裂孔疝发生的病理生理学

当胃或腹内脏器通过食管裂孔突出进入后纵隔时，就会发生食管裂孔疝。许多理论旨在解释这一解剖学发现的病因，主要与以下几个因素有关。其中一项假设是，胃酸暴露增加引起食管黏膜损伤，透壁损伤可能会导致食管缩短，从而将 GEJ "拉"到食管裂孔水平以上。这会导致 LES 和膈肌脚错位，从而破坏保护性解剖防御机制。LES 的近端移位将 GEJ 牵拉到胸部的负压环境中，从而降低 GEJ 处的压力梯度，并消除了 His 角的活瓣功能。此外，拉伸的膈食管韧带的侧向牵引会进一步损害 LES 功能。腹腔内压力升高被认为是另一项重要因素，随着腹内压增高，胃内容物容易直接进入食管，促进胃食管反流。胸内负压和腹内正压形成的跨膈压力梯度对 GEJ 施加持续的向上推力。由于胸腔内负压增加，限制性肺疾病可能会增加跨膈压力梯度，肥胖、怀孕、便秘、尿路梗阻、慢性阻塞性肺疾病伴慢性咳嗽等导致腹内压升高的因素可进一步加重食管裂孔疝。膈肌及食管裂孔周围组织薄弱导致结缔组织完整性受损也可能在食管裂孔疝的形成中起作用。食管裂孔疝被描述为一种细胞外基质疾病，胶原代谢改变被认为是重要原因。因此，有合并症和退行性疾病的老年患者更容易患食管裂孔疝。此外，遗传因素也可能是一个原因。

食管裂孔疝根据解剖学特征通常分为 4 种类型。滑动型食管裂孔疝（Ⅰ型）是最常见的类型，占所有病例的 90% 左右。其特征是 GEJ 移位到膈食管裂孔上方，胃仍然保持正常解剖位置。大多数患者症状隐匿，因此容易漏诊。部分患者同时患有 GERD，主要症状包括胸骨后烧灼样疼痛、反流等。食管旁疝（Ⅱ型）较少见，是由膈食管韧带局部缺损引起。与滑动型疝不同的是，GEJ 保持在其正常位置，而胃的一部分从食管左前方通过食管裂孔向胸腔突出。大部分患者可能不伴有 GERD，因为抗反流屏障较完整，此外疝出的胃位于心包和脊柱之间，压迫食管并防止胃反流。在某些情况下，患者可能会出现全胃翻转疝入胸腔，其幽门高于 GEJ，易导致胃扭转而发生梗阻、嵌顿和穿孔等严重并发症。混合型食管裂孔疝（Ⅲ型）兼有滑动型食管裂孔疝和食管旁疝的特征，除胃底和胃体外，GEJ 也会向膈上移位，因此包括两者的典型症状。复杂型食管裂孔疝（Ⅳ型）是指除了胃之外，包括大网膜、结肠、小肠或者脾脏等器官和组织通过较大的食管裂孔缺损向胸腔的疝出。常见的表现包括餐后饱胀或疼痛、吞咽困难、缺铁性贫血和反流引起的误吸。

临床上，大多数食管裂孔疝患者没有临床症状，经常在影像学检查或手术过程中偶然发现。在相对较小比例的患者中，可能容易发生反流，甚至加剧原有的反流症状。食管裂孔疝的一般病理生理包括由相关的食管炎和溃疡引起的出血，可导致贫血。在极少数患者中观察到的并发症是嵌顿性食管裂孔疝。如上所述，Ⅰ型食管裂孔疝是最常见的类型，其病理生理征象包括血红蛋白丢失、反流、吞咽困难、胸痛和慢性咳嗽，主要是由于胃食管交界处疝入胸腔所致。Ⅱ、Ⅲ、Ⅳ型食管裂孔疝不如Ⅰ型常见，但会引起许多并发症，其基本病理生理特征是胃黏膜溃疡样生长引起的贫血，以及餐后胃酸反流、胸痛和食管排空减慢，甚至胃扭转、肠梗阻等。

（赵怡欣　李俊生）

参考文献

[1] Petrov RV, Su S, Bakhos CT, et al. Surgical anatomy of paraesophageal hernias[J]. Thorac Surg Clin, 2019, 29(4):359-368.

[2] Roman S, Kahrilas PJ. Mechanisms of Barrett's oesophagus (clinical): LOS dysfunction, hiatal hernia, peristaltic defects[J]. Best Pract Res Clin

Gastroenterol, 2015, 29(1):17-28.

[3] Boeckxstaens GE, Rohof WO. Pathophysiology of gastroesophageal reflux disease[J]. Gastroenterol Clin North Am, 2014, 43(1): 15-25.

[4] Mikami DJ, Murayama KM. Physiology and pathogenesis of gastroesophageal reflux disease[J]. Surg Clin North Am, 2015, 95(3): 515-525.

[5] Siegal SR, Dolan JP, Hunter JG. Modern diagnosis and treatment of hiatal hernias[J]. Langenbecks Arch Surg, 2017, 402(8): 1145-1151.

第三节　诊断与治疗

一、分类

食管裂孔疝的发病率约为 10%，在高发地区可以高达 50%，可见这是一种常见病、多发病，其发病率与年龄及肥胖呈正相关。国际上根据解剖位置将食管裂孔疝分为Ⅰ-Ⅳ型。Ⅰ型疝：滑动型 HH，胃食管连接部迁移至膈肌上方。胃保持在其正常的形态，胃底低于胃食管连接部。Ⅱ型疝：食管旁疝（paraesophageal hernias），胃食管连接部保持在其正常的解剖位置，一部分胃底通过膈肌裂孔食管旁疝入胸腔。Ⅲ型疝：是Ⅰ型和Ⅱ型的混合型疝，胃食管连接部和胃底一起通过食管裂孔疝入胸腔，胃食管连接部和胃底均位于膈肌。Ⅳ型疝：Ⅳ型食管裂孔疝的特点是除了胃以外，还有腹腔内其他脏器如大网膜、结肠或小肠在疝囊内（图 10-1）。不同类型疝的位置、发病率以及临床症状不同（表 10-1）。

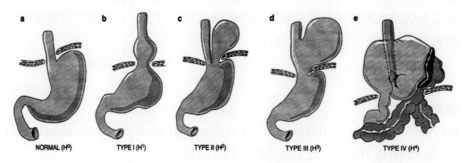

图 10-1　不同类型的食管裂孔疝

表 10-1 根据胃食管连接部的位置和症状的食管裂孔疝分型

分型	胃食管连接部位	发病率	症状
I	食管裂孔上	>90%	无症状或有胃食管反流症状
II	正常位置	<1%	无症状但可以发生绞窄或梗死
III	膈上	5%	反流或可能梗死
IV	膈裂孔上	<1%	扭转、梗阻和（或）出血

二、临床表现

食管裂孔疝的临床表现主要有烧心，指胸骨后灼烧感等食管反流病的表现。反流指胃内容物向咽部或口腔方向流动的感觉。胸痛、上腹烧灼感、上腹痛、上腹胀、嗳气等为 GERD 的不典型症状。胸痛患者须先排除心脏因素后才能进行 GERD 评估。可伴随食管外症状，包括 咳嗽、中耳炎、咽喉部位症状、哮喘等。

食管裂孔疝一旦出现症状，其表现与 GERD 的临床症状几乎无异，同时当疝内容物较大压迫心肺、纵隔，可以产生气急、心悸、咳嗽、发绀等症状。对食管形成挤压时可有胸骨后有哽咽感或吞咽障碍。

三、诊断

大多数患者需要进行食管、胃十二指肠镜检查，食管吞钡检查，高分辨率测压和 pH 监测。胸部和腹部 CT 是诊断的关键，胸部 X 线片也有一定帮助。实验室检查没有意义。

注意滑动性食管裂孔疝的发病率随年龄增长而增加。滑动裂孔疝可能与其他任何诊断并存。食管旁疝多见于曾做过膈肌手术或腹部手术的患者。诊断中严重的错误是将患者的症状 [特别是胸痛、胃脘痛、恶心和（或）呕吐、呼吸短促] 归因于滑动裂孔疝，而没有继续对其他并存疾病进行诊断评估。

（一）影像学检查

1. 胸部 DR 平片

胸部 DR 检查表现为心脏后气液平面。小肠或结肠疝入胸腔时可出现气体影。如疝内容物不含气体，则表现为心影局部密度增高，左侧心膈角模糊或消失。注意有时可能将膈膨升或肺空洞误诊为食管裂孔疝。

2. 食管造影

食管造影检查有助于判断食管裂孔疝的大小、位置以及其可复性。还可以评估反流导致的食管蠕动功能障碍以及辨别食管狭窄。动态观察钡剂可以了解食管运动的障碍，但是要注意急性胃出口梗阻的患者在行钡剂检查的情况时要避免吸入性肺炎。上消化道造影性吞咽动作时在膈肌上方出现一球形结构，为膈壶腹。可以根据膈壶腹上下缘的位置或膈裂孔上出现胃黏膜影诊断食管裂孔疝。食管裂孔旁疝会出现造影剂沿食管贲门流入胃腔而后进入膈上的疝囊中的征象，食管造影对小的食管裂孔疝的确诊存在一定难度（图 10-2）。

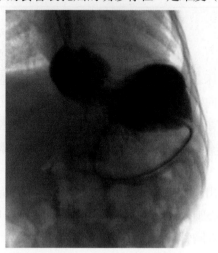

图 10-2　食管裂孔疝食管造影

3. 计算机断层扫描（CT）

CT 对食管裂孔疝的诊断具有特殊性。但怀疑脏器扭转时，宜首选 CT 检查。二维或三维 CT 扫描可清晰地显示疝的位置、大小、疝入胸腔的器官以及与周围的关系。如果发生肠梗阻和勒死，可观察到扩张的肠段，并观察胸腔和腹腔内的气液水平。当采用 CT 增强扫描时，胃壁与疝囊囊壁成像均匀一致，能够清晰显示解剖层次并确定疝囊成分，可作为上消化道造影的补充检查。

目前，食管裂孔的解剖学测量研究不多。有研究表明，使用多排螺旋 CT（multidetector computed tomography, MDCT）并运用多平面重建（multiplanar reconstruction, MPR）技术测量体内食管裂孔面积。通过使用双斜校正技术来获得裂孔的解剖平面，这个方法可以测量食管裂孔面积（HAS），而 HAS 是决定食管裂孔疝是否需要补片修补的指标（图 10-3）。

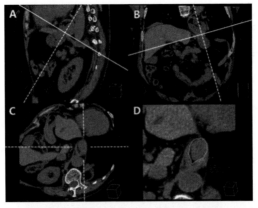

图 10-3　食管裂孔疝患者的胸腹部 MDCT 平扫数据

4. 食管胃十二指肠镜（EGD）

上消化道内镜检查可以确定是否存在糜烂性食管炎或巴雷特食管。在内镜下，胃食管连接与食管裂孔压迹距 >2cm 即可诊断滑动型食管裂孔疝，倒镜观察可见疝囊增大。食管旁疝表现为胃大弯侧可见疝在食管裂孔旁脱出，内经进入疝囊后，可见胃黏膜皱襞。混合型疝兼有滑动型疝和食管旁疝的内镜特点，但内镜对食管裂孔疝的分型存在一定的局限性。主要用于检查反流和食管炎症的程度。

（二）其他检查

1. 食管测压

食管裂孔疝常常引起食管动力功能异常。食管测压可以反映从咽到胃的连续压力参数。可以显示膈肌脚、食管下括约肌（LES）以及呼吸反转点的位置。呼吸反转点是在深吸气时腹内压增加并伴随胸腔内压下降，测压探头在胃内压力为正向，在胸腔食管内为负向，由于吸气时膈肌下降，位于膈肌水平的探头出现先正向后负向的偏转，即所谓的呼吸反转点。正常情况下，LES 与膈肌收缩产生的高压区重合，而食管裂孔疝患者则出现高压区分离。呼吸反折点和高压区分离是食管裂孔疝诊断的典型表现。

通过新的高分辨率测压仪（HRM），可以计算出裂孔疝滑动部分的大小，LES 的压力和食管蠕动质量的信息。此外，HRM 可以使 pH 探头正确地放置在 LES 上边界以上 5cm 的位置。在 Ⅲ 型 HH 的老年患者中，压力测量和 pH 监测往往被忽略。对于食管旁裂孔疝的患者，将测压导管放置在食管下括约肌和膈下是困难的（图 10-4）。

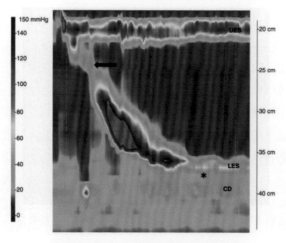

图 10-4 滑动性食管裂孔疝食管测压图

2. pH 监测

pH 监测对诊断食管裂孔疝的相关性有限，但对于确定滑动食管裂孔疝患者食管胃酸暴露程度至关重要。动态 pH 监测用于确定是否存在异常反流，以及患者经历的症状与反流发作之间的相关性。这是计划胃食管反流合并胃底折叠的手术治疗前的关键。

核医学研究、经食管超声心动图和内镜超声，也可以证实食管裂孔疝，但通常不作为常规首选。

（三）诊断方法的评估

上消化道内镜检查和食管吞钡检查是常用的诊断方法。在检测滑动型食管裂孔疝方面，食管造影比内镜检查更敏感，在肥胖人群中更是如此。如果需要获取额外的信息，可以进行 CT 扫描。食管裂孔疝有时以急症为首发表现，如急性腹痛和呕吐，可引起胃扭转造成胃梗阻或缺血，可先用鼻胃管减压，然后行胸部平片和内窥镜检查。急诊患者的过度检查可能导致治疗延误和不良后果。CT 扫描可能在诊断困难的情况下具有特殊的作用。

四、鉴别诊断

由于食管裂孔裂通常是偶然发现的，胸部或腹部影像学有其特征，一般没有特定的鉴别诊断。然而，确定食管裂孔疝的类型是重要的。如果患者有症状，通常是 GERD 症状，因此，需要区别食管炎、胃炎、消化性溃疡、食管运动障碍或功能性消化不良。

五、治疗

（一）治疗策略

食管裂孔疝伴有胃食管反流症状可以先行内科治疗，其目的是治愈食管炎，改善胃肠动力。美国胃肠与内镜医师协会（Society of American Gastrointestinal and Endoscopic Surgeons，SAGES）食管裂孔疝诊疗指南建议1：I 型滑动型疝不伴胃食管反流症状者一般不需要手术；所有有症状的食管旁裂孔，特别是有急性梗阻症状或有过胃肠扭转史的患者都应该接受手术治疗；完全无症状的食管旁疝不是手术的常规选择；手术的选择要综合考虑患者的年龄和合并症等因素；急性胃扭转有时需要施行部分胃切除的胃减容手术。手术的目的是通过加强食管裂孔，将胃等疝内容物回纳，恢复胃食管交界的正常解剖结构和功能。

（二）基础治疗

控制体重，少食多餐，睡前 2～3 小时不吃饭，不吃巧克力、酒精、咖啡因、辛辣食物、柑橘类和碳酸饮料等"触发"食物，睡觉时将床头抬高 20cm 等，都利于减轻或缓解症状。

（三）药物治疗

PPI 是治疗食管反流的主要药物。此外，抗组胺药物 H2 受体拮抗剂亦可用于食管裂孔疝的治疗。抑酸药可以减轻烧心、胸骨后疼痛等症状，但对增加 LES 压力、改善食管蠕动功能并无效果。因此，对症状严重的食管裂孔疝需要合用促胃肠动力药物以提高食管动力，促进胃排空以减少胃内容物反流对食管的刺激。根据美国胃肠病学学院（American College of Gastroenterology, ACG）的研究，8 周 PPI 疗程是 GERD 症状缓解的首选疗法，不同类型 PPI 之间的疗效无重大差异。

目前的建议是使用足以控制症状的最小剂量 PPI。其他替代药物包括 H2 受体拮抗剂和抗酸剂。中度症状的患者可按需使用这些治疗，接受 PPI 治疗但症状持续的患者应调整药物。

食管旁疝是胃底已移至横膈上方，因此梗阻的风险很高。大多数出现食管旁疝症状的患者使用质子泵抑制剂、组胺受体拮抗剂或抗酸剂等药物治疗几乎或没有缓解。

指南中不推荐使用促动力药物，既不推荐作为单药治疗，也不推荐作为附加治疗，目前没有证据支持其在 GERD 相关的食管裂孔疝治疗中的疗效。

（四）手术治疗

手术的原则是胃还纳复位、切除多余疝囊、闭合食管裂孔、提高 LES 压力、胃固定术和胃底折叠术。手术途径可以经胸或经腹。手术方法有传统开放手术、腹腔镜手术、机器人手术。随着微创外科技术的普及和推广，腹腔镜食管裂孔疝修补术是当前的主流方法，由于多数病例存在解剖位置和形态的改变，腹腔镜修补食管裂孔疝是一个复杂的手术，但腹腔镜手术具有创伤小、恢复快、并发症少等优势，逐渐成为治疗食管裂孔疝的首选术式。

近年来，随着达芬奇机器人的引进在国内越来越多，加之机器人手术系统的 3D 显像、多自由度操作等特点，尤其在食管裂孔闭合、补片缝补固定等方面很有优势，逐步成为新的手术平台的选择。但无论是腹腔镜修补还是机器人修补，食管裂孔疝修补手术均应注意如下几个方面。

1.胃短血管离断

如果需要胃底折叠，涉及胃短血管的游离。对于胃大弯胃底处大网膜薄的患者，可能不需要离断胃短血管。如果胃底折叠张力大、折叠瓣包绕困难，则需要离断胃短血管，这在 SAGES 指南里给出的证据很强。但是，胃短血管的离断范围却没有任何建议。此外，该指南特别注意到 5 项前瞻性研究中均没有发现胃底血管离断与术后吞咽困难以及反流有关，但胃短血管离断会延长手术时间，尤其是广泛的血管离断会加重术后腹胀的发生率。由于胃短血管的广泛离断有一定的临床损害，因此不能常规推荐。

2.迷走神经保护

SAGES 指南里并没有提到迷走神经保护问题。迷走神经负责对消化道的交感神经控制，并增强胃肠动力。神经纤维穿过食管左右两侧的前支和后支，到达胃。神经损伤或完全去神经的后果目前并不完全了解。理论上，迷走神经损伤会发生术后迷走神经切除综合征，这些症状包括胃排空延迟、腹泻、复发性溃疡、胆结石形成。迷走神经应该受到保护，但是迷走神经切段有利于胃食管连接部的分离，可以延长食管 3 ~ 4cm。但是，目前没有足够的证据说明迷走神经保护的重要性。

从现有资料看来，在食管裂孔疝的游离过程中，应特别注意保持迷走神经的完整是合理的。如果食管游离度不充分，可加行迷走神经后支切断术。然而，当疝囊完全分离时，食管可以游离到气管分叉处，即使没做迷走神经切断术也可以游离到腹部。

3.裂孔的闭合

膈肌角成形术是食管裂孔疝修补术的关键步骤之一，在 SAGES 指南中属于强力推荐。在抗反流手术中，当食管裂孔大时，推荐关闭膈肌角。有研究表明前脚闭合可能会减少术后吞咽困难的发生。但是，前脚或后脚闭合并没有明显的差异。无张力和食管没有狭窄才是重要的手术原则。另外，采用后脚关闭需要注意左右膈肌脚的对称性。

4. 胃底折叠术

在滑动性疝的修补中，胃底折叠术是重要的步骤，但并非常规措施。手术前需要进行评估反流的程度以便决定是否需要施行胃底折叠术。指南和文献中关于折叠的程度也就是 Nissen、Toupet、Dor 三种方法，到底哪一种优先考虑并没有足够的证据。但短期随访研究显示，部分折叠术对减少术后吞咽困难、再手术率，提高患者满意度，控制胃食管反流症状均有明显的益处。目前强烈推荐可以通 56 F 探子的 1 ~ 2cm 的完全胃底折叠术，或者大于 3 cm 的部分胃底折叠术。

5. 补片加强

食管裂孔疝补片加强修补是目前推荐的方法。SAGES 在 2010 年调查了 5 486 例食管裂孔疝修补的数据，德国 Herniamed 调查了 17 328 例食管裂孔疝的修补，补片加强修补仍然是常用的方法。但是，应用补片有时会发生补片相关并发症。因此，在食管裂孔疝修补中，补片的选择和固定是主要的技术问题（图 10-5）。

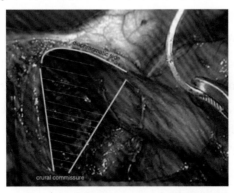

图 10-5　食管裂孔疝补片加强修补

当食管裂孔面积大于 5 cm^2 时，称为"大食管裂孔疝"。粗略计算食管裂孔面积的方法是测量食管裂孔的膈肌角线和横膈线长度，如右图所示。原则上，食管裂孔疝补片的大小应该覆盖裂孔边缘 3 ~ 5cm。由于食管裂孔周边空间小，不宜使用过大的补片。

食管裂孔疝补片主要有以下几种。

（1）成型补片。

常用的成型补片主要为防粘连补片，形态上以 V 形、C 形和 O 形三种。考虑到补片的侵蚀，目前大多用 V 形、C 形。生物补片在食管裂孔疝的应用有增多趋势。

（2）可视化补片。

为了评估术后补片的位置和大小，Dynamesh 提供了一种可视化补片，这种补片在其表面涂有三氧化二铁成分，因此在核磁共振下可以显像。对评价补片植入后的自然转归有指导意义。

（3）富血小板血浆生物补片。

随着组织工程学的进步，富血小板血浆浸泡的生物补片在食管裂孔疝修补中得到了应用。由于富血小板的血浆内含大量的生长因子，生物补片浸泡后血浆后可以在补片的孔隙中聚集大量的生长因子，从而促进补片与组织的整合。

当然，不使用补片可以使用其他补救和替代的方法。例如膈肌角用带垫片的缝线缝合加固、胃前壁固定术、食管括约肌磁环串成形术、肝圆韧带修补等。需要提醒的是这些方法并不是目前的主流方法。

食管裂孔疝补片的固定可以采用黏合、缝合和钉合。黏合可以使用纤维蛋白胶或氰基丙烯酸酯化学胶。缝合可以使用不可吸收或慢吸收缝线。而钉合则需要了解钉枪的参数。表 10-2 是目前常用的几种钉枪的参数。膈肌的周边厚，中央腱部薄。远离心包部位的膈肌可以应用 5.1 mm 以下的钉枪钉合，不建议使用 7.2 mm 的钉枪固定食管裂孔疝补片。靠近心包位置的膈肌原则上不使用钉枪固定，最好用黏合或缝合固定。目前报道在世界范围内，因为钉合膈肌造成心包填塞死亡的已经有 25 例。

表 10-2　几种常用钉枪的参数

厂家	Medtronic	Medtronic	BD	BD	Ethicon
产品					
钉长	3.3mm	5.1mm	6.08mm	6.7mm	7.2mm

厂家	Medtronic	Medtronic	BD	BD	Ethicon
末端	0.4mm	1mm	0.3mm	0.85mm	0.5mm
材质	钛钢	聚乳酸	外消旋聚乳酸	外消旋聚乳酸	混合聚乳酸
输送杆	5mm	5mm	5mm	5mm	5mm
送钉方式	螺旋	螺旋	穿刺针	穿刺针	冲击
钉子数量	30	10，20	5，12	15，30	25
穿透 copper 韧带	可以	可以	不可以	可以	可以

食管裂孔疝修补术补片的选择和固定原则。

（1）选择补片首先要了解补片的特性。补片拥有纺织机械特性、抗拉伸强度、生物相容性、灵活性、柔软性，补片的皱缩性和操控性。每一种补片的特性是不同的，有的补片是编织的，有的补片是单丝的，有的补片有弹性和柔韧性，有的补片皱缩严重。因此，术者需要对补片的材料学有所熟悉和掌握。

（2）食管裂孔疝修补术最严重的并发症是补片的侵蚀。补片的侵蚀可以发生在食管、胃、小肠、大肠、直肠、阴道、膀胱、输尿管等任何空腔脏器。补片侵蚀的主要原因可能与补片的移位有关，而补片的移位更多的是补片未固定或固定不善。从机制上看，补片的侵蚀有补片因素、操作因素以及机体因素。补片因素：补片是异物有异物反应、补片边缘的切割、补片材质问题；操作因素有补片固定不善、补片张力过大、术中脏器损伤、局部感染；机体因素有过敏体质、活动过度、抵抗力下降等。因此，补片固定好坏直接影响到补片相关的严重并发症。

（嵇振岭）

参考文献

[1] Oleynikov D, Jolley JM. Paraesophageal hernia[J]. Surg Clin North Am, 2015, 95:555-565.

[2] Roman S, Kahrilas PJ. Mechanisms of Barrett's oesophagus (clinical): LOS dysfunction, hiatal hernia, peristaltic defects[J]. Best Pract Res Clin Gastroenterol, 2015, 29:17-28.

[3] Muller-Stich BP, Achtstatter V, Diener MK, et al. Repair of paraesophageal hiatal hernias – Is a fundoplication needed? A randomized controlled pilot

trial[J]. J Am Coll Surg, 2015, 221(2): 602–610.

[4] Memon MA, Memon B, Yunus RM, et al. Suture cruroplasty versus prosthetic hiatal herniorrhaphy for large hiatal hernia: a meta-analysis and systematic review of randomized controlled trials[J]. Ann Surg, 2016,263(2):258–266.

[5] Köckerling F, Zarras K, Adolf D, et al. What is the reality of hiatal hernia management? A registry analysis[J]. Front Surg, 2020, 7:584196.

[6] Altieri M S, Pagnotti G, Corthals A, et al. Autologous augmentation of hiatal hernia repair with filtered platelet concentrate improves tissue remodeling in a swine model[J]. Surg Endosc, 2017, 31, 1591–1598.

[7] Köckerling F, Schug-Pass C, Bittner R. A word of caution: never use tacks for mesh fixation to the diaphragm[J].Surg Endosc, 2018, 32, 3295–3302.

[8] 嵇振岭 . 疝修补术后补片的侵蚀 [J]. 外科理论与实践 , 2018, 4：299-301.

第四节　膜解剖的应用

一、膜解剖的认知及定义

外科手术的进展不仅需要手术器械的发展，更需要对解剖结构的充分认知和进步。千百年来对于人体的认知从抽象逐渐转为具体，由整体认知逐步转变为细微结构。人体解剖学是现代医学的基石，是外科医师必须掌握的基础理论知识和基本技能。在手术中，如何利用天然存在的"间隙"或者"层面"，寻找到"天使层面"，实现手术视野更加清晰、力求出血或者副损伤减少，一直是广大外科医师的追求。

膜解剖理论是近些年来新兴的解剖学理论，龚建平教授将膜解剖概念推广应用到胃肠肿瘤中，极大地促进了胃肠精准手术的进展，应用膜解剖理论不仅提高了手术技巧，也使得肿瘤的外科手术更加规范，并缩短了学习曲线。因此，我们将借助龚建平教授理论体系阐述一下膜解剖的概念。

"膜解剖"是指"广义的系膜与系膜床的解剖"；"广义的系膜"是指任何器官或组织（除了表皮和上皮外），表面都覆有筋膜（和浆膜），其包绕着器官（或组织）及其血管，悬挂于体后壁。"包绕"和"悬挂"的特征，构成了"广义的系膜"的要素，只是形态各异。

（1）膜：系膜和腹膜都是包含双侧结构的膜，即由面上的浆膜和其深层的筋膜构成。人体内各种膜的形态多样化，有些膜则退化为无脂肪的纯粹膜。

（2）膜间隙：系膜内与腹膜后的脂肪结缔组织互为延续，形成一个相通的膜间隙。

（3）系膜床：突入腔内的器官系膜在发育中倒卧于后腹壁、其他器官或系膜上形成系膜床、系膜床间的浆膜不同程度退化融合形成的两膜相对。

（4）膜桥：在两层或多层膜融合地方形成的两两或三三交会。

二、正常胃食管结合部正常膜解剖结构

胃食管结合部是由腹段食管、贲门、胃底以及邻近区域的膈肌、韧带构成。正常状态下，食管及胃周围由多种韧带固定，这些组织由胚胎发育过程中胃或者食管贴合于膈肌、腹后壁形成的。在手术时，如寻找到正确的层次间隙则手术创伤小，视野清晰。下面我们将从胚胎发育过程开始逐步论述。

1. 食管系膜

正常食管分为三层，分别为黏膜层、黏膜下层和肌层，在肌肉表面还被覆一层食管外膜。而在食管外膜和胸膜之间的间隙则为食管系膜，系一层疏松的结缔组织。食管系膜的构成一般很难辨认，系膜的胚胎学能为食管系膜的识别提供有用的信息。消化道属于内胚层组织，最初，前肠、中肠和后肠广泛与后腹壁的间质相连。前肠分化为咽、食管、胃和十二指肠。在胚胎发育第3周末紧贴内胚层的脏器，中胚层包围原肠，并在其背侧和腹侧逐渐向中线靠拢，最后相贴形成双侧膜状结构，称为原始系膜。在第5周，气管分叉之下，食管形成系膜状结构，称为食管系膜，这是由于肺和胸膜腔的扩大形成的。在第7周的时候，食管系膜被横隔分隔为上长下短两部分，即胸段与腹段。在10 ~ 18周间，食管系膜由于被融合或消失，只剩下胸下段食管系膜。食管系膜在出生后被融合或消失，在原位置仍有筋膜残留。起初，食管很短，因为心肺的生长，食管被动拉长，这与中肠为增强消化功能而进行的主动延长方式有所不同。食管既无须拉得比主动脉更长，也不必改变其与中肠一致的系膜及系膜动脉发育方式。在早期阶段，近端食管被咽、甲状腺下血管和迷走神经固定。远端食管被胃、腹腔和胰腺血管固定。中下段食管随着黏膜下层的血管和淋巴管的拉伸而被动拉伸。因此，中下段食管周围的血管、神经和区域淋巴结紧邻食管定位，而不是像背侧系膜一样呈皱褶式生长。肉眼寻找食管系膜比较困难，但在腔镜的放大效应下有可能辨认出这些残留的食管系膜，包绕消化道的深筋膜类似一个"信封"，形成了组织屏障，消化道器官与其血供被"信封"共同包绕，同

时也形成了膜的间隙，沿此间隙更容易进行解剖分离。膈肌下的食管部分称腹段食管，外科手术中所见腹段食管长度约 5.0 cm，若打开膈食管韧带并游离，腹段食管长度可达 8.0 cm。

2. 食管裂孔的解剖学

食管裂孔正常位于第 10 胸椎平面，在主动脉裂孔的前上方，稍向左。裂孔的膈肌肌束由左右膈肌脚构成，并不直接附着于食管壁，而是通过筋膜固定食管胃结合部，该筋膜成对合的圆锥柱形，使该部位能够进行轻度运动，故称为膈肌食管筋膜，其中上方圆锥柱形筋膜为较厚的组织，距食管胃结合部上方 4～5 cm 处与食管筋膜附着，之后移行为食管外膜。食管外膜从组织学上说是与筋膜相同的结缔组织，即食管深筋膜，上膈肌食管筋膜移行为食管筋膜。食管裂孔通过食管、迷走神经干和胃神经、胃左动脉的食管支和一些淋巴管。食管裂孔开口呈椭圆形，稍倾斜，由起于右膈肌脚内侧部分并越过中线的肌肉纤维构成，形成一个长约 2.5 cm 的"烟囱"，容纳食管末端部分。食管壁和食管裂孔周围的肌肉无直接连续。膈食管韧带与食管壁在胃食管鳞柱交界处上方 2～3 cm 处融合，部分弹性纤维渗透至食管黏膜下层。食管由膈食管裂孔处进入腹腔，该处外壁有膈食管韧带，又称膈食管膜，将食管与膈肌联系起来。该韧带系由腹膜向膈下筋膜移行而成，并经过食管裂孔止于食管肌层和外膜，形成一纤维鞘紧裹食管，膈肌脚从外侧包绕食管，起共同固定作用（图 10-6A），另外，包绕食管裂孔的左右膈肌角合拢后形成主动脉裂孔。

3. 胃的解剖学

在人体胚胎第 6 周起，胃的背侧系膜像迎着风的帆一样，开始逐步向左侧突出。系膜内的背侧胰腺和脾也一起向左侧大幅移动，最终背侧缘形成大弯，腹侧缘形成小弯，右壁形成后壁，左壁形成前壁，突出的系膜形成大网膜，产生袋状的网膜囊。在胚胎发育过程中，由于胃不断增大，胃大弯不断延长并旋转，使胃背侧系膜退化成固有筋膜，像信封一样包绕着胃的主要供应血管、淋巴管、淋巴结、神经和脂肪组织，形成了间位系膜。然而，由前肠发育而来的器官不只有胃，还有肝、胰、脾等，其系膜远比直肠、升结肠系膜复杂得多。胃系膜沿着胃小弯向两侧展开，延伸至肝、胰、脾，并与这些器官的系膜相连续，并无明显界限，附着于肝脏腹侧系膜也顺时针向右侧移动，帮助胃进行旋转，这些系膜形成小网膜。肝脏推挤着后腹膜腔的腹膜外脂肪上升，但是由于它裹挟着后腹膜下筋膜前进，这个筋膜就像卷寿司的海苔一样从后面将肾包裹，后腹膜下筋膜把肾连同脂肪一同包裹后，前面的部分称为肾筋膜前叶，也被看作 gerota 筋膜，后面部分称为肾筋膜后叶，也称为 Zuckerkandl 筋膜。

三、食管裂孔疝发生时膜解剖结构的改变

食管裂孔疝的发生机制很复杂，其中涉及膈肌薄弱、腹内压增加、食管变短有关。在增强的腹压的推动，也有可能是由于食管的绝对或相对短缩而产生的向胸腔内的拉动力，配合呼吸时的腹腔压力，最终形成一个联合作用力可将胃及胃系膜，包括包绕胃左血管的胃左系膜和包绕胃后血管的胃后系膜，胃左系膜和胃后系膜组成了胃背系膜，甚至大、小网膜、胃周韧带等通过食管裂孔向胸腔滑动，进而形成食管裂孔疝。其中涉及膜解剖结构改变包括有胃食管深筋膜破坏，右侧膈肌角左右两支空隙变大，有时为左右膈肌角间空隙增大。腹膜包容疝内容物形成疝囊，疝入胸腔或者纵隔，入胸腔的胃系膜可包括部分胃左系膜、胃后系膜与肾前筋膜（gerota 筋膜）及其相延续的膈下筋膜之间的间隙滑动，通过食管裂孔疝入胸腔，另一方面是在巨大食管裂孔疝时，胃食管结合部、胃底、胃小弯以及相连的肝胃韧带（即小网膜）、胃大弯及胃脾韧带，甚至大网膜，结肠往往通过食管裂孔的前部疝入胸腔，疝入疏松的、像"蜘蛛网样"的食管系膜，并与胸膜粘连（图 10-6 B）。

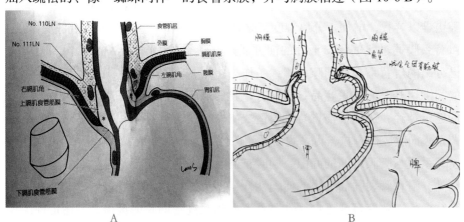

图 10-6　正常胃食管结合部膜解剖和食管裂孔疝发生的膜解剖变化

四、膜解剖在食管裂孔疝修补中的应用体会

在行食管裂孔疝手术时，不仅要通过游离腹腔内脏器与纵隔组织粘连，

恢复正常腹腔内脏器的解剖位置，也需要恢复正常食管胃结合部位的解剖位置，力求实现形态与功能的统一。膜解剖的出发点为同时应用人体各种天然或者是病理状态下形成的自然层次间隙进行解剖分离和血管结扎等。

根据食管裂孔疝形成的机制，笔者运用膜解剖理论在巨大食管裂孔疝手术中的体会，首先打开肝胃韧带的无血管区，此为胃左系膜前叶，其内走行的有迷走神经肝支，术中注意保护。正常情况解剖位置为右膈肌脚筋膜与腹段食管由上下膈肌食管筋膜相连（图 10-7 A、B）。对于胃食管结合部及胃上部上移的巨大食管裂孔疝，此处主要表现为右膈肌脚筋膜与胃左系膜之间的膜间隙，通过主刀向右侧牵拉右膈肌脚，助手向左牵拉肝胃韧带、胃壁，切开右膈肌脚与胃左系膜之间的白黄交界线，钝性分离出该间隙，该区域无血管，为胃左系膜与右膈肌脚筋膜的膜间隙，向上下两端延伸，上端至食管裂孔上缘，下端至膈肌脚下端，钝锐性分离该间隙，如疝囊较大，可横断右侧疝囊。通过该间隙向左边钝性分离胃背系膜与膈下筋膜及肾前筋膜之间的间隙，钝性分离右膈肌脚筋膜与胃背系膜之间白黄交界线的膜间隙向左侧分离，依次暴露右膈肌脚左支筋膜、左膈肌脚筋膜，有时右膈肌角左支与左膈肌脚菲薄，可形成间隙，胃背系膜可疝入其中，增加了分离难度，易造成胃背系膜的破裂、出血；另外较大的食管裂孔疝也造成了胃上部背侧系膜与隔下筋膜和肾前筋膜分离犹如"隧道般"的间隙变长，在合并胃扭转时其膜间隙更难以寻找，增加了分离难度，此时可先向下暴露左右膈肌脚筋膜交汇处，胃背系膜通过此筋膜交汇处的前方疝入食管裂孔（图 10-7 C、D）。也可在已分离的胃背系膜后间隙放置纱条作为指引，将左侧膈肌脚筋膜与胃后系膜的间隙切开，能够更容易打通胃背系膜后间隙，从而更好地保护胃背系膜中的迷走神经，避免损伤胃背系膜造成出血。同时通过该间隙，穿过绑带将胃背系膜向腹腔内牵拉，胃系膜前后侧保持张力，更好地暴露、分离胃背系膜、食管系膜与胸膜之间的间隙。同时有助于将食管结合部牵拉、回复至食管裂孔处。沿食管裂孔疝上缘的疝囊切开，可更好地暴露腹段食管。尤其在胃食管结合部，此处多缺乏食管外膜及上下膈肌食管筋膜的覆盖，左迷走神经表浅，需注意保护。通过绑带向腹腔不同方向的牵引，从而有利于充分游离、暴露左右膈肌脚及下段食管，从而便于进行左右膈肌脚的缝合、食管裂孔疝的无张力修补和胃底折叠术（图 10-7 E、F）。

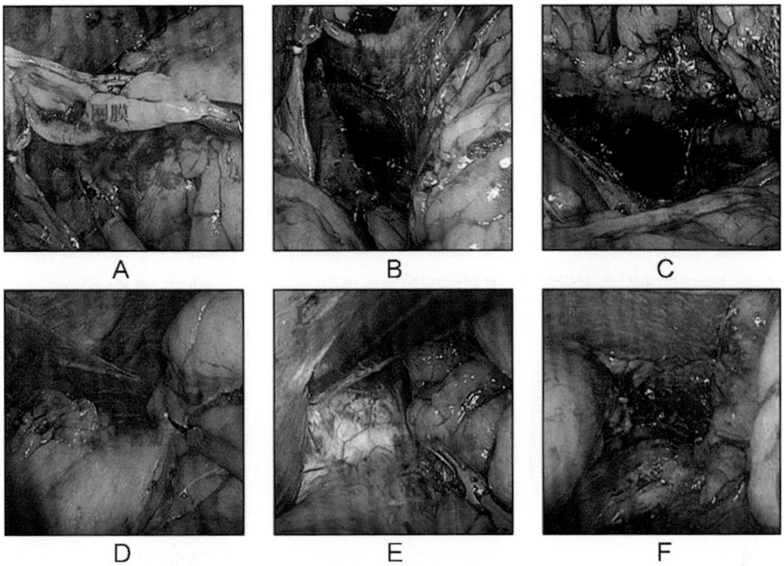

图 10-7　膜解剖在食管裂孔疝手术中应用

　　笔者通过结合目前对食管以及胃膜解剖的特点，结合自身在食管裂孔疝手术中的体会，提出了膜解剖理论在食管裂孔疝中的应用要点，通过认识食管裂孔疝时膜解剖结构的变化，掌握正确的解剖层次保证手术的安全性，这为更好地开展食管裂孔疝手术提供了重要的理论支撑。

（宋斌　吴云桦）

参考文献

[1]　池畔 . 基于膜解剖的腹腔镜与机器人结肠肿瘤手术学 [M]. 北京：人民卫生出版社 , 2019.

[2]　潘凯 , 杨雪菲 . 腹腔镜胃肠外科手术学 [M]. 北京：人民卫生出版社 , 2020.

[3]　龚建平 . 再论膜解剖的兴起与混淆 [J]. 中华胃肠外科杂志 , 2020, 23(07): 629-633.

[4]　龚建平 . 膜解剖的兴起与混淆 [J]. 中华胃肠外科杂志 , 2019, (05): 401-405.

[5]　Xie D, Gao C, Lu A, et al. Proximal segmentation of the dorsal mesogastrium reveals new anatomical implications for laparoscopic surgery[J]. Sci Rep, 2015, 5: 16287.

第十一章

特殊人群胃食管反流病

杨建军　顾岩　黄迪宇　李水学　吴瑜　郎琳　杨福全　吴立胜　邰沁文

第一节　胃食管反流病的 MDT 策略

一、MDT 的发展及意义

多学科合作（multi-disciplinary treatment, MDT）最早于 20 世纪 40 年代在美国提出，90 年代后迅速发展，特别是在肿瘤诊疗领域，MDT 模式通常指针对某一种或某一系统疾病，由多个学科专家形成相对固定的专家组，通过定期、定址的会议，提出综合诊疗意见的诊疗模式。近年来，MDT 模式在心血管疾病、神经内科、神经外科、睡眠呼吸障碍等领域也逐步开展应用。然而国内对 MDT 模式的推广并不成熟，大多数医院管理者认同 MDT 的发展方向，但在实操阶段还存在诸多困惑。随着分级诊疗的推行，大型综合性医院主要任务应转为疑难、急危重症疾病的诊疗，MDT 模式恰恰最大限度发挥大型综合性医院各专科优势，通过多学科会诊，针对具体患者制订个性化治疗方案，提高诊疗效率和患者的满意度。

MDT 模式是现代临床治疗中较为新颖的运行模式，在疑难杂症的处理方面具有集思广益、综合治疗等优势，目前临床开展日益增多，是学科建设的重要内容之一。MDT 模式通常指来自两个以上相关学科，一般包括多个学科的专家，形成相对固定的专家组，针对某一器官或系统疾病，通过定期、定时、定址的会诊讨论，提出相对科学综合的诊疗意见。据文献报道，美国 MD 安德森癌症中心的 MDT 从 1941 年建院初就在一定程度上开展，其主要形式是肿瘤病例讨论会，但真正意义上全面系统的 MDT 始于 1997 年。当时，随着 MD 安德森癌症中心在全美率先全面实施肿瘤亚专科化临床路径，更加强调以器官系统为中心的各个亚专科之间的协作。21 世纪初，MD 安德森癌症中心又率先应用电子病历及信息化医学将 MDT 推入全新的时代。利用信息化医学综合公共平台，各亚专科医生随时随地可了解患者的全部医疗资料（如病历、用药、实验室结果、病理报告、影像图片、手术过程、内镜图像、遗传咨询报告等）。MD 安德森癌症中心将全中心分成 12 个 MDT 进行诊治，该中心每年治疗超过 11 万癌症患者。但 MDT 也不应该滥用于每个患者，不应该给患者造成额外负担。以人为本、以患者为主体，以现代临床医学上最先进的技术手段和路径，为患者提供正确的综合治疗，是医院的终极目的。我国目前的实践也证明，MDT 模式与专科专病专治相比有其独特的优势，不增加患者的总住院时间，也不增加参与该模式的相关科室床位周转，相反却能提高患者住院期间合理的时间分配，减少多科室间的诊疗等待时间，而且能更好提升临床治疗的医疗质量和安全。

MDT 是整合医学的初级阶段。整合医学就是将医学各领域最先进的知识理论和临床各专科最有效的实践经验分别加以整合，并根据社会、环境、心理的现实进行修正、调整，使之成为更加符合、更加适合人体健康和疾病治疗的新医学体系。整，是方法，是手段，是过程；合，是要求，是标准，是结果。整合医学是传统医学观念的创新和革命，是医学发展历程中从专科化向整体化发展的新阶段，是一种发展和进步。整合医学要求把现在已知各生物因素加以整合，要将心理因素、社会因素和环境因素也加以整合；需要将现存与生命相关各领域最先进的医学发现加以整合，要求将现存与医疗相关各专科最有效的临床经验加以整合；要以呈线性表现的自然科学的单元思维考虑问题，要以呈非线性表现的哲学的多元思维来分析。这种单元思维向多元思维的提升，通过再整合，从而构建更全面、更系统、更科学、更符合自然规律、更适合人体健康维护和疾病诊断、治疗和预防的新医学知识体系。整合医学有利于培养医生的整体大局观念，使其能够从整体上认识把握疾病，避免了"头痛医头、脚痛医脚、治标不治本"的弊端。整合医学理念有利于优化诊疗流程、提高医疗质量、提高工作效率、降低医疗成本、推动相关学科共同发展，从而全面认识疾病，促进生物—心理—社会医学模式的实践。

二、胃食管反流病的 MDT 策略

胃食管反流病（GERD）是临床常见的消化道疾病。据 2020 年胃食管反流病专家共识数据显示：全球基于人群的研究结果报告，每周至少发作 1 次 GERD 症状的概率为 13%。胃食管反流病最典型的症状是：烧心、反流、胸痛、嗳气、恶心、吞咽困难等。烧心是指胸骨后的烧灼感，反流是指胃内容物向咽部或口腔流动的感觉。但是，除了典型的食管症状，还可能出现食管外症状，这是由于胃内容物反流到食管上括约肌以上的口腔、喉部或肺引起了呼吸系统的相应症状及并发症。甚至有些患者仅有呼吸系统症状。因此 GERD 已经不再仅仅是消化内科疾病，它的病因和发病机制复杂，临床症状和其他疾病多有重叠和交叉，虽然是良性疾病，但是它极大地影响了患者的生活质量。

三、GERD 的临床表现

GERD 的临床表现在不同患者间差异较大，是一种异质性很高的疾病。个体对同一症状的描述，不同症状的组合，多个症状的严重程度、频率、加重和缓解规律，对药物治疗的反应，患者对自身疾病的认知和自我管理能力均呈现多样化，临床极易误诊误治。

1. 口腔科症状

酸性胃内容物停留于口腔可引起口腔疾病，其中牙侵蚀最为突出。酸性物长期作用于牙齿，便形成牙侵蚀，这是一长期酸暴露的化学变化过程。起初为牙釉质表面受蚀，光泽消失；经年的腐蚀作用使牙釉质逐渐破坏，质地较软的和抗酸能力很差的牙本质即暴露于酸，在酸的作用下，牙本质破坏更快。对温度变化、甜食和酸性食物过敏。反流的患者除了有牙龈炎和牙周炎，还可因长期反酸而使唾液腺增大，特别是腮腺。腮腺增大的原因可能是反复酸性反流物刺激口腔，使腮腺过度分泌所致。

2. 耳鼻喉症状

胃、十二指肠反流物反流至食管上括约肌，反流物中的胃酸、胃蛋白酶等酸性物质可与咽喉部黏膜直接接触，造成黏膜受损，并出现咽痛、咽部异物感、声音嘶哑等表现。患者常自以为是咽喉部疾病，首先到耳鼻喉科看病。耳鼻喉科患者有喉部症状和发声障碍者，约半数其发病原因为胃食管反流，或为发病的有关因素。与反流有关的喉部症状有慢性发声困难、间歇性发声困难、声带疲劳、声音破碎、长期清喉习惯、喉黏液过多、鼻涕后流、慢性咳嗽、吞咽困难、癔症等。反流作为发病原因或协同因素有反流性喉炎、声门下狭窄、喉癌、声带接触性溃疡或肉芽肿、声带后狭窄、单侧或双侧杓状软骨固定、阵发性喉痉挛、咽部癔球征、声带小结、息肉样变性、喉软骨软化、喉厚皮病（pachydermia laryngis）和喉白斑等。

3. 呼吸道症状

呛咳、咳嗽、咳痰、憋气、气短、喘息等，表现为慢性咳嗽、反肺部感染、哮喘样发作、肺大疱、慢性阻塞性肺病、肺间质纤维化、肺心病等。

4. 眼部症状

酸胀、发痒、干涩、视物模糊、视力减退等。

5. 其他症状

亦有部分患者，表现为胸痛、后背痛、心慌、胸闷、周身烦热等循环系统或神经系统症状。GERD 引起的胸痛，其临床表现包括胸痛、食管综合征和其他食管外表现。其疼痛多呈烧灼样痛，也可呈针刺样痛或钝痛，疼痛与进食不当、平卧或坐位、弯腰等有关，起立、饮水或服用抑酸药后能使胸痛逐渐缓解。胸痛常伴有反酸、烧心、夜间反流、腹胀、嗳气等食管综合征。GERD 引起的咳嗽半数以上为干咳，用 24 小时 pH 监测发现咳嗽经常见于清醒状态和直立位时，而不是发生于夜间。

因此 GERD 逐渐引起多学科，包括 GERD 专科、耳鼻咽喉科、消化科、胸外科、普外科、口腔科、呼吸科、心内科、风湿免疫科、中医科、心理科等更多相关学科共同重视，成为一个多学科共同研究的疾病。部分患者因临床症状长期无法缓解而产生精神心理疾患，严重影响患者生活质量。轻症患者通过调整生活方式、药物干预、心理干预等措施得到治疗，而难治性胃食管反流病需在腔镜下行胃底折叠手术治疗。

四、GERD 临床常用的多学科鉴别检查方法

（1）胃镜检查。可以直接观察到食管炎及其食管并发症，并可评估疗效和预后。

（2）动态 24 h 食管 pH 监测。可用来评价症状与反流的相关性。

（3）动态 24 h 胆汁反流监测，同步监测酸和胆汁反流对 GERD 诊断更有意义。

（4）食管压力测定，并不直接反应反流情况，但是能显示 LES 和食管体部的动力情况。

（5）PPI 试验，对有烧心、反酸等反流症状而疑有 GERD 的患者可采用 PPI 试验。此方法适用于无报警症状者。

（6）钡餐检查，气钡双重造影对 RE 的诊断特异性较高。其他如激发试验、核素胃食管反流测定、胃排空检查等。

（7）呼吸道分泌物的检测。针对胃的客观检查只能证实患者有 GERD，并不能证明其呼吸道症状就是 GERD 的并发症。虽然来源于胃，但表现为气管的反应，既然检查消化道无法探个究竟，很多学者就把目光转移至呼吸道上。GERD 引起的呼吸道并发症无论是反流机制也好，还是反射机制也好，必然与过敏性呼吸疾病引起的气道变应性炎症有本质区别，这就提示我们气道分泌物的检测或许是鉴别两种疾病的要点。

（8）电子喉镜是最早用于诊断喉咽反流的工具，它可以发现红斑、水肿、喉室消失、环后增生和声带游离缘下方伪沟形成，但它是非特异性和主观的指标，仅能作为参考。

MDT 是目前国际国内医疗领域广为推崇的优质诊疗模式，MDT 讨论可以集合多学科多个专家的知识，分享最新指南、专家共识及最新文献，推动学科交叉，加强交流学习，提升诊断水平。GERD 的 MDT 诊疗将集中各种优势力量为该类患者减轻痛苦。坚持以患者为中心的理念，通过学科交叉发

挥各优势科室的长处，以会诊、转诊、MDT 讨论等机制促进不同学科间的联合，加强沟通学习，交流学科经验，为患者制订个体化诊疗方案，让更多的患者获益。

GERD 的治疗应个体化，生活 / 心理调理、西药治疗、中医中药和针灸治疗、胃镜下腔内治疗、腹腔镜抗反流手术治疗，相互补充、相辅相成，构成了目前相对完整的抗反流治疗体系。GERD 食管外反流综合征往往首诊于耳鼻喉科和呼吸科等专科，首诊医师需要形成初步的诊断治疗，如果专科除外了其他病因、治疗效果不佳或 GERD 相关症状量表调查阳性，应考虑 GERD 诊断，以及进行 PPI 试验性治疗和 GERD 客观检查。GERD 食管外反流综合征在各专科之间流转时所获得的诊治结果应在学科间反馈，使各个学科均参与到诊治过程中，最终获得完整的诊治经验，取得良性循环。

五、小结

近年来随着发病率的升高和医疗技术的进步，GERD 的普遍性和危害性逐渐被人们发现和认识，GERD 也得到越来越多医生的关注和重视。特别是耳鼻喉科、微创外科和 GERD 专科的加入，以及专科检查、治疗手段的完善和普及，有效推动了 GERD 学科的临床进展。GERD 的多学科联合诊疗模式，为完整而全面认识 GERD 奠定了良好的基础，成为成功诊治 GERD 的关键。应当结合我国 GERD 多学科当前发展现状，贴近临床实践，着重实用性和可操作性，利用 MDT 推动 GERD 学科进一步向前发展，以造福更多患者。

（杨建军　顾岩）

参考文献

[1] 中国医疗保健国际交流促进会胃食管反流多学科分会 . 中国胃食管反流病多学科诊疗共识 [J]. 中国医学前沿杂志 (电子版), 2019, 11(9): 30-57.

[2] 克里木·阿不都热依木，张成 . 抗反流病外科学 [M]. 北京：人民卫生出版社，2018.

[3] 胡志伟，汪忠镐，吴继敏，等 . 胃食管反流病：胃食管气道反流的多学科研究和实践 [J]. 中华胃食管反流病电子杂志，2015，2(3)：165-170.

[4] 中华医学会消化病学分会 . 2014 年中国胃食管反流病专家共识意见 [J]. 中华消化杂志，2014，34(10)：649-661.

[5] 中华耳鼻咽喉头颈外科杂志编辑委员会咽喉组，中华医学会耳鼻咽喉头颈外科学分会咽喉学组 . 咽喉反流性疾病诊断与治疗专家共识 (2015 年)

[J]. 中华耳鼻咽喉头颈外科杂志，2016，51(5)：324-326.

[6] 李进让，肖水芳 . 咽喉反流性疾病 [M].北京：人民卫生出版社，2019.

[7] 陈孝平，汪建平，赵继宗 . 外科学 [M]. 9 版 . 北京：人民卫生出版社，2018.

[8] 胡志伟，吴继敏，汪忠镐 . 胃食管反流气道反流性疾病的诊断学概述 [J]. 中国医学文摘 (耳鼻咽喉科学),2018,33(1): 47-52.

第二节　老年胃食管反流病

GERD 不仅在老年人中较为常见，而且其诊断和治疗也更具挑战性。老年患者的症状与年轻患者有一定差异，而且这种疾病更容易导致并发症。此外，药物相互作用更可能使治疗复杂化。

一、流行病学

流行病学研究的结果虽然不一致，但大多数研究表明老年人口中胃食管反流的患病率增加。在 Gallup 公司组织的一项调查中，22% 50 岁以上的受访者每周使用两次或两次以上的抗酸剂和抗消化不良药物，而 50 岁以下的受访者中只有 9%。另一项针对美国 11 945 名 GERD 和糜烂性食管炎患者的研究表明，每 10 岁，严重糜烂性食管炎的患病率就会逐渐增加。在日本根据胃食管反流病问卷研究的 1 859 名受试者中，≥ 65 岁的老年受试者的 GERD 症状患病率为 17.5%，高于非老年受试者（9%）。美国最近一项基于 Cerner Health Facts® 数据库，覆盖了 35 000 000 名患者的研究显示，GERD、Barrett 食管和食管癌的患病率随年龄呈上升趋势。另外也有研究表明，胃食管反流病的发病率随着年龄增长而增加。美国对现役军人的另一项研究也表明，随着年龄的增长，GERD 会增加。许多研究认为衰老是 GERD 的主要危险因素。然而，这些研究中有许多计算的是 GERD 的患病率而不是发病率，因为并不清楚疾病的发病时间，因此并不能说明 GERD 在老年人容易患 GERD。另一方面，衰老会降低伤害感受和内脏感觉，因此，老年人的 GERD 更不典型，症状不严重，这些研究可能低估了老年人口中 GERD 的发生率。

二、发病机制

对发病机制的研究也支持老年人更容易患 GERD。有研究发现老年人食管动力障碍的发生率更高，对食管黏膜具有保护作用的黏蛋白和免疫球蛋白浓度也随着年龄增高而降低，这些都提示老年人的食管清除功能下降，反流造成的病理损害可能更重。尽管没有 LES 压力随着年龄增长而降低的确切证据，但是老年人食管裂孔疝发病率更高是明确的事实，而食管裂孔疝是导致 LES 压力下降和 GERD 最明确的病因。此外，糖尿病和帕金森病等合并症在老年人中更为普遍，它们会引起自主神经功能障碍并扰乱肠道运动，因而可能会影响食管功能。

三、诊断

GERD 的临床症状非常多样性，很容易和其他疾病混淆，这一点在老年患者中尤其突出。尽管所有年龄段的患者都可能经历相同的 GERD 相关症状，老年人的主要症状往往不是典型的反酸和烧心。相反，反流、吞咽困难、消化不良、呕吐和非心源性胸痛更为常见。老年患者的食管外症状更为常见，相当一部分患者是以呼吸道症状如咳嗽、气喘和呼吸困难为主要表现的。还有一些患者是以贫血和呕血为表现的，这提示合并比较严重的食管炎，相当一部分这种患者有比较大的食管裂孔疝。

尽管内镜下病变的严重程度与症状的严重程度之间的关系并不明确，胃镜仍然是诊断 GERD 的重要手段，对于临床症状往往不典型且较轻微的老年患者来说，胃镜更具有重要意义。年轻患者往往在接受胃镜检查之前会先接受诊断性的药物治疗，但由于老年患者合并巴雷特食管和食管癌的机会更高，胃镜检查应该放在更优先的位置。其他常用于 GERD 的检查手段也同样适用于老年患者，如食管动态压力测定、24 小时食管 pH 和阻抗监测、上消化道造影等。

四、治疗

无论患者是年轻还是年老，胃食管反流都不会自行消退，往往需要长期治疗。治疗方案包括简单的生活方式调整、药物治疗和抗反流手术，目的是控制症状，这通常是通过减少食管暴露于反流胃酸的时间来实现的。

生活方式的调整是 GERD 治疗的第一步和基础，这些主要包括饮食的调整，应详细告知患者容易导致反流的食物种类和进食习惯，其他还包括睡眠时体位的调整如左侧卧位和抬高头部、戒烟、良好的作息习惯、避免穿紧身衣等。对于生活习惯根深蒂固，很难改变的老年人，患者的宣教至关重要。应告知患者导致或加重反流的特定生活方式以及食管暴露于胃酸的后果。如果患者正在服用其他药物，则必须与患者一起审查潜在的药物相互作用，特别是禁忌证药物。对于药物或手术效果欠佳的患者，也应该仔细分析生活习惯，是否有加重症状的因素。临床的研究也表明，调整生活方式对于控制老年人的反流症状与年轻人一样有效。

　　药物是 GERD 最常用的治疗手段，通常包括黏膜保护剂、促动力剂、组胺 H2 受体拮抗剂和质子泵抑制剂，这些也都适用于老年患者。而质子泵抑制剂作为目前抑制胃酸分泌最有效的药物，同样也是老年患者的首选，而且相比于年轻患者，老年人可能需要更大的剂量和使用时间才能达到满意的效果。有些人会质疑长期使用质子泵抑制剂是否会导致胃泌素水平增高而增加胃肿瘤的发生率，而历经 20 多年的临床应用没有发现这种现象。对于老年患者，特别需要注意的是他们可能同时使用多种药物，应该注意避免发生药物相互作用。

　　以腹腔镜胃底折叠术为代表的抗反流手术已经被证实是一种有效的治愈 GERD 的手段，对于符合手术适应证的老年患者，手术同样是一种有效的选择。在手术适应证方面，老年患者与年轻患者是一样的。因为老年患者有更高的食管动力障碍发生率，选择术后吞咽困难发生率更低的部分胃底折叠手术式，如 Toupet、Dor 等手术似乎更适合老年患者，但是这一点缺乏临床研究的支持。对于接受手术的老年患者，细致的围手术期评估是非常重要的，食管功能的评估尤为关键。对于准备充分，手术方式合理的老年患者，其手术有效率、住院时间、术后并发症发生率与年轻患者并没有差异。

（黄迪宇）

参考文献

[1]　Okimoto E, Ishimura N, Morito Y, et al. Prevalence of gastroesophageal reflux disease in children, adults, and elderly in the same community[J]. J Gastroenterol Hepatol，2015，30(7): 1140–1146.

[2]　Petrick J L, Nguyen T, Cook M B. Temporal trends of esophageal disorders by age in the Cerner Health Facts database[J]. Ann Epidemiol，2016，26(2): 151–154.e4.

[3]　Daniele D O, Oh G T, O'Donnell F L, et al. Incidence of gastroesophageal reflux disease (GERD), active component, U.S. Armed Forces, 2005–2014[J]. MSMR, 2015，22(7): 14–17.

第三节　小儿胃食管反流病

胃食管反流（gastroesophageal reflux, GER）是婴幼儿呕吐的主要原因。小婴儿为生理性的，随着生长发育小儿的食管括约肌逐渐发育成熟，绝大部分患儿症状可逐步消失。但抗反流机制如存在结构性问题，则症状可能逐步加重，为病理性胃食管反流。当患儿持续呕吐影响生长发育，出现吞咽困难、胸骨后疼痛、呕血、食管炎、食管狭窄和吸入性肺炎等消化道和呼吸道症状称为胃食管反流病（GERD），发病率占小儿胃食管反流的 10% ~ 20%。

一、病理生理

小儿胃食管反流多数不伴发食管裂孔疝，有的食管裂孔疝者也不发生胃食管反流。食管动力性障碍导致的胃食管反流随着先天性食管闭锁手术成功率提高而增加，30% ~ 80% 先天性食管闭锁术后发生胃食管反流；神经系统损害也是导致胃食管反流病的高危因素，尤其是长期需鼻胃管或胃造瘘喂养的患儿；贲门失弛缓症于食管下端肌层切开术后常引发胃食管反流病，故主张同时加做抗反流手术。

二、临床表现

患儿由于频繁呕吐，营养发育欠佳或迟滞。呕吐易发生于平卧或睡眠时，致反复发作吸入性肺炎。酸性反流达食管中、上段时，刺激产生迷走神经反射，引起喉痉挛或（和）支气管痉挛，甚至哮喘。婴儿可引起梗阻性窒息、缺氧或反复发作性喘鸣，但导致婴儿猝死综合征尚存在争议。儿童常因胃酸反复进入食管引发食管炎，慢性炎症侵及食管各层导致胸骨后烧灼痛，婴儿则表现为睡眠不安和啼哭。反流性食管炎出现溃疡和出血时，呕吐咖啡色物或排黑便，进而出现食管下段狭窄，引起吞咽困难和营养不良。胃酸反流如未得到根本纠正，炎性食管狭窄很难通过单纯的食管扩张得到改善。

三、诊断

有胃食管反流症状患儿，需做各项检查以确定诊断并及时治疗。检测方法分别介绍如下。

1. 食管钡餐造影

是常用而有价值的检查。可显示胃食管连接处解剖结构异常，如食管裂孔疝，食管下段狭窄及程度，食管动力改变等。钡剂反流入食管的高度及频率都有参考价值，还可排除如幽门肥厚、十二指肠狭窄等梗阻因素。若能在动态下连续录像，对诊断将更有价值。

2. 18 ~ 24h 食管 pH 值监测

微型 pH 探头可用于任何年龄。双极探头能比较食管远、近端 pH 值。动态观察反流次数、最大 pH 和持续时间、总反流百分数，预示食管对反酸清除力度，可重复监测。检查结果受患儿处于活动或睡眠状态，进食牛奶或果汁，反复肺炎、喘鸣、睡眠性呼吸困难等影响，故观测时间最好超过 16 小时。常用有检测分型有助于治疗方式选择：Ⅰ型，最常见，饮苹果汁后 3 ~ 4 小时，持续高频反流相，食管下段肌肉静止压正常或降低，或合并大型食管裂孔疝。约 10% 的患儿 1 岁内可自愈，50% 需手术。Ⅱ型，反流和食管下段肌肉静止压增高，持续 30 ~ 45 分钟（＞ 2 小时）。多为胃前庭或幽门严重痉挛，10% ~ 15% 需手术。Ⅲ型，Ⅰ、Ⅱ混合型，13% 患儿需手术治疗。

3. 放射性核素食管显像

胃食管同位素闪烁扫描是诊断胃食管反流病较敏感的方法之一，能了解胃排空与胃食管反流之间的关系。其诊断的具体价值为：①动态反映食管反流情况，记录反流次数。反流频率被认为是反映胃食管反流严重程度的量化指标。30 分钟内反流 1 ~ 2 次为Ⅰ级，3 ~ 4 次为Ⅱ级，5 次以上为Ⅲ级，其中Ⅱ级以上临床意义较大。②算出反流指数。反流指数越高表明胃内容物反流入食管的量越大。③若在肺内发现有示踪剂，说明有误吸，是胃食管反流病独特征象，但该征象只有阳性意义，阴性结果仍不能排除误吸。此外，还应注意放射性核素污染造成的假象。④测定胃排空的时间及胃排空曲线，一般认为，正常婴幼儿 60 分钟胃排空率为 50% 左右。现认为此法优于放射学检查和 pH 监测，但考虑到需长时间固定患儿，一般不作为常规检查。

4. 食管镜检

患儿出现不能解释的呕血、吞咽困难或吞咽疼痛，纤维食管镜检有助于确定食管炎。在镜下可分为 4 级：Ⅰ级，黏膜红斑；Ⅱ级，黏膜变脆；Ⅲ级，溃疡；Ⅳ级，狭窄。同时可取标本做活体组织检查，特别对巴雷特食管病理诊断有价值。

5. 下段食管压力测定

可定量测定食管下段括约肌抗胃液反流能力。由于食管下段括约肌对称，年长儿实施测压时，导管应至少含 4 个压力换能器，以确定导管的位置。必须在患儿安静情况下检测。导管放入胃内缓慢回抽，每回抽 0.5 ~ 1.0 cm 记录一次压力，以测定食管下括约肌长度、静息压力以及腹内食管段的长度。若婴幼儿 LES 的压力低于 1.33 kPa（10 mmHg），常被认为是食管下括约肌功能不全，压力超过 2 kPa（15 mmHg）时则属正常。间歇性的食管下括约肌功能不全可由其他因素引起。

6. 酸反流试验

将 pH 探头插入食管下括约肌上方 3 cm 处，经鼻胃管注入盐酸液（0.1 mmol/L，按体表面积计算 1.73 m^2/300 mL），胃食管反流时 pH < 4。

四、治疗

包括非手术治疗和手术治疗。

（一）胃食管反流的内科治疗

主要分 3 个方面，即体位治疗、饮食治疗及药物治疗。

1. 体位治疗

置患儿于半坐卧位（60°）或上身抬高 30° 的俯卧位，有利于反流物清除和减少反流。在睡眠前 2 小时不宜再进食。体位疗法对 3 个月内婴儿更有效。

2. 饮食疗法

少食多餐，奶食应较浓稠，尽量减少吞入气体。进食后保持患儿立位并轻拍背部，使气体排出以减少胃食管反流。增加食物的浓度及热量还有利于生长发育。

3. 药物治疗

（1）抑酸剂。疗程 8 ~ 12 周，推荐降解 "step ~ down" 方案，先用质子泵抑制剂（PPI）[1.0mg/（kg·d）] 4 周，有效者减量至 0.5mg/（kg·d）或用组胺受体阻滞剂（H_2RA）维持 4 ~ 8 周，必要时可延长至 6 个月以上。无效者可适当增加 PPI 剂量或延长用药时间，或改用其他 PPI。① PPI。奥美拉唑，0.5 ~ 1.0mg/（kg·d），早餐前半小时顿服。② H_2RA。雷尼替丁 4 ~ 6mg/（kg·d）（每日最大剂量 300mg）；西咪替丁 10 ~ 30mg/（kg·d）（每日最大剂量 800mg，婴幼儿期单次剂量不超过 300mg）；法莫替丁 0.6 ~ 0.8mg/（kg·d）（每日最大剂量 40mg），分 2 次，每 12h 一次或睡前 1 次服用。

（2）促动力剂。疗程 4 周。多潘立酮，每次 0.2 ~ 0.3mg/kg，每日 3 次，饭前 15 ~ 30min 服用。

（3）黏膜保护剂。疗程 4 ~ 8 周。可选用硫糖铝、蒙脱石散剂等。

（二）胃食管反流病的手术治疗

1. 手术治疗的指征

①正规非手术治疗 6～8 周，症状无明显改善；②解剖上的异常，如食管裂孔疝；③有较重的反流性食管炎或食管狭窄；④因反流物吸入致反复发作的呼吸道感染；⑤经充分内科治疗生长发育仍迟缓或合并严重贫血；⑥ 24 小时 pH 监测食管酸性反流持续 5 分钟以上。

2. 术前准备

术前置胃管，肠道准备和应用抗生素。

3. 手术方式及操作要点

小儿抗反流手术主要有胃固定术和胃底折叠术。

（1）Boerema 胃固定术。加强胃肌纤维环，增加腹内食管段长度。应用胃壁纤维环状包绕 His 角，将胃小弯与肝下右前腹壁处固定，产生一定张力。可经腹切口或腹腔镜施行。适用于反复黑便，无反流性食管炎，神经系统正常的儿童。主要步骤为：松解左肝三角韧带，暴露食管裂孔，充分松解食管周围组织，保证游离食管长度超过 3cm，使用不可吸收线间断缝合横膈膜肌脚然后将肝右叶处下腹壁全层及肝圆韧带与胃小弯肌环间断缝合。

（2）Nissen 胃底折叠术。胃底 360° 包绕食管缝合。适用于反复呕血或血便，有食管反流或反流性食管炎者。不可吸收线缝合缩小膈食管脚，游离胃底为胃短血管水平，使能由后向前包绕食管一周，将胃壁包绕食管缝合，缝线先后穿过胃壁浆肌层、食管纵肌及包绕的对侧胃壁浆肌层打结，其松紧根据年龄通过 20～34 号（婴儿）或 32～50 号（儿童）探条，包绕食管长度 2～3cm，如超过 3cm，术后易致吞咽困难。

（3）Thal 部分胃底折叠术。部分胃壁 180° 前向折叠。术后患儿能呕吐及呃逆，无吞咽困难及上腹胀气之虞。适用于婴儿或儿童，无中枢神经症状或食管炎的胃食管反流病患儿，食管闭锁术后食管功能失调。

（三）手术并发症

有报道 Nissen 术后患儿出现食管狭窄、呃逆、复发或折叠滑脱（发生率约 12%）。

（四）预后

绝大部分患儿术后胃食管反流症状明显缓解，但迄今缺少对小儿胃食管反流病不同术式远期抗反流疗效和并发症随访报道。

（李水学）

参考文献

[1] 《中华儿科杂志》编辑委员会,中华医学会儿科学分会消化学组.小儿胃食管反流病诊断治疗方案5)试行)[J].中华儿科杂志,2006,445(2): 96.

[2] 李水学,和军,周玲,等.小儿食管裂孔疝的手术治疗[J].中华胃食管反流病电子杂志,2016,25(4): 214-216.

[3] 何平,刘志峰,李玫,等.24小时食管动态pH-阻抗联合监测评估小儿胃食管反流性咳嗽的临床特征[J].中国实用儿科杂志,2014,295(8): 604-607.

第四节　糖尿病与胃食管反流病

一、背景

糖尿病(diabetes mellitus, DM)是一种以高血糖为特点的代谢性疾病。目前糖尿病患病率在世界上迅速增长,尤其是2型糖尿病,占糖尿病病例的95%。糖尿病已成为全球发病率最高、对人类健康威胁最严重的疾病之一。胃食管反流病(GERD)是发达国家最常见的上消化道疾病之一,约40%的成年人都表现过反流症状。

这两种疾病都具有越来越高的医学和社会经济意义。既往的研究表明合并糖尿病患者GERD的患病率显得高于一般人群,且伴有神经病变的糖尿病患者GERD的患病率高于无该并发症的患者。

二、共同危险因素

(1)年龄:年龄是一个众所周知的危险因素。身体的免疫和代谢系统随着年龄的增长而恶化。老年人本身会有不同程度的食管肌群萎缩,这导致食管的运动能力下降,食管下段括约肌静息压降低,抗反流能力下降。而且由于组织老化的影响,食管裂孔疝在老年人中的发病率极高,食管裂孔疝的平均大小随着患者年龄的增长而增加。食管裂孔疝的大小与食管炎的严重程度有关。

(2)肥胖:80% ~ 90%的2型糖尿病患者存在肥胖。肥胖被认为可以增加GERD的发病率并且患者胃食管反流症状的加重与体重指数(body mass index, BMI)的增高具有相关性。这是由多种因素引起的,包括胃食管括约肌梯度增加、食管裂孔疝的发生率和腹腔压力增高。

（3）药物：有研究发现，糖尿病患者中口服降糖药者 GERD 的发病率比用其他方式控制血糖的患者高，但是很多患者口服多种药物控制血糖，目前无法确定哪种降糖药容易导致 GERD。口服降糖药与反流症状的潜在不利影响需要进一步研究。同时很多糖尿病患者需要口服降压药、亚硝酸盐类药、抗血小板药等。已有研究表明钙通道阻滞剂和亚硝酸盐类药会松弛食管下段括约肌，抗血小板药物直接引起食管黏膜损伤，可见口服上述药物增加了 GERD 的发病率。

另外，性别、吸烟、饮酒、精神心理等共同因素在多项研究中被提及，但许多研究的结论存在相互矛盾，可能需要多样本研究进一步确认。

三、机制

胃肠道病变其实也是糖尿病常见并发症之一。DM 导致免疫功能下降、微血管病变、大血管病变、神经营养障碍，从而影响消化系统运动功能。病变可发生在整个消化系统的各个部位，多表现为胃、食管运动功能障碍、胃轻瘫、腹泻、便秘等。目前 DM 合并 GERD 的发病机制还不完全清楚。长期的高血糖造成自主神经功能紊乱、微循环障碍、胃肠激素分泌失调、继发感染等都可影响食管、胃平滑肌功能，这些研究方向值得我们关注。

（1）自主神经病变：DM 自主神经病变可影响食管、胃蠕动及分泌功能，从而导致食管排空障碍及胃轻瘫，它是引起 GERD 的独立的危险因素，其发生率为 20%～40%。DM 自主神经病变的病因及发病机制目前尚不完全清楚。

（2）微血管病变：DM 微血管病变可导致神经营养障碍及消化道平滑肌变性，进而导致食管蠕动减弱及胃排空延迟。微血管病变形成过程大致为血管内皮损伤、血黏度增高、红细胞聚集、血小板黏附和聚集，从而导致微血栓形成。

（3）内分泌功能失调：高血糖可使胃肠激素分泌失调，当提高食管下括约肌压力的胃肠激素（如胃动素、P 物质等）的作用小于降低食管下括约肌压力的胃肠激素（如胃泌素、胰高血糖素等）的作用时，食管下括约肌松弛，易导致 GERD 的产生。

（4）幽门螺杆菌感染：有研究表明幽门螺杆菌感染可能与 2 型糖尿病胃轻瘫有关，而胃轻瘫可使胃排空不良，引发一过性食管下括约肌松弛。

（5）食管平滑肌病变：糖尿病微血管病变可使食管平滑肌供血不足，导致食管平滑肌变性或坏死，影响食管平滑肌的运动和功能，使食管清除能力下降，从而引发 GERD。

四、临床表现

GERD 的典型症状为烧心、反酸、胸部不适等，部分患者还有食管外表现，如慢性咳嗽、咽炎、哮喘等。有研究表明，GERD 合并 DM 的患者中，烧心、反酸、嗳气这些典型反流症状发生率明显增高。但胸痛、上腹部不适、吞咽困难等其他症状未见明显增加。

五、治疗

DM 并发 GERD 的发生与长期高血糖、微循环障碍、自主神经病变等密切相关，治疗上需考虑积极控制血糖、改善微循环、营养神经等。

（1）积极控制血糖：低糖低脂高纤维素饮食，少量多餐、控制体重、禁食辛辣食品和戒酒。DM 患者胃食管反流症状的治疗首先要积极治疗糖尿病，当有效控制血糖后，可明显改善患者症状。

（2）促进胃动力：如口服甲氧氯普胺或伊托必利、曲美布汀等药物。既往红霉素是有效的胃动素激动剂，可增加固体和液体食物排空。

（3）营养神经：如 B 族维生素、三磷酸腺苷等。

（4）应用改善微循环：如复方丹参片、山莨菪碱等。

（5）抑制胃酸：如 H2 受体抑制剂、质子泵抑制剂（如泮托拉唑、奥美拉唑等）或黏膜保护剂（如氢氧化铝凝胶）。

（6）抗感染：若并发有霉菌感染需加用抗霉菌药（如氟康唑）等，如发现有幽门螺杆菌感染，可采用三联疗法根除幽门螺杆菌感染。

（7）如有外科手术治疗指征，应积极行手术治疗，具体内容参见第七章。

六、GERD 合并 DM 患者术前准备要点

DM 患者无论是择期还是急症手术，首先均需详细询问既往是否有低血糖、酮症酸中毒或高渗非酮症昏迷病史，以及术前使用胰岛素或口服降糖药的剂型、剂量、血糖水平以及最后一次用药时间，以此来评估病情，并为术中、术后维持合适的血糖水平提供参考。

DM 患者需行择期手术时，需有充分时间调整用药，将空腹血糖控制在接近正常水平。对于未用胰岛素治疗的 2 型糖尿病患者，如果术前血糖控制良好，手术前只需常规禁食，术日晨停服降糖药即可。如血糖控制不佳，要求术前 2 ~ 3 天停服降糖药，改用胰岛素（一般用量从每次 4 ~ 6 单位开始，餐前 30 分钟皮下注射）控制血糖。为预防低血糖症、酮症酸中毒和血液高渗状态，通常无须使空腹血糖降至正常范围。只要无酮血症，尿酮阴性，尿糖

（±），空腹血糖 6.8 ~ 10.0 mmol/L 即可。但也要注意预防低血糖情况。

如行腹腔镜手术，伴有肥胖的患者，可酌情准备加长腹腔镜穿刺器。

七、GERD 合并 DM 患者术后并发症及处理特点

有明确的相关联的大量研究表明，不受控制的 DM 会导致术后全身并发症和死亡率的增加。糖尿病患者的住院时间更长，因为术后并发症发生率更高，尤其是切口感染和愈合延迟。也有充分证据表明，良好的术前血糖控制可显著减少术后伤口感染。感染占术后并发症的 2/3，是 20% 糖尿病患者术后死亡的主要原因。

糖尿病患者手术的不良结局可以用多种机制解释。糖尿病患者体内一氧化二氮产生减少，反应性受损细胞因子的合成和内皮黏附分子的表达随之增加。白细胞功能出现紊乱，吞噬和趋化能力降低，从而使糖尿病患者更容易受到感染和炎症。伤口愈合受损和延长是胶原蛋白形成减少和白细胞活性降低的结果。胰岛素的给药对于肉芽组织的早期发育以及随后的成纤维细胞生长和胶原合成至关重要。高血糖会促进非酶糖基化反应，导致异常蛋白质形成，降低伤口的拉伸强度和弹性。高血糖还可以诱导肝脏产生微球蛋白，并通过刺激大的非扩散性分子（例如山梨糖醇）的产生来增加血液黏度，从而导致细胞内肿胀。

导致糖尿病患者围手术期风险增加的直接因素是：神经内分泌应激反应与分解代谢激素分泌、围手术期饥饿、麻醉技术和药物、全身麻醉期间意识改变、皮下胰岛素吸收缓慢和活动受限的循环障碍。

八、展望

目前糖尿病合并 GERD 的发病机制还不完全清楚，主要采用对症治疗，治疗效果还不确切，也易复发。因此，迫切需要对其发病机制进行更为深入的研究，为进一步治疗糖尿病伴 GERD 提供方案。对于 GERD 伴发糖尿病，而又具备手术指征者，可以在血糖控制稳定的前提下安全地施行手术治疗。

（吴瑜　郎琳）

参考文献

[1] Chang CH, Chen TH, Chiang LL, et al. Associations between lifestyle habits, perceived symptoms and gastroesophageal reflux disease in patients seeking health check-ups[J]. Int J Environ Res Public Health, 2021, 18(7):3808.

[2] Eusebi LH, Ratnakumaran R, Yuan Y, et al. Global prevalence of, and risk factors for, gastro-oesophageal reflux symptoms: a meta-analysis[J]. Gut, 2018, 67(3):430-440.

[3] 刘序友, 杨绮红, 舒建昌. 2 型糖尿病合并胃食管反流病患者的临床特征及相关危险因素分析 [J]. 胃肠病学和肝病学杂志, 2019, 285(01): 70-74.

[4] 王新玲, 罗蕴之. 2 型糖尿病与胃食管反流病 [J]. 中华胃食管反流病电子杂志, 2015, 25(3): 171-174.

第五节　COPD、哮喘与胃食管反流病

COPD、哮喘和 GERD 都是临床上常见的疾病, 它们经常共存, 在 COPD 和哮喘患者当中 GERD 的发病率远远高于普通人群。COPD、哮喘和 GERD 之间的病理生理关系目前尚不十分清楚, 治疗 GERD 对于改善 COPD 和哮喘的发病和症状以及它们之间的关系得到了广泛关注, 相关研究有助于指导合并有 COPD 或哮喘的 GERD 患者的临床治疗。

COPD 是以持续气流受限为特征的肺部疾病, 其气流受限多呈进行性发展, 与气道和肺组织对香烟烟雾等有害气体或有害颗粒的异常慢性炎症反应有关。说明 COPD 是以气道、肺组织慢性炎症为病理特征, 其发病机制包括炎症反应、蛋白酶 - 抗蛋白酶作用失衡、氧化应激反应增加以及神经功能失调等诸多因素相关。临床主要表现为慢性咳嗽、咳痰、喘息和呼吸困难等症状。哮喘是气道的慢性炎症性疾病, 气道对多种刺激因素呈现高反应性, 广泛多变的可逆性气流受限以及随病程延长而导致的一系列气道机构改变。临床表现为反复发作的喘息、气急、胸闷、咳嗽等症状。在哮喘中炎症反应和神经调节起主要作用。COPD 和哮喘的发病都与外界因素刺激引起的炎症、神经调节失衡等相关, 并由此导致气管和肺部症状。

在 GERD 患者中, 由于胃十二指肠内的酸性物质、酶类、胆汁等反流入食管以及咽部, 反流物可以通过咽喉部进入气管和肺部, 引起气管和肺部的炎症反应。反流和反流物中的内容可以通过机械刺激气管和肺引起剧烈咳嗽, 也可以通过炎症反应和神经调节机制等引起患者哮喘发作并且是导致 COPD 发生和发展的原因之一。

COPD 和 GERD 的关系: 通过 24 小时食管 PH 监测, 发现在 COPD 患者中 GERD 的发生率在 19% ~ 78%, 远远高于 GERD 在人群中大约 18% 的

发病率，说明 GERD 和 COPD 有密切关系。GERD 能加重 COPD 患者的肺部症状、降低患者的生活质量、使 COPD 进一步恶化。GERD 引起的食管黏膜损伤程度和反流症状轻重在很大程度上取决于酸反流和食管黏膜保护机制受损情况。食管下段括约肌和食管上段括约肌正常情况下能保护咽喉部免受反流的损伤，而声门的正常闭合能保护气管免受胃食管反流液的影响。GERD 患者反流胃内容通过微吸入（micro-aspiration of refluxate）进入支气管，通过刺激迷走神经引起肺部疾病，这也是 COPD 发病的重要机制之一。COPD 患者由于反复发作的咳嗽，使腹腔压力增加，加上 β2 受体拮抗剂的使用也促进了胃食管反流病的发生和发展。

应用 PPI 治疗后，GERD 患者的 COPD 症状可以得到明显改善，说明 GERD 对于 COPD 患者的肺部症状有明确的影响。胃底折叠抗反流手术对于 GERD 具有明确的治疗效果，由此，胃底折叠抗反流手术对于反流引起的 COPD 肺部症状也应该有所缓解。目前对于抗反流手术对 COPD 的影响还缺少大样本的临床研究报告。

哮喘和 GERD 的关系：哮喘患者的胃食管反流发生率可达 80%，也远远高于人群中的 GERD 发病率。胃食管内容物通过微吸入进入支气管树，刺激咽喉引起咳嗽、哮喘以及肺损伤等，吸入的微小颗粒可以阻塞小气道；吸入气管的化学或细菌性物质可以引起化学性或细菌性肺炎；吸入的某些蛋白质可以引起哮喘、肺炎症反应和肺顺应性的降低等。在肺部炎症反应过程中，GERD 患者的食管下括约肌和食管上括约肌的抗反流屏障作用受损是导致 GERD 患者哮喘发生的主要机制。在 GERD 引起哮喘的机制中胃食管反流进入气管后刺激气管黏膜和迷走神经引起哮喘发作，这种反流理论也是 GERD 引起或加重哮喘发生的重要学说之一。因为胃食管反流中的酸反流物能增加气道的敏感性、刺激迷走神经反射和触发气管的炎症反应过程进而引起哮喘发作。所以，哮喘和 GERD 间也存在十分密切的关系。

应用 H2 受体拮抗剂或 PPI 抗反流治疗可以有效缓解患者的酸反流症状，但对于哮喘症状的改善并不明显，说明 GERD 患者的哮喘发作并非酸性物质反流起主要作用。因为在 GERD 患者中哮喘发生的机制还包括反流物中的微小颗粒阻塞、反流对气管黏膜的刺激和迷走神经反射以及肺部的炎症反应等因素。H2 受体拮抗剂或 PPI 只是降低胃食管反流物中的酸性，并不能阻止胃食管反流的发生，所以单纯抗酸治疗对于 GERD 患者的哮喘发作治疗效果并不理想。对于 GERD 患者进行抗反流手术治疗后不仅反流症状得到了很好的改善，而且哮喘症状评分也明显提高，说明 GERD 患者由于反流引起的哮喘，抗反流手术是十分有效的治疗方法，所以，并发有哮喘的 GERD 患者应该建议行抗反流手术治疗。

总之，GERD 与 COPD 和哮喘的关系是十分复杂的，它们作为常见疾病又是经常共存的。GERD 的临床表现有许多方面，GERD 在 COPD 和哮喘的发生发展中起到了相当的作用，抗反流手术对于某些 COPD 和哮喘患者症状缓解具有一定改善作用，同时还需要对于伴有 COPD 和（或）哮喘的 GERD 患者进行大样本的内科和外科治疗的长期随访来进一步评价治疗效果。

（杨福全）

参考文献

[1] Lee AL, Goldstein RS. Gastroesophageal reflux disease in COPD: links and risks[J]. Int J Chron Obstruct Pulmon Dis, 2015,10: 1935-1949.

[2] Houghton LA, Lee AS, Badri H, et al. Respiratory disease and the oesophagus: reflux, reflexes and microaspiration[J]. Nat Rev Gastroenterol Hepatol, 2016, 13: 445-460.

[3] Su VY, Liao HF, Perng DW, et al. Proton pump inhibitors use is associated with a lower risk of acute exacerbation and mortality in patients with coexistent COPD and GERD[J]. Int J Chron Obstruct Pulmon Dis, 2018, 13: 2907-2915.

[4] Michaudet C, Malaty J. Chronic cough: evaluation and management[J]. Am Fam Physician, 2017, 96(9):575-580.

[5] Lin S，Li H, Fang X. Esophageal motor dysfunctions in gastroesophageal reflux disease and therapeutic perspectives[J]. J Neurogastroenterol Motil, 2019, 25:499-507.

第六节　胃食管反流病与心血管疾病

一、概述

胃食管反流病（GERD）是门诊最常见的胃肠疾病之一。这一疾病的发病率正在增长，其年发病率在不同人群中从 0.8% ~ 40% 不等。据研究报道，亚洲的发病率较低仅为 5%，而在西方国家发病率高达 10% ～ 15%。然而，随着饮食结构的改变和肥胖—代谢综合征病例的增加，胃食管反流病的患病率在世界各地区似乎正在增加。在儿童和青少年中，胃食管反流的患病率也在增加，这表明在易感人群中，胃食管反流的病程可能起病较早。根据蒙特利尔共识，胃食管反流被定义为：当胃液反流进入食管，对患者生活产生困扰，和（或）引发并发症时出现的一种状态。受影响患者中，胃食管反流病会损害健康状况和生活质量。专科医生的重点主要集中在胃食管反流病和表现为其他消化道症状的疾病，而胃食管反流病与心血管病相关联系的研究相对较少。心房颤动（AF）、冠心病、高血压是临床中常见的心血管疾病，本章通过搜集相关文献，了解它们之间是否有相关性。

二、心房颤动与 GERD

心房颤动是临床中最常见的心律失常。房颤的患病率随着年龄的增长而增加，在 80 岁以上的老年人中发病率达 10%，会降低运动能力，增加心力衰竭及卒中的风险，死亡率也会随之上升。最近的研究认为心房颤动可能与 GERD 存在着联系，而二者之间的因果关系尚不明确。许多诱发心房颤动的因素和 GERD 的诱因相似，年龄增长、睡眠呼吸暂停、肥胖和糖尿病都是共同的危险因素。因此，很难区分 GERD 是否使患者易患心房颤动，或者归因于共同的诱因。有假说认为，食管损伤中局部释放的细胞因子可以提供一个有利于心房颤动的微环境。食管的解剖学位置和左心房接近，有着相似的促炎因子，如细胞因子（IL-6 和 IL-8）、白细胞和氧化应激，这些促炎因子与两种疾病密切相关。有多项研究支持 GERD 和心房颤动相关。一项纳入163 627 名参与者的研究表明，GERD 与房颤发生风险增加相关，即使在调整了潜在混杂因素后，这种关系仍然存在一项前瞻性研究证实了胃食管反流与房颤进一步发展之间的独立联系。在一项台湾学者的研究中，发现 GERD 可使心房颤动风险增加 39%。Shimazu 等对 188 名接受 GERD 治疗的门诊患者进行了多中心问卷调查，确定房颤为胃食管反流的独立危险因素。Cuomo 等人发现，一些心律失常患者由于 GERD 的酸性刺激而诱发自主电位，而进行抑酸治疗可以同时改善胃和心脏症状。有研究对 188 例有 GERD 症状的门诊患者进行调查分类，采用多因素统计分析，结果显示心房颤动与 GERD 显著相关，提示 AF 是 GERD 的独立危险因素。

GERD 的三种主要治疗方法是生活方式调整（减肥和抬高床头），药物干预（质子泵抑制剂、抗酸剂和 H2 受体阻滞剂）和手术（Nissen 胃底折叠）。

在 18 例以胸骨后和上腹痛为主诉的胃食管反流和阵发性房颤患者中，PPIs 治疗或完全停止或减少房颤发作的频率。在一项初步研究中，PPI 治疗导致 78% 的房颤和反流性食管炎患者房颤症状减少，28% 的患者可以停止抗心律失常药物治疗。在同时进行动态心电图和 24 小时 pH 监测的 GERD 患者中，所有接受 PPI 治疗的患者心律失常状况均有减轻。有病例报告指出食管裂孔疝患者在 Nissen 胃底折叠术后，胃食管反流症状和阵发性房颤都得到了缓解。然而，PPI 治疗有益的抗心律失常作用的证据很少。

关于 GERD 引起心房颤动的机制众说纷纭。第一，胃酸反流与迷走神经活动的增加有关，Liu 等发现迷走神经张力的增加缩短了心房有效不应期（ERP），增加了不应期的弥散度，导致功能障碍增多，从而导致波形异常。有相关研究也表达了类似的观点，餐后阵发性房颤是由迷走神经传出活动介导的，该活动引起胃液分泌和食管括约肌放松，导致胃酸回流在胃食管反流或房颤患者中，迷走神经处于过度刺激的状态。短期心率变异性（HRV）分析与连续心电图监测显示，酸刺激食管可以改变迷走神经和交感神经活动之间的平衡，并触发心律失常。以上都表明迷走神经过度刺激与胃食管反流或心房颤动之间存在相关性。第二，局部酸性反流可引起邻近部位心肌炎症反应，因为食管在解剖上靠近左心房，心肌炎被认为是单独心房颤动的重要原因。多项研究发现胃食管反流病患者食管上皮产生的炎症细胞因子与 AF 患者肺静脉和心房组织附近检测到的细胞因子高度一致。自由基氧化应激产生的氧自由基可诱导凋亡导致心肌重构，是心房颤动的重要危险因素。此外，炎症反应可促进血栓形成，增加栓塞作为心房颤动并发症的可能性。第三，食管酸刺激可显著降低冠心病患者冠状动脉灌注流量。第四，有证据表明慢性胃食管反流可能诱发一种自身免疫反应，导致心律失常，特别是心房颤动。食管黏膜炎症影响局部受体，可能诱发心律的传入—传出反射机制，从而导致迷走神经的二次刺激，诱发心律失常。然而，Bunch 等报道，在对明尼苏达州奥姆斯特县 5 288 名居民进行调查的大型回顾性研究基础上，在调整其他危险因素后，可以认为 GERD 与房颤之间没有相关性。

综上所述，许多研究诊断 GERD 的方法不一，纳入研究的标准不同，例如有使用胃食管反流疾病问卷（Gerd Q），有使用 24 小时胃食管 pH 监测的，需要有一个统一的诊断标准来筛选数据。而许多研究结果基于患者的主观评价，需要利用客观的统计体系及客观的评价标准。并且部分研究的样本量偏少，数据收集不全面。增加样本量及时间跨度，来增加研究数据及结果的可信度。众多研究认为 GERD 和心房颤动有着关联，但是否为心房颤动的独立危险因素，未来需要进行大规模的随机临床试验，来证明两者之间的联系。对于治疗胃食管反流病是否需要应用质子泵抑制剂，不同研究之间存在争议。部分研究支持质子泵抑制剂的使用，并认为可以减少房颤的发生率和持续时间，改善患者的生活质量。而另一些研究则认为质子泵抑制剂的长期、单一地使用可能会增加心血管事件的风险。结合两方面的研究，可以推荐短期而有限度地使用质子泵抑制剂，以同时治疗 GERD 和心房颤动。

三、高血压与 GERD

据估计全世界有 10 亿人患有高血压，仅在美国就有 5 000 万患者，并且发病率仍在正在上升。据估计到 2025 年，成年高血压患者的人数将达到 15.6 亿，肥胖或超重、脂质和尿酸代谢紊乱是原发性高血压的主要危险因素。GERD 和高血压存在许多相同的危险因素。高血压患者有着较高的胃食管反流发病率，特别是无症状的 GERD。据相关研究报道，腹部肥胖和未治疗的高血压与 GERD 呈正相关，而控制良好的高血压与胃食管反流则呈负相关。也有一些研究表明 GERD 症状的改善能够降低血压，提高患者的生活质量。

有研究通过 24 小时血压（BP）、食管阻抗和 pH 监测等方法来收集相关数据。发现胃食管反流患者夜间血压明显高于非胃食管反流患者。抗酸治疗显著降低了 GERD 患者的所有食管监测参数和 BP 参数。另外有研究发现通过腹腔镜下 Nissen 胃底折叠术治疗部分患有高血压的 GERD 患者后，患者的血压得到了更好的控制。在研究观察的平均 3.5 年的随访期间术后抗高血压药物的平均类别显著减少，且在大多数术前显示间歇性高血压的病例中，血压稳定在可接受的范围内。这提示一些患者的高血压可能继发于 GERD。一些研究认为高血压患者常用的 β - 受体阻滞剂和钙通道阻滞剂可能通过降低下食管括约肌的张力和减少食管清除率，从而加重 GERD 症状。这可能是导致高血压患者胃食管反流相对高流行的机制之一。另一种可能的机制可能与神经反射相关，因胃食管反流引起胸痛，继而刺激交感神经兴奋导致高血压。然而，对于高血压和 GERD 的研究及其中样本量较少，需要更多的中心随机对照试验来证实发现并阐明其潜在机制。

四、冠心病与 GERD

冠心病（coronary heart disease, CHD）是指无症状、心绞痛、心肌梗死、缺血心肌病和心源性猝死的一组疾病。它是由多种危险因素构成的，包括不变因素（如年龄、性别等）和可变因素（如血脂异常、高血压、糖尿病、吸烟等）。同时冠心病的影响不仅局限于心脏，其对肺功能、全身骨骼肌功能、活动能力、心理状态等方面均有负面影响。目前，冠心病已成为世界上最主要的死亡原因之一。

Lux 等研究表明 57% 的冠心病患者存在与胃酸反流相关的胸痛，Singh 等调查了有症状的冠状动脉患者，发现 41% 的患者有胃酸反流。已有研究证实，用于治疗冠心病的常见心脏药物，特别是硝酸盐、钙通道阻滞剂和抗血小板药物，可能使胃食管反流更易发生，或加重已存在的胃食管反流。另有研究结果显示，GERD 队列中年龄特异性的冠心病相对危险度随年龄的增加而降低，但在 65 岁以上患者中，合并和不合并 GERD 的冠心病危险度无差异。原因可能在于，65 岁以上患者中其他冠心病相关危险因素的增加，可能降低了 GERD 对冠心病风险的相对影响。有研究提示质子泵治疗超过 1 年的 GERD 患者，可能会增加冠心病发展的风险。有研究发现血管痉挛型心绞痛患者中 GERD 的合并比例，明显高于器质性冠心病患者或无血管痉挛型心绞痛患者。

GERD 与冠心病的共存关系已被广泛接受，但其机制复杂。既往研究表明，GERD 与冠心病之间可能存在共同的病理生理机制。首先，在关联型心绞痛中，食管黏膜在酸和食管下括约肌压力降低的情况下可能危及冠状动脉痉挛引起心肌灌注，并通过交感神经激活引起心律失常。此外，心肌缺血可造成食管运动障碍或食管下括约肌松弛。其次，许多内脏疼痛感受器是多峰的，对酸、机械性膨胀和温度变化敏感。进入脊髓的心脏和食管传入感觉神经可以相互重叠，因此食管或心脏的刺激可以被感知并在任何一个器官对应的皮节上进行汇总。再次，GERD 和睡眠障碍之间是双向互动的关系，睡眠呼吸暂停增加心血管事件的风险已被证实。最后，质子泵抑制剂的可以通过降低抗血小板药物代谢为其活性形式的效率，来降低某些药物的心脏保护作用。

五、总结

越来越多的证据表明，GERD 与多种心血管疾病有一定的联系，尽管还没有完全明确两者之间的因果关系及相互作用的机制，但已经为研究者更深入地了解疾病提供了一些思路。因此，还需要收集更多数据，进行大量的临床试验来验证假说。提高相关医学专业人员对胃食管反流的认识，及早诊断和治疗。

（吴立胜）

参考文献

[1] Gesualdo M, Scicchitano P, Carbonara S, et al. The association between cardiac and gastrointestinal disorders: causal or casual link[J]? J Cardiovascular Med 2015, 17(5):330.

[2] Huang T, Lo L, Yamada S, et al. Gastroesophageal reflux disease and atrial fibrillation: Insight from autonomic cardiogastric neural interaction[J]. J Cardiovasc Electrophysiol, 2019, 30(11).

[3] He S, Liu Y, Xu J, et al. Prevalence and Predictors of Silent Gastroesophageal Reflux Disease in Patients with Hypertension[J]. Gastroenterol Res Prac, 2018, 2018:1-9.

[4] Zhi-tong, Feng, Han, Xin-wei, Wang, Li, Yue, Yong-qiang, Zhong-gao: The Role of Gastroesophageal Reflux in Provoking High Blood Pressure Episodes in Patients With Hypertension[J]. J Clin Gastroenterol, 2018, 52(8):685-690.

[5] Chen CH, Lin CL, Kao CH. Association between gastroesophageal reflux disease and coronary heart disease: A nationwide population-based analysis[J]. Medicine, 2016, 95(27):e4089.

第七节 睡眠呼吸暂停综合征与胃食管反流病

一、睡眠呼吸暂停综合征概述

睡眠呼吸暂停综合征（obstructive sleep apnea syndrome, OSAS）是一种常见的疾病，其特征是由于睡眠时上呼吸道不稳定而导致呼气减低、氧饱和度下降以及睡眠中断。胃食管反流病（GERD）同样也是成人最常见的慢性疾病之一，其在人群中的患病率高达 20%。同样，肥胖也是该病发生发展过程中的一个危险因素，因为肥胖会导致腹内压和胃食管压力梯度升高，降低食管清除率，增加胃食管反流及食管裂孔疝的发生风险。

流行病学研究发现，至少4%的中年男性及2%的中年女性都受该病困扰。目前认为 OSAS 发病的危险因素包括年龄、性别（男性发病率高于女性）、肥胖、家族遗传、颌面部发育异常、吸烟以及酗酒，其中肥胖是睡眠呼吸暂停的主要危险因素，特别是对于中心性肥胖的患者，其脂肪可通过压迫咽喉软组织以及肺体积，并且脂肪因子还能够影响气道的神经肌肉控制水平，从而上呼吸道反复塌陷及阻塞，易出现呼吸暂停、低通气等症状，而白天嗜睡也是患者突出的症状之一，若得不到有效的治疗，可能会反复发生低氧血症，对患者全身各系统造成严重影响，降低生活质量。OSAS 与心脑血管功能紊乱高度相关，如高血压、充血性心力衰竭、心肌梗死、心律失常以及中风等。此外，越来越多的学者认为 OSAS 还是包括胰岛素抵抗所致的 2 型糖尿病、血脂异常、代谢综合征等一系列代谢性疾病的危险因子，对患者的健康及生活质量造成严重威胁。

二、GERD 和 OSAS 相关性——支持的观点

（一）GERD、OSAS 和嗜睡

在评估睡眠期间烧心症状的临床预测因素的最大流行病学研究中，表明 BMI 增加与烧心症状相关。在既往的调查中，白天嗜睡是睡眠期间出现烧心症状的一个预测因子。既往曾有研究对被送到睡眠实验室的受试者进行 GERD 调查问卷的填写，发现 GERD 患者的 Epworth 嗜睡量表得分较高，且嗜睡与 GERD 风险呈正相关。同时还发现伴有 GERD 的 OSAS 患者白天嗜睡更严重，多因素分析显示 GERD 与嗜睡具有明显相关性，白天嗜睡症状可能与阻塞性睡眠呼吸暂停综合征的严重程度成正比。但根据目前的研究结果，OSAS 的严重程度并不会增加 GERD 的患病率。因此，夜间反流症状引起的频繁苏醒可能是导致患者白天嗜睡增加的一个原因。此外，既往还有研究曾对 135 名 OSAS 患者和 93 名鼾症患者的症状性 GERD 患病率进行了调查。发现症状性 GERD 在睡眠呼吸紊乱患者中很常见，但在 OSAS 患者与鼾症患者之间没有差异。此外，OSAS 患者夜间反流症状的发生率也高于普通人群。

（二）GERD、OSAS 和肥胖

有研究表明，伴有 GERD 的 OSAS 患者的 BMI 高于无 GERD 的 OSAS 患者，而在其他能够说明肥胖严重程度的测量指标中，男性 OSAS 胃食管反流患者的颈围比无胃食管反流患者粗，并且 GERD 与腰围和臀围显著相关。与无 GERD 的 OSAS 患者相比，伴有 GERD 的 OSAS 患者的 BMI、腰围和臀围等肥胖测量值更大，白天嗜睡症状也更明显。由此可见，肥胖也是引起 OSAS 和 GERD 的一个重要因素。此外，在女性中，GERD 患病率也随 BMI 升高而增加，但与正常患者相比，差异并无统计学意义（表 11-1）。

表 11-1　伴有 GERD 和不伴有 GERD 的 OSAS 患者各项指标对比

指标	伴有 GERD	不伴有 GERD	P
BMI（kg/m²）	34.0 ± 7.0	33.1 ± 6.8	0.049*
颈围（cm）	42.9 ± 4.3	42.6 ± 3.8	0.249
腰围（cm）	115.5 ± 13.9	113.1 ± 13.4	0.007*
臀围（cm）	117.9 ± 13.7	114.2 ± 12.8	< 0.001*
Epworth 睡眠量表	10.3 ± 6.0	8.8 ± 5.6	< 0.001*

注：* 差异无统计学意义

（三）GERD、OSAS 和关联症状关系

既往认为，睡眠时 GERD 的发生与哮喘、呼吸系统症状以及 OSAS 症状密切相关。而 GERD 患者合并高危 OSAS 的发生率高于普通人群，其中反流性食管炎合并 OSAS 的发生率更高。这是由于过去的研究表明，GERD 和 OSAS 之间的联系有几个潜在的原因，由于 OSAS 和 GERD 具有相似的危险因素，所以目前尚不清楚这些情况的共同出现是一种因果关系还是仅仅是共同危险因素的反映。目前主要认为有两种机制，第一种是上呼吸道阻塞时，吸气时气道内压更低，可能导致穿过食管下括约肌的压力梯度增加而导致反流。因此，在治疗中可以使用经鼻持续气道正压通气（CPAP），通过增加胸内压力来降低 GERD 的发生。而另一种机制可能涉及 OSAS 患者夜间唤醒次数增加，同时由于缺氧导致睡眠效率降低，这些因素可能导致食管下括约肌（LES）的短暂松弛，从而出现胃食管反流。无论是何种机制，都会导致 GERD 患者在睡眠时出现呼吸道症状的可能性升高，与睡眠呼吸紊乱相关的症状，如打鼾、夜间盗汗、呼吸急促和白天嗜睡等，也更加普遍。既往有大样本队列研究指出，约 38.9% 的 OSAS 患者和 32.0% 的非 OSAS 受试者都患有 GERD，与正常人群相比，OSAS 患者 GERD 的患病率显著增加。女性 OSAS 患者 GERD 患病率则更高。但是 OSAS 的严重程度与 GERD 的存在没有关系。有结果表明 OSAS 不太可能是唯一的致病因素，性别、肥胖和嗜睡与 OSAS 患者的 GERD 患病率均有关联。

三、GERD 和 OSAS 相关性——不支持的观点

随着相关研究的不断深入，近年来越来越多的学者开始倾向于推翻两种疾病之间的关联，即 OSAS 患者经常会伴有 GERD 表现，但是两种疾病之间

并没有明确的因果关系。Özcan Öztürk 等研究认为，原发性鼾症与轻度、中度、重度 OSAS 组之间的主要 GERD 症状无显著差异。而反映 OSAS 严重程度的其他指标如睡眠紊乱指数（AHI）、最低夜间氧饱和度、睡眠时间与氧饱和度与 GERD 均无相关性。而在一项大样本队列研究中，轻度、中度和重度 OSAS 患者的 GERD 症状患病率相似。Kim 等的研究也表明，OSAS 的严重程度不影响 GERD 患病率，GERD 评分与睡眠呼吸暂停变量如 AHI、仰卧 AHI、REM 睡眠 AHI、最大呼吸暂停时间或唤醒无相关性。在许多其他研究中，OSAS 的严重程度似乎对 GERD 的患病率并没有明显影响。近年来，有学者使用 24 小时 pH 探针和多导联睡眠图对 OSAS 进行了研究，结果表明，OSAS 的严重程度与食管 pH 测量中的 pH < 4 的时长之间存在一定的相关性。然而，只有 7% 的胃食管反流发作发生在睡眠时间段，并且呼吸和反流现象并没有明显相关。但是，尽管有了新的研究结论，仍有一小部分 OSAS 患者由于睡眠呼吸紊乱而加重了 GERD 的症状。

四、 GERD 和 OSAS——我们的观点

根据目前的研究结果，我们更倾向于认为单纯的 OSAS 患者的 GERD 发病率与正常人相比并没有明显差异，但是若患者同时合并鼾症、嗜睡、肥胖等因素，则其 GERD 发病率可能会有所升高，但目前尚不能确定 OSAS 在其中是否为主要因素。此外，当前更多数学者所接受的看法是，OSAS 与 GERD 两种疾病之间的严重程度可能会相互影响。对于同时伴有两种疾病的患者，若是治疗其中一种疾病，则另一种疾病的症状也会有所改善。这可能是由于两种疾病之间有着一部分相同的高危因素，因此在治疗过程中，两种疾病可能会同时受到治疗效果的影响。

五、关于治疗

由于目前各位学者对于 OSAS 与 GERD 之间的关系的看法尚不一致，故当前针对同时有两种疾病的患者的治疗方案尚无统一的指南或共识。针对此类患者，目前仍多使用药物治疗，且以主要治疗 GERD 为主，常规治疗方案为口服 PPI 药物联合促胃肠动力药，如奥美拉唑联合莫沙必利治疗，可在一定程度上缓解患者症状。此外，艾克拜尔等针对肥胖的 OSAS 合并 GERD 患者，采用腹腔镜下袖状胃切除术联合食管裂孔疝修补术进行治疗，不仅对胃食管反流症状起到了良好的治疗效果，同时患者术后体重可明显减轻，而以上两种疾病的治疗也可很大程度上改善 OSAS 症状，同时达到了治疗目的，

对 OSAS 及 GERD 都有显著的疗效。但是，由于目前手术样本量仍然较小，且术后尚未对患者有足够长时间的病情随访，因此该手术的远期效果以及并发症仍然需要经过进一步验证。

（邰沁文）

参考文献

[1] Basoglu OK, Vardar R, Tasbakan MS, et al. Obstructive sleep apnea syndrome and gastroesophageal reflux disease: the importance of obesity and gender[J]. Sleep Breath, 2015, 19: 585-592.

[2] Wu ZH, Yang XP, Niu X, et al. The relationship between obstructive sleep apnea hypopnea syndrome and gastroesophageal reflux disease: a meta-analysis[J]. Sleep Breath, 2019, 23(2): 389-397.

[3] 艾克拜尔·艾力，赛米·赛麦提，皮尔地瓦斯，等. 腹腔镜袖状胃切除联合食管裂孔疝修补术治疗肥胖合并阻塞性睡眠呼吸暂停综合征的近期疗效 [J]. 腹腔镜外科杂志, 2021, 26(3): 172-176.

[4] 麦热哈巴·哈力克，赵燕霞，杨晓红. 阻塞性睡眠呼吸暂停综合征并胃食管反流病的影响因素研究 [J]. 实用心脑肺血管病杂志, 2018, 26(4): 28-31.

第十二章

减重代谢外科与胃食管反流病

艾克拜尔·艾力　姚琪远

第一节　减重代谢与胃食管反流病概述

胃食管反流病（GERD）是影响上消化道的最常见疾病之一，在普通人群中的患病率约为 20%。肥胖已被证明是 GERD 的重要独立危险因素之一，因病态肥胖接受减重代谢手术的患者中，50% ~ 70% 有症状性反流。肥胖患者 GERD 的发病率显著增高，主要与肥胖所引起的以下因素有关：①腹腔及胃腔内压力升高，胃食管压力梯度增大；②食管下括约肌（LES）压力降低，一过性食管下括约肌松弛（transient lower esophageal sphincter relaxations, TLESRs）的发生率升高，以及食管裂孔疝（hiatal hernia, HH）发病增多；③喜高脂饮食，导致胃排空延缓以及食管廓清能力减低等运动障碍（图 12-1）；④肥胖患者处于慢性炎症状态，脂肪细胞因子如 IL-6、TFN 分泌增加等。

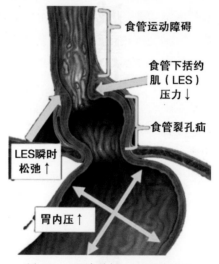

图 12-1　肥胖引起 GERD 的因素

腹腔镜胃底折叠术（laparoscopic antireflux surgery，LARS）是目前单纯 GERD 外科治疗的金标准。然而，由于存在腹内压增高等多种问题，肥胖患者胃底折叠术后的抗反流效果较非肥胖患者差，且术后远期肥胖患者出现反流复发的比例更高。在 2013 年美国胃肠内镜外科医师协会《食管裂孔疝诊疗指南》中，不建议使用胃底折叠术治疗肥胖患者的 GERD。如果选用此方法，则需要患者在术前通过调整饮食和生活方式来减重，以避免肥胖给手术造成不良影响。因此，对于肥胖合并 GERD 患者，考虑到肥胖是 GERD 的独立危险因素，减重应作为治疗 GERD 的关键，以去除 GERD 的致病因素。

减重代谢手术被认为是治疗肥胖及其相关合并症的有效方式。近年来，因其减重效果长期有效并能控制相关合并症等优势，减重代谢手术被推荐于肥胖合并 GERD 的手术治疗。传统的术式包括袖状胃切除术（sleeve gastrectomy, SG）、Roux-en-Y 胃旁路术（Roux-en-Y gastric bypass, RYGB）、可调节胃绑带术（adjustable gastric banding, AGB）以及胆胰分流及十二指肠转流术（biliopancreatic diversion with duodenal switch, BPD-DS）等。目前被广泛应用的是 SG 和 RYGB。在我国，2020 年一共进行了 12 837 例减重代谢手术，其中 SG 和 RYGB 分别占 82.3% 和 7.4%。研究发现，各种减重代谢术式对 GERD 的影响均不相同。SG 对肥胖患者 GERD 的疗效存在争议，其可能会诱发 GERD。RYGB 可减少 GERD 的发生，是肥胖合并 GERD 的最有效治疗方式。AGB 是一种限制性手术，短期减重效果较好，但其远期并发症较多，从解剖学角度可能会引起 GERD，将逐渐被淘汰。BPD-DS 减重效果最好，也能改善 GERD，可用于治疗重度肥胖患者的 GERD。此外，肥胖人群的食管裂孔疝合并率为 20% ~ 52.6%，并且食管裂孔疝会显著增加 GERD 的发生率。在 2019 年中国肥胖及 2 型糖尿病外科治疗指南中指出，对于合并食管裂孔疝的患者应在术中同时行食管裂孔疝修补术（HHR）。因此，术前应对肥胖患者进行全面评估，仔细检查是否合并 GERD 或食管裂孔疝，视具体情况拟定合理的手术方式。本章主要阐述传统减重代谢术式和新型减重代谢术式对 GERD 的影响以及 SG 后 GERD 高发的原因及防治。

第二节　传统减重代谢术式对 GERD 的影响

一、Roux-en-Y 胃旁路术（RYGB）

有研究指出，RYGB 在改善 GERD 方面优于 AGB 和 SG。RYGB 已被提议作为肥胖合并 GERD 的最佳治疗选择，手术通过创建一个小胃囊、切除壁细胞集中的大部分胃底和胃体以及 Roux-en-Y 空间构造等解剖学改变改善胃食管反流，同时减轻体重（图 12-2）。许多研究表明，RYGB 可显著改善 GERD。Frezza 等对 152 例被诊断为 GERD 的肥胖患者进行研究，在接受 RYGB 手术后，他们观察到超过 90% 的患者症状消退或改善，质子泵抑制剂（PPI）的使用从 44% 减少到 9%（$P < 0.01$），而 H2 阻滞剂的使用从 60% 减少到 10%（$P < 0.001$）。另有一项基于 53 名患者的研究发现，RYGB 术

3 年后，反流症状的患病率从术前的 58% 下降到 9%。

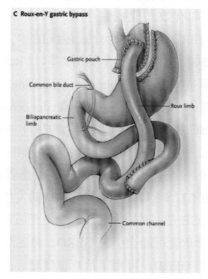

图 12-2　Roux-en-Y 胃旁路术

　　然而，Holmberg 等人对这一长期存在的观念质疑，并假设 RGYB 的治疗效果被夸大了。他们研究了在瑞典接受 RYGB 的 2 454 名术前有反流症状的成年患者，中位随访时间为 4.6 年。他们将术后残留或复发的反流症状定义为：术后使用抑酸药物 6 个月以上。他们发现，在 RYGB 术后 2 年内，48.8% 的患者出现了复发的反流症状，并且持续长达 10 年，复发反流症状的最强风险因素是术前使用大剂量抑酸药物。因此，外科医生应该意识到 RYGB 对重度肥胖患者的术后反流症状缓解效果有限，尤其是对术前使用高剂量抗反流药物的患者。

　　RYGB 术缓解 GERD 的机制包括以下几个方面：①有效治疗肥胖，解决肥胖所引起的一系列削弱抗反流功能的问题；②胃小囊内胃酸分泌显著减少；③胃肠吻合使胃排空加快；④分流胆汁胰液，减少非酸性反流；⑤尽管对 His 角和贲门周围结构仍有破坏，但术后新发 GERD 罕见。虽然 RYGB 由于操作复杂和学习曲线较长等原因，加之术后远期并发症如营养不良和倾倒综合征等问题，近年来应用逐步减少，但对于病态肥胖合并 GERD 的患者，RYGB 仍是较好的减重代谢术式。

二、袖状胃切除术（SG）

　　腹腔镜袖状胃切除术（laparoscopic sleeve gastrectomy，LSG）已被证明

是一种有效的减重手术（图 12-3）。与其他减重手术相比，LSG 因其相对简单以及减重效果显著等优势而被广泛接受。虽然，LSG 在减轻体重和改善合并症方面表现出优异的结果，但其对肥胖合并 GERD 的治疗效果存在争议。目前，专家意见相互矛盾。一些专家主张 LSG 术后 LES 压力降低、His 角的破坏、胃容量和顺应性降低以及胃内压升高可能对抗反流屏障产生不利作用。相反，其他一些专家认为胃排空加速、体重减轻、产酸减少以及胃底去除（胃底是暂时性下食管括约肌松弛的来源）可能有助于改善 GERD 状态。

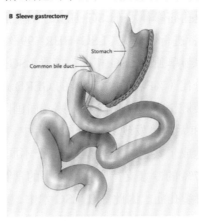

图 12-3　袖状胃切除术

Rebecchi 等研究发现，LSG 可改善大多数病态肥胖患者的反流症状。在没有术前 GERD 证据的肥胖患者中，"新发"的反流症状并不常见。他们指出，LSG 应被视为肥胖合并 GERD 患者手术治疗的有效选择。但是，越来越多的证据表明 LSG 可能会对 GERD 产生负面影响。有一项研究中，共有 4 832 名患者接受了 LSG，33 867 名患者接受了 RYGB，其中 44.5% 的 LSG 组和 50.4% 的 RYGB 组中具有预先存在的 GERD。术后发现，大多数 LSG 组的患者（84.1%）仍有 GERD 症状，只有 15.9% 的患者的 GERD 症状消退。在术前无 GERD 的 LSG 组患者中，8.6% 的患者在术后出现"新发"GERD。相比之下，RYGB 在术后 6 个月内解决了大多数患者（62.8%）的 GERD（$P < 0.001$）。Mandeville 等分析了 2005—2009 年间接受 LSG 的 100 名患者，平均随访时间为 8.5 年。其中，17% 的患者术前有反流症状，而研究期结束时，50% 的患者出现了反流症状。PPI 的使用情况也类似：15% 的患者术前使用 PPI，而研究期结束时，52% 的患者使用 PPI；LSG 后发生"新发"反流的概率为 47.8%。因此，LSG 不能可靠地缓解或改善 GERD 症状，反而可能会加

重 GERD，并且会在一些先前无症状的患者中诱发新 GERD。虽然没有明确的证据支持将 GERD 列为 LSG 的绝对禁忌证，但现有数据表明，先前存在的严重 GERD 或食管动力障碍可能被视为相对禁忌证。无论如何，GERD 是 SG 患者的难治性并发症，如果手术前 GERD 症状已经很严重，SG 可能不是一个好的手术选择。

由于食管裂孔疝是 GERD 主要危险因素之一，食管裂孔疝修补在减重代谢手术中的作用是 GERD 患者的一个重要考虑因素。因此，研究者们研究了胃袖状切除联合食管裂孔疝修补术（LSG+HHR）对肥胖合并 GERD 的疗效。El Chaar 等对 338 例患者进行了研究（LSG+HHR: 99 例，单独 LSG: 239 例）。他们发现，在短期内，与单独的 LSG 相比，接受 LSG+HHR 术的患者具有更高的多余体重减少百分比（%EWL）、改善的 GERD 症状和更高的满意度。此外，胃食管反流和腹腔镜胃袖状切除术：第一届国际共识会议的结果中指出，即使在无症状的和无内镜发现 GERD 的患者中，关于 LSG 术中联合进行 HH 修补的必要性达成了共识。来自全球 30 个不同国家的 60 位专家参加了此次会议，其中 66.7% 的专家支持联合修补小的食管裂孔疝，80% 的专家支持联合修补大的食管裂孔疝。因此，在 LSG 术中，对于合并食管裂孔疝的患者要同时进行修补，以达到更好的手术效果。

三、可调节胃绑带术（AGB）

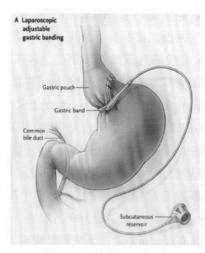

图 12-4　可调节胃绑带术

AGB 曾经因手术简单，减重效果好，并发症发生少等优势而流行（图 12-4）。但随着随访时间的延长，发现其远期减重效果并不理想，且有不少绑带移位、侵蚀食管和胃的病例。所以，AGB 的临床应用已逐渐减少，被 SG 或 RYGB 所取代。目前仅澳大利亚等少数国家还在应用。AGB 在不同研究中的报道相互矛盾。Woodman 等报道，AGB 术 2 年后，122 例术前有 GERD 的患者中，91% 的患者的 GERD 得到了解决或改善。与此相反，一项研究则报道，AGB 术后一年仅 8.8% 的患者出现了"新发"GERD，但 3 年后，20.5% 患者已经发生了"新发"GERD。另有一项研究中指出，AGB 术史与较高的修正（revision）风险相关（风险比 2.81；

P < 0.001）。

还有一项研究报道，对于术前食管体部运动障碍（defective esophageal body motility）的患者，AGB 可能会加重 GERD 症状和食管扩张。总之，有证据支持 AGB 后 GERD 的短期改善。然而，似乎有一部分患者可能长期发展为新发 GERD 或 GERD 症状加重。AGB 是一种限制性的减重代谢手术，从解剖生理角度可能会导致 GERD 的发生：① His 角的改变；②胃近端剥离时膈食管膜的破坏；③胃受压，胃排空时间延长；④术后肌张力障碍及功能性食管胃交界处闭塞导致食管排空障碍等。并且，当术后绑带松弛或侵蚀移位导致狭窄时，可能会使 GERD 症状加重或新发。此外，接受 AGB 手术的患者在术后有很高的修正率。因此，对于病态肥胖合并 GERD 的患者，AGB 是一种非常差的选择。

四、胆胰分流及十二指肠转流术（BPD–DS）

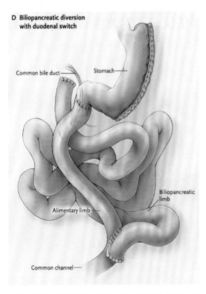

图 12-5 胆胰分流及十二指肠转流术

BPD-DS 结合 SG 与 RYGB 的基本元素，使减重效果更明显（图 12-5）。一项涉及 73 702 名受试者的研究中，5 942 例患者接受了 SG，66 324 名患者接受了 RYGB，1 436 名患者接受了 BPD-DS。他们发现，BPD-DS 术 1 年后，与 RYGB 和 SG 相比，其 BMI 变化最大，减重效果最好。GERD 改善方面，RYGB 具有最佳缓解率，效果比 SG 高 1.88 倍，而 BPD-DS 的效果比 SG 高 1.57 倍。因此，BPD-DS 可用于重度肥胖患者中 GERD 的治疗。但是，其手术过程复杂，术后发生营养不良的风险高，并且术后需修正的比例约 5%，目前在减重代谢手术中较少用到。

第三节　新型减重代谢手术对 GERD 的影响

SG 和 RYGB 是目前最常用的两种减重代谢术式。但 LSG 对肥胖合并

GERD 的疗效有争议，而 RYGB 给胃肠道带来的创伤严重，手术操作复杂，并发症出现率高等原因不易被患者接受。因此，近几年，研究者们设计了腹腔镜胃底折叠联合胃大弯侧折叠术，腹腔镜下袖状胃联合 Collis-Nissen 胃成形术（laparoscopic Sleeve-Collis-Nissen gastroplasty, LSCNG）、腹腔镜胃袖状切除术联合胃底折叠术（laparoscopic sleeve gastrectomy with fundoplication, LSGFD）以及腹腔镜胃袖状切除联合保留膈食管前韧带的食管裂孔疝修补术（anterior phrenoesophageal ligament preservation during hiatus hernia repair in laparoscopic sleeve gastrectomy）等多种新型术式。Lee 等施行 26 例腹腔镜胃底折叠术联合胃大弯折叠术，他们发现手术对肥胖患者近期抗反流效果良好，然而减重效果不如经典术式，1 年后平均减重 25kg，GERD 症状缓解率为 84%，糜烂性食管炎由 80% 降至 17%。Da Silva 等设计了一种抗反流袖状胃切除术（图 12-6），即 LSCNG。对 122 名肥胖患者实施 LSCNG 术 1 年后发现，反流性食管炎的患病率从 100% 降到 13.6%，PPI 的使用从 92% 降到 13.6%。但是还需要进一步的前瞻性研究来评估该术式对改善 GERD 症状的影响。

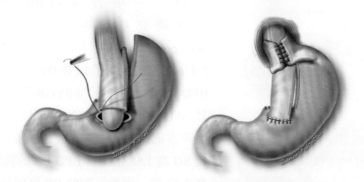

图 12-6　LSCNG 术

为防止袖状胃切除术后 GERD 的发生，国内克力木教授团队提出了一种新型抗反流减重术式，即腹腔镜袖状胃切除术联合胃底折叠术（laparoscopic sleeve gastrectomy with fundoplication, LSGFD），将袖状胃切除术的减重作用同胃底折叠术的抗反流作用联合在一起，以达到两种手术扬长避短的目的。本研究组前期对 8 只小猪进行全身麻醉下腹腔镜下先行保留部分胃底的袖状胃切除术，后联合行食管裂孔疝修补术 + 不同类型胃底折叠术。该动物实验研究显示，LSGFD 小猪动物模型的建立是安全可行的。通过动物手术验证了

LSGFD 的可行性和安全性。后来在临床中成功施行了 5 例腹腔镜食管裂孔疝缝合修补术 + 保留部分鱼鳍状胃底的袖状胃切除术 + 不同类型胃底折叠术（包括 Nissen 胃底折叠术、Toupet 胃底折叠术、Dor 胃底折叠术）（图 12-7），5 例合并 GERD 的肥胖症患者术后胃食管反流症状均完全缓解，其中 3 例合并糖耐量异常及高血压的患者术后 3 个月随访血糖和血压均恢复正常，无严重并发症发生，证明了本次研究在临床治疗中是可行的。此研究团队还对 60 例肥胖合并 GERD 患者进行了前瞻性研究（LSG 组：30 例，LSGFD 组：30 例），两组患者术后 BMI 和 EWL 均明显变化，并且两种术式的减重效果相当。通过术前以及术后阶段性地进行 GERD 问卷调查、酸反流和食管动力学检查，发现 LSGFD 组术后抗反流作用明显高于 LSG 组 [28 例（93.3%）*vs.*21 例（70.0%）]，而且患者在住院和出院后并发症发生率明显低于 LSG 组（0 例 *vs.*4 例），证明了 LSGFD 治疗肥胖合并 GERD 近期疗效良好，可显著降低体重并防治 GERD 发生与发展。在对腹腔镜胃袖状切除术联合胃底折叠术（laparoscopic sleeve gastrectomy with concomitant fundoplication, Sleeve-F）的一项系统评价和荟萃分析中，研究者发表了 6 篇论文，其中包括 485 例患者。在 12 个月的随访中，术后估计合并 BMI（estimated pooled BMI）（6 项研究，363 名患者）和 %EWL（6 项研究，357 名）分别为 29.9 kg/m^2 和 66.2%，GERD 发生率为 11%，表明腹腔镜胃袖状切除术联合胃底折叠术的近期疗效较好。因此，LSGFD 可能会成为肥胖合并 GERD 患者新的有效选择。但是，还需要大样本更长时间的随访来证明此新型术式的长期疗效。

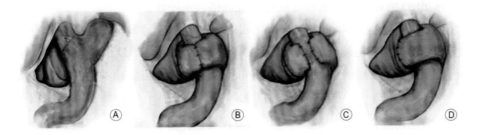

图 12-7　袖状胃切除术联合胃底折叠术

A. 保留鱼鳍状胃底的袖状胃切除；　B. 袖状胃切除 +Nissen 胃底折叠；

C. 袖状胃切除 +Toupet 胃底折叠；　D. 袖状胃切除 +Dor 胃底折叠

　　最近发现，LSG 术后会发生胸腔内袖状移位（intra-thoracic sleeve migration，ITSM）。ITSM 主要是指发生在 LSG 之后的滑动性 HH，ITSM

的发展主要与 LSG 术后 GERD、向心性肥胖以及 LSG 联合 HHR 等原因有关。因此，为了达到不增加未来 ITSM 风险的基础上改善 GERD 的目的，Elmaleh 等提出了一种新型术式，即腹腔镜胃袖状切除联合保留膈食管前韧带的食管裂孔疝修补术。他们对 32 例患者进行了研究，1 年后随访发现，平均 % EWL 为 63%，GERD 健康相关生活质量（GERD-HRQL）评分从 45 降至 12，食管炎的发病率和严重程度也显著降低（从 87.5% 降到 25%），并且未检测到 ITSM 病例。他们指出，腹腔镜胃袖状切除联合保留膈食管前韧带的食管裂孔疝修补术是一种安全可行的技术，其可以不干扰 LSG 的技术或结果的同时控制 GERD 表现。但是，与 LSGFD 相同，其长期疗效还需要进一步探讨。

第四节　袖状胃切除术后 GERD 高发的原因与防治

一、原因

SG 术后 GERD 的发生率在 8%～30% 之间变化，并且其发生与随访时间长短相关。SG 术后 GERD 高发的原因包括以下几点。

（1）外科医师术前未能诊断或遗漏的 GERD。一项研究指出，接受 SG 的患者中，术前 GERD 症状的患病率为 45%，大约四分之一的患者有严重的 GERD。这一发现还强调了减重外科医生在术前评估过程和选择适当手术方式对 GERD 的存在和严重程度进行常规评估的重要性。

（2）外科医师未重视食管裂孔疝的术前评估或者术中探查以及修补。食管裂孔疝的存在被认为是普通人群以及 SG 术后 GERD 的危险因素，对于合并食管裂孔疝的患者应在术中同时行食管裂孔疝修补术。然而，在对 SG 外科医生的一项调查中显示，仅 31% 的外科医生在术前检查中显示或有 GERD 病史时才寻找 HH。如果发现 HH，11% 的外科医生没有进行修补。

（3）贲门食管自然抗反流保护机制受损：His 角扩大或变钝、LES 总长度或腹段长度缩短、术后 HH、贲门肌纤维损伤、膈食管韧带离断等导致 LES 收缩力减弱而压力降低。此外，一过性食管下括约肌松弛（transient lower esophageal sphincter relaxation，TLESR）与 LES 的动力障碍有密切关系，有专家认为 SG 术后 TLESR 次数增多可能是 GERD 症状严重性的原因。

（4）后袖状胃的大小和形状也可能对术后 GERD 的风险有显著影响。

过大或扩张的袖状胃可能会保留产酸能力，从而导致反流。有学者提出，SG 术后 GERD 改善与否可能与术者操作有关，胃底留置过多而胃体狭窄使胃上宽下窄（图 12-8C）或切割闭合时有胃扭转，容易引起梗阻和反流。而术后袖状胃狭窄或过窄的 SG 可能会导致反流和食管酸清除能力降低。有研究显示，GERD 存在于超过 80% 的袖状胃狭窄的患者，并伴有进一步的症状，如恶心、呕吐和食物不耐受等。大多数狭窄都位于袖状胃的中间部分，狭窄的主要原因是术后水肿、胃切缘漏、切缘不规整、扭转、成角和（或）胃漏愈合时瘢痕形成等。此外，袖状胃狭窄会进一步增加胃内压。Keidar 等观察到，在 SG 之后，袖状胃中间部分、角切记处的变窄和胃上部扩张与较高的 GERD 率相关。

（5）术后胃的解剖结构较前变得长而窄，容易导致胃容积减少、顺应性下降，而使管腔内的压力上升，当幽门关闭的时候使腔内压力更高，从而引起胃内容物（胃酸）的反流。

（6）副交感神经功能减弱、肥胖—雌激素功能、胃激素改变、幽门管周围粘连等原因可导致幽门排空功能减弱。

（7）术后出现食管裂孔疝。有研究显示，SG 后食管裂孔疝的患病率从 6.1% 显著增加到 27.3%。而食管裂孔疝与较高的 GERD 发生率和 PPI 依赖性相关，SG 术后时间越长，食管裂孔疝的发生率就越高。测压数据还表明，在食管裂孔疝存在的情况下，肥胖个体 LES 压力从 13mmHg 降到 8mmHg，LES 压力降低有助于 GERD 的发展。

（8）术后随访、健康饮食指导、健康管理的缺乏，以及术后患者没有改变以往的饮食习惯，过早半硬质或硬质饮食，过量饮食如每次摄入量超过 80 ～ 100 mL、咀嚼次数不够、两次进食时间间隔过短、进食速度过快等。

二、预防

要有效预防 SG 术后 GERD 的发生，术前准备要充分，术中严格按照指南实施，术后严格按照"肥胖症患者术后饮食指导"改善饮食，并给予相应指导及治疗。

术前要做到：①根据减重手术的纳入标准及排除标准选择患者。②明确诊断是否患有 GERD 和（或）食管裂孔疝，不漏诊无症状性反流性食管炎。应仔细用 GERD Q 评分表、高分辨率食管测酸测压及 24 小时食管测酸、上消化道内镜、上消化道钡餐等检查评估 GERD 症状。

术中要做到：①术前合并 GERD，术中联合抗反流手术治疗。胃食管反流和腹腔镜袖状胃切除术：第一届国际共识会议的结果中指出，尽管只有短期数据，但 77.3% 的专家组成员考虑对有 GERD 症状的患者进行 LSG 联合抗反流手术。②外科医师应仔细检查患者是否合并食管裂孔疝，即使在术前检查未提示存在食管裂孔疝，也应在术中进行常规探查并对其进行同时修补，避免术后出现 GERD。由于未发现食管裂孔疝的存在或者食管裂孔疝随着时间而发展可能会导致明显的反流症状，在 2019 年《中国肥胖及 2 型糖尿病外科治疗指南》中指出，对于合并食管裂孔疝的患者应在术中同时行食管裂孔疝修补术（HHR）。Soricelli 等对患者进行术前及术中的食管裂孔疝检查，结果发现 60 例肥胖合并 GERD 患者中，42 例同时患有食管裂孔疝，在 SG 的基础上加做了 HHR，术后新发 GERD 症状的发生率为 0%。此外，外科医生对 HH 的认识似乎也会影响其修补率和术后 GERD。因此，外科医师应提高对食管裂孔疝的认识，认识到术中同时修补的重要性，并加强食管裂孔疝修补。③实施 SG 时应注意手术细节，这些细节包括保护贲门食管自然抗反流机制，保证袖状胃切缘整齐、大小合适、残胃固定、上窄下宽的形状，并避免损伤食管周围神经。袖状胃的形状在 SG 后的病理生理学中起重要作用，并且因外科医生而异。即使采用相同的技术和团队，也会发现不同的形状，从而可能导致不同的结果。胃窦不分泌可在减重手术后产生饱腹感或控制合并症的激素，也不充当食物的储存库，因此基于 GERD 的病理生理学，具有较窄胃底和较宽胃窦的构造是理想的袖状胃切除术形状（图 12-8A）。术中还应确保切缘整齐，在胃角切迹处足够宽，以免发生相对狭窄。吻合器向上移动时，应逐渐变窄，最紧的部分位于 LES 水平，而不会使食管胃交界处本身变窄。为了在手术过程中保留自然抗反流屏障，必须在 His 角处仔细解剖，以保护套索（sling fiber）纤维并避免 His 角变钝。Petersen 等指出，将吻合器线放置在靠近 His 角的位置以及不损伤套索纤维或者 LES 会导致 His 角处的高压力。然而，反流屏障加强，GERD 症状发生率较少。相比之下，在 His 角处太窄的袖状切会损伤 LES 和套索纤维，进而会导致 GERD 症状。此外，梯形袖状胃可以减少狭窄并降低胃内压力和瘘管发生的风险。

术后继续加强健康管理：①术后应强化饮食指导，帮助患者改善饮食习惯，定期随访并告知患者术后注意事项。术后饮食方式与术后并发 GERD 密切相关，因此患者术后需要终身改变饮食习惯，术后 2 周至 1 个月流质饮食、术后 1～3 个月低纤维性半流质饮食、手术 3 个月后低热量均衡饮食，避免过量饮食，少食多餐，2 次进食时间间隔不能小于 30min，单次总摄入量不能超过 100mL，专心进餐，细嚼慢咽、咀嚼次数 >25 次，每餐进食时间不能少于 20min，并且需要终身随访，在术后的第一年里，至少要进行 5 次门诊随访，以及更多的电话或其他方式的随访，随访时间为术后 2 周、术后 1 月、3 月、6 月和 1 年，之后每年 1 次。② 术后 1 ~ 3 个月 PPI + 胃黏膜保护剂：预防切缘漏、溃疡、瘢痕过度。③有心理障碍的患者，术后继续心理干预治疗，肥胖症患者常存在心理障碍，总认为体重减轻并没有自己想象中的多，即便接受减肥手术治疗，也不易获得满意的减肥治疗效果。因此术后早期继续对肥胖症患者进行科学有效的心理干预治疗十分重要，通过培养正确的饮食习惯，纠正不良的价值观来达到心理治疗的目的。

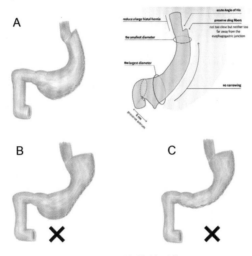

图 12-8　袖状胃形状

A.理想的上窄下宽型袖状胃；B.胃角切迹处相对狭窄的袖状胃；

C.上宽下窄型袖状胃

三、治疗

饮食习惯行为干预联合合理运动锻炼，进一步加强健康饮食管理，督促家人监督患者养成良好的饮食习惯，给予适当的心理辅导，计划性运动锻炼，以确保术后减重效果。

对于 SG 术后没有吞咽困难和狭窄迹象的 GERD 患者，一线治疗方式包括 PPI。如一项在法国进行的大型回顾性全国研究（n>11 000）显示，超过50% 接受的 SG 患者在术后一年内需要使用 PPI，即使在 SG 术 4 年后，需要PPI 的患者数量也可能高达 26%。PPI 初始剂量为 40 ~ 80 mg，每日 2 次，持续 2 周，然后逐渐减量。若症状消退，可以继续使用这种治疗方式。对于结果良好的患者，应尽可能减少 PPI 的用量，以限制 PPI 的潜在不良反应。

如果服用高剂量 PPI 后 GERD 症状持续存在，则应进行进一步检查，包括 24 小时 pH 测量、测压、钡餐检查以及上消化道内镜等。对于经证实的胃酸反流和对 PPI 治疗无反应的患者，应考虑进行手术干预。主要有以下几种方式：①内镜下 Stretta 射频消融技术，目前认为其可能通过使局部食管神经受到损伤，降低黏膜敏感度，从而缓解症状；还可通过增加胃食管接合部肌壁厚度、改善胃排空功能、激活成纤维细胞和巨噬细胞、重建胶原结构、形成胶原蛋白收缩等机制控制 GERD 症状。Viswanath 等对 50 名接受 Stretta 治疗的患者进行了中位数为 771 天的随访，发现 GERD-HRQL 的平均得分从术前的 46.2 降至 15.2，而对 GERD 的不满意度从 100% 下降到 10%。②另一种针对 SG 术后 GERD 的治疗技术是植入性磁环（LinX® 装置），通过磁括约肌增强（MSA）以改善 LES 的功能。其原理为将一串带有磁芯的钛珠环放在胃食管（GE）连接处，通过磁珠之间的吸引力来抵抗食管下括约肌的一过性松弛，从而增强 LES 的抗反流功能。Bonavina 等的一项研究表明，在行磁环置入后 90% 的患者在 1 年末停用抗反流药物，2 年后食管酸暴露 90% 达正常化，患者满意度 86%。还有文献报道 Linx 手术可以减少食管酸暴露，改善 GERD 的症状，减少患者对抗反流药物的需求，提高他们的生活质量。Hawasli 等给一名患者在腹腔镜下放置 LINX® 系统以治疗 SG 后的严重反流。术后上消化道检查显示无反流，在 LINX® 放置 10 天后，患者生活质量评分（QOL）从 64 降至 7。一年后，患者仍无反流并停止服药。这种装置可能会成为 SG 术后 GERD 的一种姑息治疗方法。③若术后检查发现食管裂孔疝，要进行食管裂孔疝修补术。④修正 RYGB 术是 SG 术后 GERD 的最佳式式，之所以认为 RYGB 是解决 SG 术后 GERD 修正治疗的有效解决方案，正是因为该手术可以同时解决肥胖和 GERD 两个问题。Parmar 等将 22 例 SG 转换为 RYGB，原因是 SG 术后 10 例患者有 GERD，11 例患者减重效果不佳。术后发现，100% 的患者 GERD 症状有所改善，80% 能够停止用药。Yorke 等进行了 273 次 SG，其中 6.6%（n=18）接受了 RYGB 修正手术，主要原因是体重减轻不足（65.3%）和严重反流（26.1%）。术后发现，75% 的患者不再有反流症状。Cheung 等对那些因减重失败而接受修正减重手术的患者的研究进行了系统性回顾，在三项研究中评估了 GERD，RYBG 修正手术后发现所有患者（n=15）的 GERD 症状完全消退。Felsenreich 等研究发现，所有

SG 后出现反流症状的患者，在 RYGB 修正术后都得到缓解。⑤再次 LSG 术（resleeve gastrectomy, ReSG），目前已有研究证明其短期疗效，对于术后袖状胃扩张或者未切除全部胃底的患者可进行再次 LSG 术。总之，目前 RYGB 仍是 SG 后 GERD 的抗反流修正手术公认的选择，其他术式尚有待进一步深入探讨。

四、结论

近年来，GERD 的患病率不断地在增加，而导致这一趋势的主要因素是肥胖患病率的上升。肥胖作为 GERD 的重要独立危险因素之一，在 GERD 的治疗中显得尤为重要。近年来，SG 由于其相对简单以及可提供显著减重效果等优势而被广泛接受，并且占减重手术的大部分。但是，最近发现，SG 对合并 GERD 患者的疗效并不理想。有研究指出，其可能会加重 GERD 或导致"新发" GERD 的发生。然而，RYGB 因其能够改善 GERD 的同时具有显著的减重效果而被提议作为肥胖合并 GERD 的最佳治疗选择。此外，对于 SG 后 GERD 加重或者新发 GERD 的患者，RYGB 还可被作为首选修正术式。同时我们应该注意到，在减重代谢手术中食管裂孔疝的闭合对控制反流有一定的意义。SG 对肥胖合并 GERD 的疗效有争议，而 RYGB 给胃肠道带来的创伤严重，手术操作复杂，并发症出现率高等原因不易被患者接受。因此，研究者们设计了多种新型术式。腔镜胃底折叠术联合胃袖状切除术因其显著的减重作用和抗反流作用有望成为 GERD 患者新的有效替代治疗措施，其弥补了 SG 术后加重反流的风险，也避免了胃旁路术带来的一系列并发症。但是，还需要对大量患者进行更大规模的随机比较研究和更长的随访时间来确认此新型术式的远期效果。

SG 已逐渐成为全世界范围内最常见的减重代谢手术，而先前存在的 GERD 的恶化或新发 GERD 是 SG 术后的一个重要问题，值得进一步关注，以增进手术技术，减少并发症的发生。SG 术后 GERD 主要受术前准备、手术技术、术后管理及饮食习惯等多种因素的影响。因此，外科医师应对其引起重视，术前要对患者进行全面评估，在诊断明确的基础上，对于患者 GERD 症状及心理障碍进行相应的辅助治疗，术中操作要规范并且注意手术细节，术后加强健康管理，要早期继续给予 PPI 及心理干预治疗，以预防术后 GERD 的发生与发展。

（艾克拜尔·艾力　姚琪远）

参考文献

[1] 花荣, 姚琪远. 病态肥胖伴胃食管反流病的减重术式选择 [J]. 外科理论与实践, 2018, 23(6):499-501.

[2] 邵怡凯, 姚琪远. 肥胖患者胃食管反流病治疗 [J]. 中国实用外科杂志, 2019, 39(4):328-331.

[3] 杨华, 陈缘, 董志勇, 等. 中国肥胖代谢外科数据库: 2020 年度报告 [J]. 中华肥胖与代谢病电子杂志, 2021, 7(1):1-7.

[4] Bakhos CT, Patel SP, Petrov RV, et al. Management of Paraesophageal Hernia in the Morbidly Obese Patient[J]. Thorac Surg Clin, 2019, 29(4):379-386.

[5] 王勇, 王存川, 朱晒红, 等. 中国肥胖及 2 型糖尿病外科治疗指南 (2019 版) [J]. 中国实用外科杂志, 2019,39(04):301-306.

[6] Gorodner V, Viscido G, Signorini F, et al. Gastroesophageal reflux disease and morbid obesity: evaluation and treatment[J]. Updates Surg, 2018, 70(3):331-337.

[7] Holmberg D, Santoni G, Xie S, et al. Gastric bypass surgery in the treatment of gastro-oesophageal reflux symptoms[J]. Aliment Pharmacol Ther, 2019, 50(2):159-166.

[8] Ece I, Yilmaz H, Acar F, et al. A New Algorithm to Reduce the Incidence of Gastroesophageal Reflux Symptoms after Laparoscopic Sleeve Gastrectomy[J]. Obes Surg, 2017, 27(6):1460-1465.

[9] Lazzati A, Bechet S, Jouma S, et al. Revision surgery after sleeve gastrectomy: a nationwide study with 10 years of follow-up[J]. Surg Obes Relat Dis, 2020, 16(10):1497-1504.

[10] Guan B, Chong TH, Peng J, et al. Mid-long-term Revisional Surgery After Sleeve Gastrectomy: a Systematic Review and Meta-analysis[J]. Obes Surg, 2019, 29(6):1965-1975.

[11] 皮尔地瓦斯·麦麦提玉素甫, 艾克拜尔·艾力, 买买提·依斯热依力, 等. 腹腔镜胃底折叠术联合胃袖状切除术治疗肥胖合并胃食管反流病临床研究 [J]. 中国实用外科杂志, 2020,40(04):437-440+443.

[12] Aiolfi A, Micheletto G, Marin J, et al. Laparoscopic Sleeve-Fundoplication for Morbidly Obese Patients with Gastroesophageal Reflux: Systematic Review and Meta-analysis[J]. Obes Surg, 2021, 31(4):1714-1721.

[13] Saber AA, Shoar S, Khoursheed M. Intra-thoracic Sleeve Migration (ITSM): an Underreported Phenomenon After Laparoscopic Sleeve Gastrectomy[J]. Obes Surg, 2017, 27(8):1917-1923.

[14] Elmaleh HM, Elnabeel Mortada A, Khaled RA. Evaluation of Anterior Phrenoesophageal Ligament Preservation During Hiatus Hernia Repair in Laparoscopic Sleeve Gastrectomy as an Anti-Reflux Measure[J]. J Laparoendosc Adv Surg Tech A, 2021, 31(5):507-514.

[15] Felinska E, Billeter A, Nickel F, et al. Do we understand the pathophysiology of GERD after sleeve gastrectomy? Ann N Y Acad Sci, 2020, 1482(1):26-35.

[16] Bou Daher H, Sharara AI. Gastroesophageal reflux disease, obesity and laparoscopic sleeve gastrectomy: The burning questions[J]. World J Gastroenterol, 2019, 25(33):4805-4813.

[17] 皮尔地瓦斯·麦麦提玉素甫,艾克拜尔·艾力,买买提·依斯热依力,等. 减重手术类型与胃食管反流病发病相关性的研究进展 [J]. 中华胃食管反流病电子杂志, 2019, 6(03):161-165.

[18] Saba J, Bravo M, Rivas E, et al. Incidence of de Novo Hiatal Hernia after Laparoscopic Sleeve Gastrectomy[J]. Obes Surg. 2020, 30(10):3730-3734.

[19] 艾克拜尔·艾力,凯赛尔·艾则孜,克力木·阿不都热依木. 胃袖状切除术后并发胃食管反流的防治研究进展 [J]. 中华胃食管反流病电子杂志, 2017, 4(03):123-125.

[20] Ehlers AP, Chhabra K, Thumma JR, et al. In the eye of the beholder: surgeon variation in intra-operative perceptions of hiatal hernia and reflux outcomes after sleeve gastrectomy[J]. Surg Endosc, 2021, 35(6):2537-2542.

[21] 章纪叶,王知非. 袖状胃切除术后 GERD 的修正治疗浅析 [J]. 浙江临床医学, 2020, 22(2):297-299.

[22] Viswanath Y, Maguire N, Obuobi RB, et al. Endoscopic day case antireflux radiofrequency (Stretta) therapy improves quality of life and reduce proton pump inhibitor (PPI) dependency in patients with gastro-oesophageal reflux disease: a prospective study from a UK tertiary centre[J]. Frontline Gastroenterol. 2019, 10(2):113-119.

[23] Felsenreich DM, Ladinig LM, Beckerhinn P, et al. Update: 10 Years of Sleeve Gastrectomy-the First 103 Patients[J]. Obes Surg, 2018, 28(11):3586-3594.

[24] Coste T, Nedelcu M, Ferrandis C, et al. Revised Sleeve Gastrectomy: Our Experience[J]. J Laparoendosc Adv Surg Tech A, 2021, 31(2):161-165.

[25] Guzman-Pruneda FA, Brethauer SA. Gastroesophageal Reflux After Sleeve Gastrectomy[J]. J Gastrointest Surg, 2021, 25(2):542-550.

第十三章

胃食管反流病患者的管理

陈杰　杨慧琪　黄晓玲　徐桂萍　阿里木江·司马义　王洋

第一节　抗反流手术围手术期管理

抗反流手术是胃食管反流病（GERD）的重要治疗手段。抗反流手术的成功，不但要求医生要有熟练手术操作技能，更要有系统的围手术期管理知识，否则，很可能出现手术成功而治疗失败的后果。围手术期（management of perioperative period）是指从确定手术治疗时起，至与本次手术有关的治疗基本结束为止的一段时间，包括术前准备、术中保障、术后处理三大部分。术中保障详见本章第三节胃食管反流患者的麻醉，本章主要讲述术前准备与术后处理。

一、术前准备

（一）术前评估

采用视觉模拟评分法（visual analogue scale，VAS）对术前主观症状进行评估：评估烧心、反酸、嗳气、胸痛、早饱、吞咽困难等；术前检查包括腹部 CT 及上消化道造影初步评估食管裂孔疝的大小及类型，胃镜检查确认食管裂孔疝并且根据 Los Angeles 分类确定反流性食管炎严重程度，并依次进行食管测压和 24 小时 pH 值监测。

（二）术前准备

1. 心理准备

GERD 是一种以反酸、烧心为典型症状的慢性疾病。GERD 长期反复发作，造成患者沉重的身体心理负担，可并发焦虑抑郁等精神疾患，而长期处于焦虑抑郁状态的患者可引起消化系统相关的一系列躯体化症状，两者之间形成恶性循环。Meta 分析结果显示，GERD 患者焦虑患病率为 41%，抑郁患病率为 37%。因此，建议在术前对 GERD 患者尤其是难治性 GERD 患者进行焦虑抑郁状态评估，若存在焦虑抑郁状态时，可考虑建议患者进行心理治疗或使用抗焦虑抑郁药物以改善 GERD 相关症状，从而提高手术成功率。另外，医务人员应就病情、施行手术的必要性、可能取得的效果、手术的危险性、可能发生的并发症、术后恢复过程和预后，以恰当的言语和安慰的口气，为患者做适度的解释，向患者家属做详细的介绍，取得他们的信任和理解，并签署手术同意书。使患者能以积极的心态接受手术和术后治疗，使患者家属能配合整个治疗过程。

2. 生理准备

（1）肠道准备：术前 8 小时禁食，术前 4 小时禁水，防止在麻醉或手术过程中引起窒息或吸入性肺炎。

（2）胃管及尿管：术前留置胃管，使胃处于空虚状态，利于手术操作。预估手术时间较长应术前留置尿管。

（3）预防感染：有胃肠道损伤或植入人工材料的可预防应用抗生素。

3. 特殊准备

对于手术耐受不良的患者，应根据患者具体情况，做好特殊准备。

（1）贫血：缺铁性贫血是 GERD 合并食管裂孔疝患者的常见表现，术前要做好血型测定及交叉配血，严重贫血术前应予纠正，必要时输血。

（2）营养不良：严重反流的患者因长期胃肠道功能失调常导致营养不良，表现为贫血、低蛋白血症，血容量减少。营养不良患者抵抗力低下，易发生术后感染，低蛋白血症可引起组织水肿，影响术后愈合，必要时应通过肠外营养或肠内营养改善营养状态。

（3）处理内科合并症，如高血压、糖尿病、冠心病、呼吸功能障碍、肝肾功能不全等。

二、术后处理

1. 改善生活方式

建议患者戒烟，避免过度饮酒，合理饮食，对肥胖患者建议适当减轻体重，避免睡前进食，改善生活方式对改善手术效果有积极影响。

2. 早期活动

患者手术后，原则上应该早期活动。早期活动有利于增加肺活量，减少肺部并发症，改善全身血液循环，减少因静脉血流缓慢并发深静脉血栓形成的发生率。此外，尚有利于肠道蠕动和膀胱收缩功能的恢复，从而减少腹胀和尿潴留的发生。术后的活动量应根据患者的耐受程度，逐步增加。

3. 饮食指导

抗反流手术后，患者饮食需要在外科医生的指导下逐步改进。总体来说，术后 1 ~ 2 天需要进清流质，然后逐步改成全流质，维持 1 周，并在第一次随诊外科医生时改成软食。医生会根据您对食物的耐受情况和术后恢复状况决定您的进一步饮食。

清流质包含苹果汁、葡萄汁、鸡汤、牛肉汤、凝胶，不含咖啡因的茶和咖啡等。

全流质包含牛奶、大豆粥、米粥、杏仁粥、米糊、小麦糊、营养饮料等。

4. 术后早期并发症的处理

（1）疼痛：术后疼痛因人而异，膈肌刺激性疼痛常表现为肩背部疼痛，一般疼痛较轻，无须特殊处理，严重疼痛可肌注哌替啶，必要时 4～6 小时可重复给药，镇痛泵也是术后早期常用止痛方法。

（2）吞咽困难：术后早期吞咽困难可通过心理疏导、饮食指导缓解或减轻症状，待局部水肿消失可缓解，极少数患者需再次行腹腔镜下胃底折叠松解症状才缓解。

（3）呃逆：膈肌直接受刺激可引起呃逆，多为暂时性，可自行缓解，或给予镇静或解痉药物治疗。出现顽固性呃逆应警惕膈下感染可能，应进行影像学检查明确诊断后及时处理。

（4）气胸：术中损伤胸闷可导致气胸，术后出现喘憋应警惕气胸可能，少量气胸可自行吸收，大量气胸应行胸腔闭式引流。

（陈杰　杨慧琪）

参考文献

[1] Oelschlager BK, Pellegrini CA, Hunter J, et al. Biologic prosthesis reduces recurrence after laparoscopic paraesophageal hernia repair: a multicenter, prospective, randomized trial[J]. Ann Surg, 2006, 244(4): 481-90.

[2] Zhou JC, Dou WJ, Wei Y, et al. Anxiety and depression prevalence in Chinese patients with gastroesophageal reflux disease：a Meta-analysis ［J］. Chinese General Practice, 2021, 24(5): 608-613.

[3] Addo A, Broda A, Reza Zahiri H, et al. Resolution of anemia and improved quality of life following laparoscopic hiatal hernia repair[J]. Surg Endosc, 2020, 34(7): 3072-3078.

[4] Cheverie JN, Lam J, Neki K, et al. Paraesophageal hernia repair: a curative consideration for chronic anemia[J]? Surg Endosc, 2020, 34(5): 2243-2247.

[5] Walle KV, Funk LM, Xu Y, et al. Persistent dysphagia rate after antireflux surgery is similar for nissen fundoplication and partial fundoplication[J]. J Surg Res, 2019, 235: 52-57.

第二节　内镜及内窥镜对胃食管反流病的管理

一、胃食管反流病内镜检查的重要性

烧心和（或）反流是 GERD 的典型症状，但其特异度仅约 70%，胃镜

和镜下活检是 GERD 最基本、最重要的检查方法之一，可检出 GERD 并发症、评价抗反流解剖结构、发现其他疾病或病变，为评估 GERD 患者预后和制订治疗方案提供重要依据。我国是胃癌与食管癌的高发国家，胃镜直视下可以排除上消化道肿瘤、诊断食管炎（RE）和巴雷特食管（BE），并发现其他 GERD 的合并情况如食管狭窄、食管裂孔疝等，避免贻误诊断。还可以了解有无贲门失弛缓症、胃炎、十二指肠炎、消化道溃疡、RE 的分级、BE 以及评估胃食管阀瓣状态（图 13-1）。行上消化道内镜检查的目的在于内镜检查助于提高内镜下食管炎的检出率，既往我国 GERD 专家共识均建议出现反流症状需要进行内镜检查。反流性食管炎的内镜下分级包括洛杉矶（Los Angeles, LA）分级、Muse 分级、Savary Miller 分级及 Heeztel Dent 分级等。目前我国大多用洛杉矶分级对食管炎进行分级：A 级，食管黏膜有 1 处或多处长度 < 5mm 的黏膜破损；B 级，至少 1 处长度 > 5mm 的黏膜破损，但无融合；C 级，至少有 1 处两条黏膜破损融合，但未超过食管环周的 75%；D 级，黏膜破损融合，达到或超过 75% 的食管环周范围。洛杉矶分级与酸暴露、食管动力异常相关，可用于显示 GERD 的严重程度，且可预测治疗效果与临床预后。洛杉矶分级拟 C 或 D 级患者夜间酸暴露时间更长，可能与这类食管炎患者的夜间酸清除困难有关。部分 NERD 患者胃镜下可见微小病变，但其特异性不高。亦有研究发现在抑酸治疗后，这些微小病变部分或完全消失，因此有学者认为微小病变与 NERD 的发生有关。放大内镜联合电子染色内镜有利于观察 GERD 患者的胃食管交界处的细微结构，并筛查早期食管癌。临床尚有一些新的内镜图像增强技术如智能分光比色技术等，可提高微小病变的检出率，但其灵敏性和特异性有限。

GERD 患者的胃镜检查结果必须同时详细描述 GERD 并发症（如糜烂性食管炎、Barrett 食管、消化性狭窄、食管腺癌）和 GERD 相关形态解剖学异常（HH 和胃食管阀瓣状态）。

（1）远端食管的鳞状上皮被柱状上皮取代 ≥1 cm，且组织活检明确肠化生时，应诊断为 Barrett 食管。

（2）胃镜发现糜烂性食管炎（线性糜烂或融合性糜烂）、巴雷特食管和消化性狭窄即可确诊为 GERD。

（3）胃食管阀瓣（gastroesophageal flap valve, GEFV）分级可准确反映胃食管连接处抗反流屏障的功能。研究显示，健康对照者主要为 GEFV 分级 Ⅰ、Ⅱ 级，反流患者主要为 GEFV 分级 Ⅲ、Ⅳ 级。随着 GEFV 分级的升高，机体抗反流屏障功能逐渐减弱，需手术干预的必要性也逐渐增加。

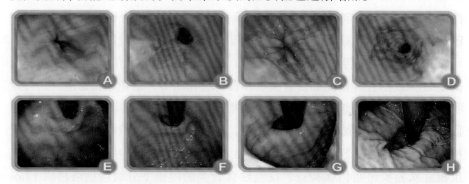

图 13-1　反流性食管炎采用 LA 标准和 Hill 分级评估贲门区的解剖学形态

注：正常食管黏膜无破损；LA.洛杉矶分级；A. LA-A 为 1 个或 1 个以上黏膜破损，长径 ≤ 5 mm；B. LA-B 为 1 个或 1 个以上黏膜破损，长径 ＞ 5 mm，但无融合性病变；C.LA-C 为黏膜破损有融合，但 ＜ 75% 食管周径；D. LA-D 为黏膜破损有融合，至少达到 75% 的食管周径；Hill 分级（经改良）评估贲门区的解剖学形态：E. Hill 分级Ⅰ级，胃小弯顶端正常而突出的组织边缘或皱褶，紧紧包绕内镜；F. Hill 分级Ⅱ级，存在皱褶，但围绕镜身间断开闭（通常与呼吸相关）；G. Hill 分级Ⅰ级，皱褶不明显且膈裂孔自由开放，不可见或可见微小滑动型食管裂孔疝；H. Hill 分级Ⅳ级，皱褶消失，膈裂孔明显增大，可见明确的滑动型食管裂孔疝，食管开放。

　　药物治疗后，4 ~ 8 周要评估疗效，病情减轻，应间歇、按需治疗或停药；病情加重，应维持治疗、不宜停药。如果对治疗效果满意，每 3 个月随访一次；如不满意，四周后再次评估。在经过详细的客观检查后，可考虑继续维持治疗或修复抗反流屏障，当对病情满意且无药物不良反应，就每 3 个月评估一次并继续药物维持治疗；反之，在内镜下治疗或腹腔镜手术治疗。

二、内镜治疗及随访管理

　　内镜下治疗主要包括内镜下射频消融术、经口无切口胃底折叠术（transoral incisionless fundoplication, TIF）、抗反流黏膜切除术（anti-reflux mucosectomy, ARMS）、经口内镜下贲门缩窄术（peroral endoscopic cardial constriction, PECC）。

　　（1）术前评估：拟行内镜治疗的患者术前应完善既往 PPI 疗效评估、上消化道内镜检查、食管测压和反流监测。术前内镜检查可确定适应证，排除其他不宜行内镜治疗的患者。食管测压可以评估食管动力状态，排除其他动力障碍性疾病。反流监测可以发现病理性酸反流的存在。内镜手术适合于PPI有效者，PPI无效者考虑内镜手术需谨慎，必须经过反流监测，确认存在PPI控制力度不够的病理性酸反流才能进一步考虑内镜手术。

（2）射频治疗是开展较为广泛的GERD内镜下治疗方法，已有较多的循证医学证据证实了射频治疗具有较好的疗效。射频治疗主要用于18岁以上、明确诊断GERD且PPI治疗有效的患者。同时要求患者无长度在2cm以上的食管裂孔疝等解剖结构学异常、严重食管炎（洛杉矶分级C、D级）、巴雷特食管以及不能耐受麻醉的合并症。此外，存在食管不典型增生、门静脉高压和（或）食管胃底静脉曲张、食管狭窄和食管溃疡的患者也不适合接受内镜治疗。经术前测压评估，存在其他动力障碍疾病和严重的食管体部蠕动失败的患者需排除，LES压力过低（如低于5 mmHg）的患者也不宜接受射频治疗。其他内镜下治疗：内镜下胃底折叠术有一定疗效，安全性较好。PECC和ARMS尚处于探索阶段。

（3）内镜治疗后仍需短期使用抑酸药物。一般在术后禁食期间予以静脉滴注PPI，出院后予以短期口服PPI。一般内镜下射频治疗和TIF后予以PPI的剂量和疗程较ARMS少。内镜下射频治疗后多予口服标准剂量PPI 3～4周，亦有研究采用口服PPI 6周，其后尝试逐步减量的方式。TIF治疗后一般也建议短期口服PPI，多数采用的是术后口服2周标准剂量PPI的策略，亦有部分研究者予以双倍剂量PPI口服4周。ARMS一般采取的策略是恢复进食后口服标准剂量PPI 6～8周。PECC术后一般予以口服PPI 2周。

（4）术后随访内容包括症状、生活质量、抑酸药物用量、内镜检查、反流监测。内镜治疗后如何随访，如何判定其长期疗效，随访时应予以哪些检查方法等都尚无统一标准，不同研究采用的随访方案和检测指标也不尽相同，但术后随访的主要目的包括评估治疗手段的疗效、有无胃食管反流等并发症发生，及时发现复发征象等；随访时间多采用先紧后松的策略，如术后3个月、6个月、1年、3年、5年等；一般通过以下几个方面进行疗效评估，包括GERD症状评分、生活质量评分、PPI用量、食管测压、pH监测、内镜检查等。

三、外科治疗及随访管理

对PPI治疗有效但需要长期服药的患者，抗反流手术是另一治疗选择，目前认为胃底折叠术是最好的抗反流手术方式，腹腔镜下胃底折叠术优于开腹胃底折叠术。

1. 术前评估

（1）胃镜检查：胃镜检查为术前必须（需术前3个月内的内镜），以评估食管和胃黏膜有无恶性肿瘤的征象。

（2）上消化道造影：尽管上消化道造影在GERD的诊断方面敏感度和特异度均很低，但可了解胃和食管的解剖结构，在诊断食管裂孔疝中有重要作用。

（3）食管测压与24 h pH监测：为术前评估的重要内容。食管测压的主要作用是排除贲门失弛缓症，食管24 h pH监测是诊断GERD的金标准，它为异常反流提供了客观依据。

（4）电子计算机断层扫描检查。

（5）GERD Q量表、心理评估及其他常规术前检查。

2. 手术适应证

（1）内科治疗无效的GERD以及相关并发症如食管炎、食管狭窄、Barrett食管。

（2）最大药物治疗效果症状仍不缓解。

（3）伴有症状的食管旁疝。

（4）患者拒绝PPI治疗。

（5）不能耐受药物不良反应。

（6）影响生活质量的GERD引起的食管外症状如反流性哮喘、反流性咳嗽、反流性胸痛、反流性睡眠障碍等。

注意：PPI治疗无效者一般不推荐手术治疗。手术疗效最佳者为有典型烧心和（或）反流症状，且PPI治疗应答良好和（或）动态食管反流监测证实症状与反流密切相关。肥胖患者准备实施GERD手术时，应考虑同时行减肥手术，首选方式是胃旁路手术。GERD患者不同胃底折叠术式的选择可以参考食管测压与24 h食管pH监测的结果，并且可以根据术前LES压力的变化情况，选择性地进行抗反流术式。

3. 围手术期处理

术前准备积极处理GERD患者伴有的全身性疾病。严密监测呼吸功能，包括常规胸部X线检查、肺功能及血气分析。对伴有呼吸功能不全的患者要进行充分的术前准备，对肺部有感染者，术前应用抗生素治疗，感染控制后1周再行手术。通过1～2周的呼吸肌锻炼。吸烟者术前2周戒烟。对于合并食管裂孔疝的患者，特别是疝囊容积与腹腔容积比值较大的，首先应测定胸腹腔容积、疝囊容积，了解疝囊容积大小，为防止疝内物还纳腹腔后发生呼吸窘迫和腹腔间室综合征，术前应进行相应腹腔扩容及腹肌顺应性训练。推荐经过以上准备措施实施 2 ～ 3 周后，患者的肺功能明显改善后再进行手术。对于巨大的、复杂的、合并食管裂孔疝的患者，术前还应重视肠道的准备。

4. 术后处理

术后抗生素的应用根据患者情况而定。术后早期患者可在床上活动，24 h 后可下床活动；但术后早期禁止剧烈活动和重体力劳动。

四、难治性 GERD 的治疗及随访管理

难治性 GERD 指双倍剂量 PPI 治疗 8 周后反流、烧心等症状无明显改善者。引起难治性 GERD 的原因很多，首先需检查患者的服药依从性，优化 PPI 的使用或更换 P-CAB。难治性 GERD 患者需行内镜、食管高分辨率测压和食管阻抗 pH 监测等检查。药物治疗失败的难治性 GERD，经全面、细致的检查除外其他病因，确实存在反流证据的，可权衡利弊后行内镜或手术治疗。

五、对于存在异型增生的巴雷特食管患者的随访管理

对于不伴有异型增生的巴雷特食管，美国、英国和亚太共识推荐的随访时间均为 3 ～ 5 年，但亚太共识同时认为此类患者内镜随访的获益并不明确。

伴有低级别异型增生的巴雷特食管患者，应予以密切随访，或进行内镜下切除或消融治疗；合并高级别异型增生的巴雷特食管和早期食管腺癌患者，可考虑行内镜下切除治疗，但需要对病变浸润深度、淋巴结转移风险等进行综合评估，不符合内镜下治疗指征的可考虑外科手术治疗。

（黄晓玲）

参考文献

[1] Liu L, Li S, Zhu K, et al. Relationship between esophageal motility and severity of gastroesophageal reflux disease according to the Los Angeles classification[J]. Medicine (Baltimore), 2019, 98(19):e15543.

[2] Parikh N D, Viana A V, Shah S, et al. Image-enhanced endoscopy is specific for the diagnosis of non-erosive gastroesophageal reflux disease[J]. Scand J Gastroenterol, 2018, 53(3):260-264.

[3] Shaheen N J, Falk G W, Iyer P G, et al. ACG Clinical Guideline: Diagnosis

and Management of Barrett's Esophagus[J]. Am J Gastroenterol, 2016, 111(1):30-50, 51.

[4] 中国医疗保健国际交流促进会胃食管反流多学科分会. 中国胃食管反流病多学科诊疗共识 [J]. 中华胃食管反流病电子杂志, 2020,7(01):1-28.

[5] 中国医师协会消化医师分会胃食管反流病专业委员会, 中华医学会消化内镜学分会食管疾病协作组. 2020 年中国胃食管反流病内镜治疗专家共识 [J]. 中华消化内镜杂志, 2021,38(01):1-12.

第三节 胃食管反流病患者的麻醉

随着对胃食管反流病（GERD）认识的提高，越来越多的患者需要接受微创外科手术或消化内镜治疗疾病，治疗都需要在麻醉下进行。胃食管反流疾病患者的麻醉既要保证患者安全、无痛、舒适，为术者提供良好的操作条件，同时应避免相关并发症的发生。

一、GERD 患者的特点与麻醉前准备

GERD 主要涉及人体消化器官，主要功能是消化、吸收，参与机体的免疫功能，分泌多种激素调节全身的生理功能及内环境紊乱，同时 GERD 患者的咽部常会积存不少胃肠反流物，需要重点关注困难气道、反流误吸，以及胃食管反流相关性房颤等风险。因此患者需要在麻醉手术前接受良好的术前准备，根据血浆蛋白水平、氮平衡、BMI、肱三头肌皮褶厚度、上臂肌围等评估患者营养情况。术前使用 H2 受体拮抗剂、质子泵抑制剂不仅治疗原发病，而且可以减少 78% 的胃食管反流相关性房颤。尽可能使其病理生理变化得到纠正后再行麻醉和手术，以增加安全性。

1. 评估、宣教

所有患者应在完成术前检查后进行术前评估。麻醉前评估要求对患者进行全身状况、合并症、器官功能等评估，高龄及严重合并证的患者应做相关系统检查，依据评估结果选择麻醉方式，签署麻醉知情同意书，告知麻醉注意事项，指导患者术前用药，解答患者及家属的相关问题。

2. 禁饮禁食

手术前禁食至少 8 h，禁饮至少 2 h，严重胃食管反流患者，则应延长禁饮禁食时间，必要时使用超声检查用于评估术前禁食禁饮方案。

3. 现场核对再评估

由手术医师、麻醉医师及护士三方共同核实患者身份和手术方式，确认无误后方可实施麻醉及手术。

4. 麻醉相对禁忌证

麻醉的相对禁忌证主要包括重要器官功能障碍如急性心梗或脑梗、严重的心脏传导阻滞、恶性心律失常、重要器官功能失代偿、哮喘持续状态、严重肺部感染或上呼吸道感染等。

二、常见胃食管反流疾病患者手术的麻醉管理

1. 麻醉方法

（1）中度镇静：患者神智淡漠、有意识、对语言和触觉刺激有反应，无须气道干预，心血管功能可维持。中度镇静能降低患者的恐惧，减少不良事件的发生。主要适用于消化内镜诊疗下 ASA Ⅰ 到Ⅲ级、能够合作的患者。

（2）深度镇静/麻醉：使患者嗜睡或意识消失但保留自主呼吸的浅麻醉。有发生呼吸抑制的可能，应监测呼吸并采用适合消化内镜的辅助给氧及通气设备，如胃镜专用面罩、鼻咽通气道、口咽通气道、鼻罩等。因未行气管插管或喉罩控制呼吸，主要适用于消化内镜诊疗下呼吸功能储备良好的患者和气道可控性强的手术。

（3）气管插管全身麻醉：适用于操作时间长，有潜在误吸风险，可能影响气体交换的消化内镜手术或需要形成人工气腹的微创外科手术。

（4）椎管内麻醉：椎管内麻醉与气管插管全身麻醉相比是一种较为经济的麻醉方法，需控制平面在 T4 ~ T12。但在使用 CO_2 形成人工气腹的微创外科手术中，CO_2 对膈肌的刺激及食管牵拉，可有肩背放射性疼痛，且硬膜外阻滞可使周围血管扩张，气腹后腹腔内压增高、膈肌抬高，致使回心血量减少，引起呼吸增快，加之体内 CO_2 并未及时排出，影响呼吸功能。故硬膜外麻醉因安全性差、麻醉效果不理想等原因不推荐用于 GERD 的微创外科手术。

（5）气管插管全身麻醉+腹横肌平面神经阻滞：腹横肌平面是指腹内斜肌和腹横肌之间的平面，其对应的神经支配为下胸部的六对胸神经和第一对腰神经，研究表明腹横肌平面（transversus abdominis plane, TAP）神经阻滞可以成功阻滞腹部的外周疼痛信号的传导，主要针对前腹壁皮肤、肌肉及壁腹膜的镇痛，也可以一定程度缓解躯体疼痛。腹横平面适用于腹壁局限性手术和作为腹部手术多模式镇痛的一部分。尽管 TAP 阻滞不能缓解内脏痛，

但是术后缓解躯体疼痛的作用却是非常显著的。因此多模式麻醉 / 镇痛方案结合使用时，在手术前由麻醉科医师实施超声引导下 TAP 阻滞能够在一定程度上减少阿片类镇痛药物的总体使用量、止吐治疗选择，并能缩短住院时间。

2. 麻醉药物

麻醉应选择起效快、消除快、镇痛镇静效果好、心肺功能影响小的药物，常用的药物包括以下几类：

（1）镇静药：可选择咪达唑仑、右美托咪定。右美托咪定具有镇静、抗焦虑、催眠、镇痛和解交感作用，不良反应少且轻微，但心脏传导阻滞、严重心功能不良者应慎用。全身麻醉诱导时可选择依托咪酯、丙泊酚或环泊酚。依托咪酯最显著的特点是对循环功能影响较小，心血管功能不健全的患者也可应用。依托咪酯的呼吸抑制作用也较轻，而且不影响肝肾功能，也不引起组胺释放。环泊酚和丙泊酚同属于烷基酚类化合物，其作用机制与丙泊酚相似，均为短效 GABAA 受体激动剂。环泊酚更少呼吸抑制，呼吸系统不良事件发生例次显著低于丙泊酚，且注射量更少。

（2）镇痛药：可选择芬太尼、舒芬太尼、瑞芬太尼、阿芬太尼、艾司氯胺酮以及纳布啡。纳布啡对 k 受体完全激动，镇痛效果强、镇痛起效快、镇痛时间久；对 μ 受体具有部分拮抗作用，呼吸抑制和依赖性的发生率较低。艾司氯胺酮具有分离麻醉效果，作用机制在于其对 NMDA 受体的阻滞作用。效价较氯胺酮高，相当于氯胺酮一半的剂量即可取得较为满意的麻醉效果。

（3）肌肉松弛药：一般情况可选择非去极化肌松药，罗库溴铵或维库溴铵。对于肝肾功能异常的患者可选用顺式阿曲库铵。

（4）吸入麻醉药：吸入麻醉药是通过呼吸道和肺吸收入血而产生麻醉作用的药物，包括挥发性液体和气体吸入麻醉药两类。目前多用麻醉性能较强、较安全易控的液体类吸入麻醉药如七氟烷。七氟烷对运动终板的影响是：七氟烷有一定的肌松作用，可以增加并延长非去极化肌松药的作用，减少其用量，停用后会很快恢复原来的阻滞时间。

3. 麻醉实施

（1）中度镇静：以镇痛为目标的中度镇静方案，咽喉部喷洒表面麻醉剂或含服利多卡因凝胶后，静脉给予舒芬太尼 0.1 μg/kg，咪达唑仑 1 ~ 2 mg；术中可根据患者及手术情况酌情调整剂量。也可采用咽喉部表面麻醉复合小剂量瑞芬太尼滴定法给药或静脉泵注右美托咪定等其他方法。

（2）深度镇静 / 麻醉。

静脉推注：自主呼吸下充分吸氧去氮（8～10 L/min，3～5 min），静脉给予舒芬太尼 0.1～0.2 μg/kg，或瑞芬太尼 0.4～0.6 μg/kg，每 2～5 分钟追加 10～20 μg，或纳布啡 0.1 mg/kg，复合使用丙泊酚达到深度镇静或麻醉状态。艾司氯胺酮在门诊麻醉中取得满意麻醉效果，满足门诊检查或操作所需的同时，保持较好的自主呼吸。单剂量艾司氯胺酮（0.5 mg/kg）在 10 s 内注射用于无痛胃镜检查是安全和可耐受的，小剂量艾司氯胺酮可代替氯胺酮于临床麻醉，且无性别差异。环泊酚起效迅速，诱导成功时长与丙泊酚相当，苏醒时间 3 分钟左右；效价是丙泊酚的 4～5 倍，0.4mg/kg 的效果强于丙泊酚 1.5mg/kg，显著减少麻醉药物的用量。

靶控输注（target controlled infusion, TCI）可采用以下方式：

①舒芬太尼 0.1～0.15 μg/kg，设定丙泊酚效应室靶浓度为 1.0 μg/mL，2 min 后靶浓度递加 0.5 μg/mL，直到睫毛反射消失，内镜插入后适当降低丙泊酚 TCI 浓度维持麻醉。

②可用丙泊酚 0.5～2.0 μg/mL 复合瑞芬太尼 0.75～2.0 ng/mL 至目标效应室靶浓度。

（3）气管插管全身麻醉：针对反流误吸发生率高的患者，推荐使用快速顺序诱导加环状软骨压迫法。麻醉诱导可采用静脉注射：咪达唑仑 1～2 mg，舒芬太尼 0.4～0.6 μg/kg，丙泊酚 1.5～2.5 mg/kg，罗库溴铵 0.6～1.0 mg/kg。麻醉维持可采用静吸复合全身麻醉，也可采用全凭静脉麻醉。若严重胃食管反流患者，为保证患者生命安全也可采用清醒气管插管。

4. 麻醉监测

（1）常规监测项目。

血压监测：一般患者无创动脉血压监测即可，但特殊患者可能还需有创动脉血压监测。

心电监护：密切监测心率和心律的变化和异常，必要时及时处理。

氧饱和度监测：在实施镇静或麻醉前即应监测患者血氧饱和度（SpO_2），并持续至手术结束完全清醒后。

体温监测：适用于长时间消化内镜诊疗和微创外科手术治疗，对小儿及老年患者尤为重要。

（2）特殊监测项目：气管插管全身麻醉时应监测呼气末二氧化碳分压（$P_{ET}CO_2$），建立气腹可使 CO_2 潴留，呼气末二氧化碳分压（$P_{ET}CO_2$）进一步增加，很容易导致高碳酸血症，故术中应严密监测。

（3）可选监测项目：有创血压监测、中心静脉压监测、脑电双频指数等。

5. 液体管理

对于禁饮禁食时间过长，麻醉前有脱水趋势的患者，诱导前应适当补液，以防发生循环衰竭；有大出血可能的患者，建议采用 18 G 以上的套管针开放静脉通路。对操作时间较长（＞4 h）的手术，建议留置导尿管。危重患者必要时使用目标导向液体治疗（GDFT），基于 SVV、PPV、SV 监测的 GDFT 方案，联合使用血管活性药物，特别是 α1 激动剂，是一个较好的治疗措施。围手术期目标导向液体治疗是维持理想容量状态的个体化治疗方案。该方案可以缩短住院日、减少并发症、改善术后转归，降低危重患者围手术期死亡率。

6. 常见并发症及处理

（1）反流误吸：胃食管反流患者潜在误吸风险较高，并发症的预防比并发症的处理本身更为重要。为防止反流误吸，对择期手术患者，成人术前应禁饮、禁食。实施麻醉前要备妥吸引器，对放置鼻胃管患者，应充分吸引减压，对术中发生反流误吸可能性大的患者，术前应静注 H2 受体拮抗剂，以降低胃液酸度，必要时采取清醒气管插管；当发生呕吐和反流物误吸时，应立即将患者置于头低位，并将头转向一侧，同时将口咽腔及气管内呕吐物和反流物吸出，此外还应给予一定量支气管解痉药及抗生素，并努力支持呼吸，早期应用激素可以减轻炎症、改善毛细血管通透性和缓解支气管痉挛，如氢化可的松首次量 200mg，随后 100mg 每 6 小时 1 次；或地塞米松 10mg 静脉注射，5mg 每 6 小时 1 次；出现喉痉挛和支气管痉挛要加深麻醉，如患者有持续低氧血症考虑使用 PEEP、支气管扩张药和正性肌力药物。必要时用 0.9% 氯化钠进行气管灌洗，直至吸出液 pH 接近 0.9% 氯化钠时止。

（2）高碳酸血症：建立气腹后因为接触 CO_2 的腹膜面积大，血管丰富，CO_2 弥散力强，注入腹腔中的 CO_2 气体在高压下可以迅速吸收入血，使血液中 CO_2 分压增加；腹内压增高影响膈肌运动，膈肌上抬，胸腔容量减少，肺顺应性降低，呼吸死腔量增加，使 CO_2 潴留，呼气末二氧化碳分压（$P_{ET}CO_2$）进一步增加，很容易导致高碳酸血症。故术中应严密监测呼气末二氧化碳分压（$P_{ET}CO_2$）。一旦发现高碳酸血症及时调整呼吸通气量或呼吸频率，以加快体内 CO_2 的排出。

（3）二氧化碳排除综合征：腹腔镜手术结束之后需排除 CO_2，由于术中 $PaCO_2$ 持续升高较长时间，一旦 CO_2 迅速排除，有些患者可出现末梢血管张力消失及扩张，心排出量锐减，脑血管和心脏冠状动脉血管收缩。临床上表现为血压剧降、脉搏减弱及呼吸抑制等征象，称为 CO_2 排除综合征。严重者可能出现心律失常、心跳及呼吸停止。因此，腹腔镜手术结束时应缓慢排气，并注意监测和及时处理。

（4）心律失常：由于微创外科手术在建立 CO_2 气腹时，腹膜吸收 CO_2 易引起高碳酸血症，有直接抑制心肌作用，并使血浆中儿茶酚胺含量上升2～3倍，引起交感神经兴奋，反射性地诱发冠状动脉痉挛、缺血、缺氧、诱发心律失常。因此建立气腹时，初充气腹时速度不宜过快、对心肺功能差者将腹压维持在 12mmHg 以下，术毕尽量排尽气体，减少再吸收。术中采用小潮气量和增快呼吸频率来维持术中有效通气，可明显降低气道内压力，使胸腔内压力降低，有效预防术中血压升高，心率一过性地增快。

（5）反流性哮喘综合征：GERD 患者中哮喘的发生率比普通人群高，哮喘的危险因素也高于非 GERD 患者，而且麻醉及手术中多种因素均可诱发哮喘发作，导致支气管痉挛，直接威胁手术患者的生命安全。在应对 GERD 哮喘发作时应注意以下几点：①详细了解病情，特别是既往有无哮喘发作病史，是否用药，药物种类，控制情况等；②应备好糖皮质激素和氨茶碱以及肾上腺素等抢救药物，发生哮喘时应积极抢救、及时处理；③凡是麻醉后和手术中发生哮喘的患者，手术结束时均不拔除气管插管，回监护室行呼吸机辅助呼吸后再酌情拔除气管插管。手术中未发生哮喘的患者，手术结束时也应慎行拔除气管插管。

（6）胃食管反流患者术中并发房颤：胃食管反流患者易发生触发性房颤，而此类患者并无左心房结构的改变，这种自律性的改变是由神经节激发，并增加肺静脉局部放电来促使胃食管反流患者发生及维持房颤。研究发现，PPI 可减少 78% 的房颤和胃食管反流相关症状，使 28% 的患者停止抗心律失常的药物治疗。对胃食管反流合并房颤的患者使用PPI，可改善房颤相关症状及促进房颤向窦性心律转换。胃食管反流促发房颤的机制目前较为普遍的看法是食管与心房解剖毗邻、自主神经激活、炎症反应的共同作用，但确切机制仍未完全阐明。在胃肠道疾病，特别是胃食管反流和食管炎患者中，选择合理有效的治疗措施可降低房颤的发生风险或减轻房颤的症状，有利于促进房颤向窦性心律转变。因此，麻醉前胃食管反流患者应使用PPI预防房颤发生，若术中发生房颤应考虑控制心室率和抗凝治疗。心室率控制是房颤管理的主要策略，也是房颤治疗的基本目标。较为宽松的心室率控制目标为静息心率 < 110 次 / 分；严格的心室率控制目标是静息心率 < 80 次 / 分。常用控制药

物有 β 受体阻滞剂、非二氢砒啶类钙离子拮抗剂（维拉帕米和地尔硫草）、洋地黄类药物（地高辛和毛花苷 C）、其他抗心律失常药物（如胺碘酮）。

三、术后管理

对于气管插管的患者，须在麻醉医师监护下，达到拔管指针后安全拔管。加速康复外科（enhanced recovery after surgery, ERAS）应在围手术期各个阶段实施。术前应注意宣教、禁食禁饮、术前访视与评估。术中麻醉实施少阿片用药、多模式麻醉 / 镇痛方案结合使用。以及术后疼痛管理、术后恶心呕吐的预防与治疗。减少手术患者心理和生理的应激反应，缩短住院时间，减少并发症的发生，降低再入院风险，降低死亡率和医疗费用等。

1. 离监护室标准

患者通气、血氧饱和度和血流动力学指标正常，无呼吸抑制的风险，且意识清醒或者恢复到基础状态的水平。建议采用改良的 Aldrete 评分作为评估离室的标准。危重患者必要时应送重症监护室。

2. 术后随访

手术结束 24 h 内应积极随访，了解患者是否出现麻醉或手术相关的并发症，必要时积极配合主管医师并及时处理相关并发症。

（徐桂萍　阿里木江·司马义　王洋）

参考文献

[1] 刘富伟 . 胃食管反流病与心房颤动发生及干预治疗的研究进展 [J]. 中华心血管病杂志 , 2017, 45(03): 250-252.

[2] Labuschagne G S, Morris R W. The effect of oral intake during the immediate pre-colonoscopy time period on volume depletion in patients who receive sodium picosulfate[J]. Anaesth Intensive Care, 2017, 45(4): 485-489.

[3] Early D S. Guidelines for sedation and anesthesia in GI endoscopy[J]. Gastrointest Endosc, 2018, 87(2): 327-337.

[4] Goudra B, P M Singh, Airway Management During Upper GI Endoscopic Procedures: State of the Art Review[J]. Dig Dis Sci, 2017, 62(1): 45-53.

[5] Rex D K. A phase Ⅲ study evaluating the efficacy and safety of remimazolam (CNS 7056) compared with placebo and midazolam in patients undergoing colonoscopy[J]. Gastrointest Endosc, 2018, 88(3): 427-437, e6.

[9] [美]Miller R.D. 米勒麻醉学 [M]. 北京 : 北京大学医学出版社 , 2017.

第十四章

消化外科手术培训策略

王知非　王昕　竺志豪

在消化外科，腹腔镜和机器人手术快速进步加之手术复杂程度提升，要安全有效完成这些手术治疗过程，对外科医生进行手术操作培训是非常重要的，培训可以帮助外科医生安全高效度过很多操作难度大而且试错代价高的消化外科手术学习曲线，进一步增强外科医生自信，提高医疗水平，降低手术风险，所谓熟能生巧。随着外科医疗制度的进步、质量保证目标的设立、手术室使用时间的昂贵和手术复杂程度的增加，在更加强调患者安全的情况下，依赖传统的从手术室经历获得手术技能的单一模式将导致年轻医生的手术培训机会显著减少。事实上，任何受训水平的学生在患者身上直接开展新技术都是不合乎伦理道德和不可以接受的。作为改进，国际上如美国医学教育认证委员会（ACGME）等管理部门要求为外科医生提供手术模拟项目，特别是在实验室中完成手术培训来达到要求。

然而，我国目前外科医生的手术操作培训现状却令人担忧。由于各种原因和医疗条件的差异，年轻医生上手主刀的机会并不多，Yuzhen Jiang 等人认为中国年轻医生和外科实习生面临的最大挑战就是缺少动手学习的机会。因此，发展新型消化系统外科手术培训系统对于提升医生手术技能和实施精准医疗过程具有重要的实践价值。

一、培训目标的制订

一个合理的培训方案应该有明确的培训目标，上消化道外科的培训目标要从以下几个方面考虑：提高医生的手术技能，如前所述，上消化道手术的复杂决定了手术的难度，而日益增长的手术量需求对越来越多医生和医院提出了挑战，因此提高医生的手术技能是首要培训目标。加强团队协作能力，无论是腹腔镜还是机器人手术，助手必不可少，因此加强助手的培训十分重要。提高围手术期护理质量，术前相应检查的完善，消化外科所常用手术器械的认知，术后饮食注意事项等的培训。

二、培训内容的制订

培训内容的制订应该充分考虑到培训对象的情况，需要基于受众医师目前水平来制订合理的培训内容和方案，了解他们的学习背景和水平，以及他们在手术中可能面临的挑战和问题，根据受众的特点，制订相应的培训内容和策略。可以通过简单的问卷调查、稍复杂手术模拟评分等手段来估计受试者目前的能力范围，以匹配合适的手术培训方案。

手术培训的方法应多样化，如视频教学、模拟手术、实践操作等。在选择教学方法时，需要根据培训目标和目标受众的特点，选择适当的教学方法和工具，以便更好地实现培训目标。

消化系统外科手术涉及的脏器多，操作复杂程度大。针对特定消化系统代表性外科手术，可以使用分层任务分析（HTA）详细说明手术过程中必要的行动和决定所必需的基本步骤，通过将手术过程解构为任务和子任务的层次结构以明确相应任务之间的关系。还原外科手术中的关键步骤并分解，如分离、切割、暴露、重建、止血等；分离显露，精准切割周围组织建立间隙层次，重建解剖结构，如肿瘤手术淋巴结清扫、肠肠吻合、胰肠吻合、胆肠吻合等模型；具体场景的培训，如抗反流手术中食管后隧道建立、肝门部胆管癌根治术后胆肠重建、肝脏手术中急性出血时止血及血管重建等危急情况的处理。

（一）消化道重建模型培训

胆肠吻合、胰肠吻合、肠肠吻合等模型的建立，可以用于消化外科具体手术步骤的培训。根据人体实际器官通过 CT 等扫描制作出的 3D 打印模型，加上主要循环动脉和仿真的组织学层次，可以为手术培训提供近乎真实的质感。通过设计主要管道及其病变如胆管、肝固有动脉、肝静脉、胰管，可以更好地在术后评估手术效果，可重复拆卸、仿真度高、术后评价客观将为手术培训提供更好的质控。

1. 胆道病变及胆肠吻合模型培训

通过 CT 扫描和 3D 打印技术实现肝脏和胆道结构的拟真，形成肝脏固定模块、安装块、肝固有动脉、淋巴鞘、门静脉、胆总管、胆囊等可拆卸结构，通过将其组合后，根据训练需求可以实现模拟患者病灶，病灶可以位于胆囊、胆囊管、胆总管乃至肝脏、

动静脉上，切除病灶后模拟胆肠重建（图 14-1），重建完毕后可以通过连接泵模拟管道

吻合效果。可拆卸的多种模块可以根据需求制作多个以实现重复训练的效果（图 14-2）。

2. 胰腺病变及胰肠吻合模型培训

从无病胰腺的 CT 扫描获得的数据被转换为 3D 数据，在 3D 数据中，远端胰腺被打印成切除后假定的胰腺残端模型，同时实现胰腺残端纹理更柔软、胰管壁更薄以达到更为仿真的效果（图 14-3）。通过设定的手术步骤，结合模拟胰腺液体及空肠液体分泌，术后吻合口张力测试，可以对手术培训进行有效评价。

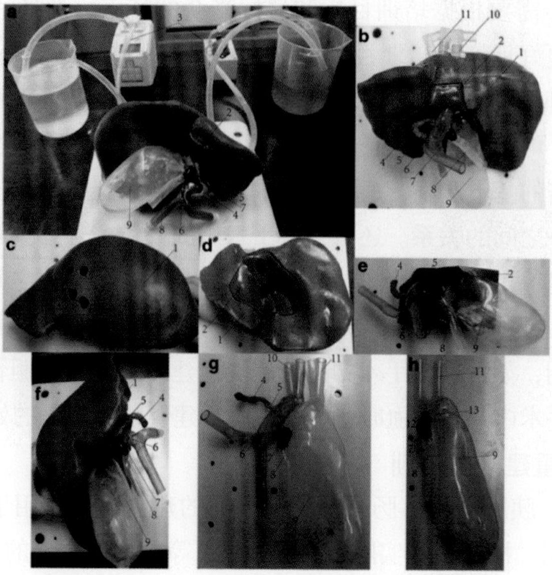

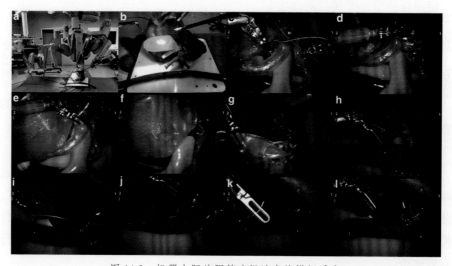

图 14-1 胆肠吻合模型

a. 模型与泵连接；b. 模型前视图；c. 模型的固定块；d. 模型的固定块和安装块；e. 模型和肝固有动脉、门静脉、胆道、胆道病变和淋巴鞘的安装块；f. 模型侧视图；g. 肝固有动脉、门静脉、胆道、胆道病变和淋巴鞘；h. 胆道和胆道病变。固定块（"1"）、安装块（"2"）、工作泵（"3"）、肝固有动脉（"4"）、淋巴鞘（"5"）、门静脉（"6"）、胆总管、胆囊、肝总管周围癌灶区（"7"）、胆总管（"8"）、胆囊（"9"）、门静脉外连接泵管（"10"）、胆道外部连接泵管（"11"）、总肝管（"12"）、胆囊管（"13"）

图 14-2 机器人肝外胆管癌根治术的模拟手术

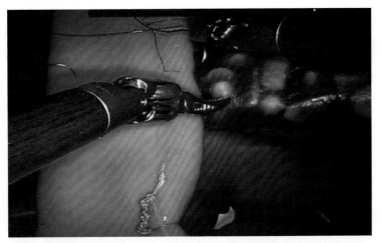

图 14-3　机器人胰空肠吻合模型

（二）术中急性出血模型培训

受训者将先通过 3D 打印的基础的血管泵模型进行基础训练，锻炼受训者在腹腔镜下血管破裂、急性出血的情况下，在视野狭窄的条件下进行紧急处理止血及血管缝合的能力，在进行数次基础训练之后，可以进行特定手术下的模拟，如进行肝脏手术时，下腔静脉或肝静脉损伤导致大量出血，受训者通过在该类模型中紧急处理出血能够让受训者在练习手术步骤的同时，学习如何在遭遇突发情况时的处理，如暴露术中视野、抽吸器的使用、与助手的沟通合作等，并培养受训者在真正手术时遭遇同种情况下的信心和处理能力。此外，受训者还将进行血管端端吻合、血管吻合等模块训练，锻炼受训者在创伤缝合时的技巧。最终，受训者将通过胰腺切除的肠系膜上动脉分支破裂进行缝合止血，并比较手术前后的出血量、缝合时间、动作流利度等指标进行评估考核（图 14-4）。

高级培训：空间狭小的场景下，主刀左手用吸引器通过吸引及压迫结合暴露出血术野，右手单手完成出血点缝合，或左右手用分离钳精确抓持出血点交替到缝合的高难度操作培训，及出血部位尚未显露，需要用超声刀等进一步分离显露后完成上述操作的场景。

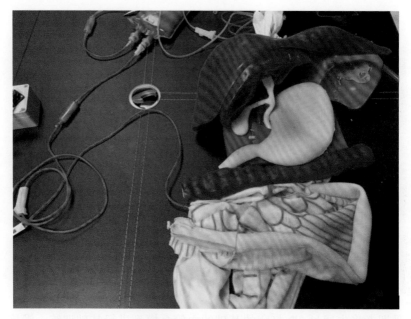

图 14-4　出血模型示例

最后测试，在模拟第二肝门下腔静脉和左肝静脉肝外汇合处及肝内汇合处分别 1cm 破裂出血时，单纯控制出血并缝合止血的时间、出血量，缝合没有引起管腔大于五分之一狭窄（同一压力情况下管周径），术者心率变化。

（三）特定的消化外科手术培训体系

以 GERD 手术培训方案为例，通过学习手术录像（经典录像和失败案例录像）、学习回顾文献、关键步骤复述和绘画做好手术前培训；在手术中，抗反流手术已经被有经验资质的专家细分为 5 个关键步骤：建立食管后隧道、游离胃底、游离食管裂孔、缝合修补食管裂孔、完成胃底折叠和缝合折叠瓣（图 14-5 ～图 14-8）。每个步骤进一步细分为数个动作，相应动作完成与否与完成质量可以在抗反流手术客观结构化技能评定量表上通过评分实现评价（表 14-1），其中 1、3、5 分别对应表中具体操作表现，2、4 则是介于这三种表现之间的评分；在每一次完成培训后，均会有在模型上复盘手术录像，并由专业导师进行评估考核。

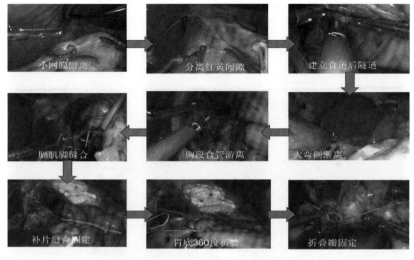

图 14-5　腹腔镜抗反流手术步骤分解

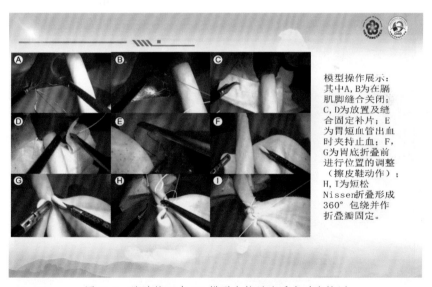

模型操作展示：其中A,B为在膈肌脚缝合关闭；C,D为放置及缝合固定补片；E为胃短血管出血时夹持止血；F,G为胃底折叠前进行位置的调整（擦皮鞋动作）；H,I为短松Nissen折叠形成360°包绕并作折叠瓣固定。

图 14-6　腹腔镜下在 3D 模型上抗反流手术对应培训

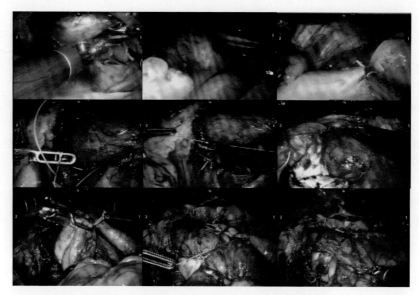

图 14-7　达芬奇机器人抗反流手术步骤分解

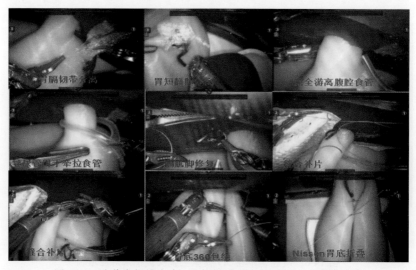

图 14-8　达芬奇机器人在 3D 打印模型上抗反流手术对应培训

表 14–1　抗反流手术客观结构化技能评定量表

第一步：建立食管后隧道				
评分	1	2	3	4	5
任务				
用拉钩抬起左肝外叶	暴露不足		次优暴露		最佳暴露
打开小网膜，沿尾状叶游离肝胃韧带，显露右侧膈肌脚（尽量保留迷走神经肝支）	解剖平面不正确；张力不足或过大；出血 无法辨识迷走 N 干支		解剖平面正确；大部分时间都有适当的张力；偶尔有组织损失，出血		解剖平面正确；仔细处理组织；始终保持适当的张力；组织损失最小，出血最小
裂孔顶部开始，从右向左横行打开膈食管韧带，游离至 his 角	不正确平面；不正确解剖位置；组织过度损失；分离进入膈肌引起出血，未暴露左侧膈肌脚与食管间隙		正确平面出现有些困难；中度组织损伤		解剖平面正确；仔细处理组织；始终保持适当的张力；组织损失最小，出血最小
沿红黄交界处分离进入右侧膈食管间隙，向下游离至食管后方，显露迷走神经后干和左侧膈肌脚	解剖平面不正确；不必要的力量；未显露迷走神经后干和左侧膈肌脚		在正确平面上解剖；偶尔的组织损伤；初步显露迷走神经后干和左侧膈肌脚		在正确平面上解剖；仔细处理组织，完全显露迷走神经后干和左侧膈肌脚
在迷走神经后干后方紧贴左侧膈肌脚向 his 角方向钝性分离（狗刨式动作），直至穿出建立隧道	解剖平面不正确；不必要的力量；出血需要吸引，左右手配合差		在正确平面上解剖；偶尔的组织损伤；出血不需要吸引		在正确平面上解剖；仔细处理组织，最小的组织损伤，出血
从建立后的隧道送入红色导尿管进行牵拉	未做		延迟后完成的；有提示的		毫不迟疑地完成
时间：				

第二步：游离胃底					
评分	1	2	3	4	5
任务					
主刀左手牵拉胃大弯，持续张力；助手牵拉网膜，形成张力	未做		牵拉了，但未形成张力	牵拉较好，形成较好的张力	
平脾脏下极水平开始，靠近大弯侧胃壁用超声刀向his角游离网膜	解剖平面不正确；不必要的力量；出血需要吸引，无法左手形成持续有效的牵拉，无法很好暴露间隙，不能及时通过左右手配合调整胃底显露		在正确平面上解剖；偶尔的组织损伤；出血不需要吸引	在正确平面上解剖，仔细处理组织，最小的组织损伤、出血	
离断胃短血管以及出血处理	出血后无法配合吸引器暴露出血点，无法准确辨认并用分离钳控制出血点，无法左右手配合腾出右手进行下一步操作，包括实施钛夹或者进行缝扎止血，出血量大于200 mL，或脾脏损伤		出血不需要缝合，轻微灼伤脾脏	最小出血，未损伤脾脏	
完全游离胃底	胃底活动度受限		胃底活动度部分受限	胃底活动度良好	
时间：					

第三步：游离食管裂孔					
评分	1	2	3	4	5
任务					
向上游离胸段食管至隔上5 cm	损伤胸膜、食管壁		轻微损伤胸膜、食管壁，未穿透	未损伤胸膜、食管壁，良好间隙进入游离	
向下在两侧膈肌脚汇合表面游离出补片放置的空间	未做，提示后不清楚		有提示后完成	毫不迟疑地完成，最小的组织损伤	
时间：					

第四步：缝合修补食管裂孔			
评分	1　　　2	3	4　　　5
任务			
在食管后方缝合，用不可吸收线缝合关闭疝环口	粗暴的动作；导致膈角模型撕裂，在有张力情况下无法完成打结	缝合稍生疏，膈角模型轻微牵拉，可以打结但是动作慢且不熟练，大于3 min	动作流畅；缝合未造成膈角模型撕裂
最后一针缝合后达到自然状态食管微鼓状态	食管松弛，裂孔周围仍有较大缝隙	食管轻微松弛，裂孔周围小缝隙	食管微鼓状态，裂孔周围无缝隙
放置可吸收补片，用不可吸收缝线缝合固定至膈肌	粗暴的动作，模型组织撕裂，需要修补	缝合稍生疏，有模型组织损伤	动作流畅；仔细处理组织，最小的模型
时间：			

第五步：完成胃底折叠，缝合折叠瓣			
评分	1　　　2	3	4　　　5
任务			
将胃底从食管后方拉至右侧（牵拉位置距离膈食管交界3 ~ 12 cm）	牵拉方向或部分错误	犹豫不决地牵拉，牵拉成功，但位置略有偏差	轻松牵拉，角度正确，牵拉位置较好
胃底从后面拉到右边后能保证不回缩	未做	做得不一致	做得较好
完成比肩动作，"擦皮鞋"动作	未做	延迟后完成的；有提示的	毫不迟疑地完成
将折叠瓣与左侧胃前壁做360°短松Nissen折叠，共3针，长度约2 cm，其中第一针不缝合食管，用于折叠瓣调整位置	位置不佳的针脚，盲目缝合，缝合技巧生疏，张力过大或过小；质量不佳的打结；折叠瓣长度不够或过大	适当的针脚位置，相隔不同的距离进行缝合，需要额外缝合加强，折叠瓣长度勉强合适	正确的针脚位置，间隔均匀的绞合，适当的张力；合适的外科结；安全取针，折叠瓣长度合适

（续表）

第五步：完成胃底折叠，缝合折叠瓣			
将折叠瓣分别左右各固定2针于膈肌脚	针脚位置不佳，盲目缝合，缝合技巧生疏，张力过大或过小	针脚位置适当，缝合技巧稍生疏	针脚位置正确，适当的张力；合适的外科结；安全取针
时间：			

总时间：				
附加措施				
评分	1	2	3	4　　　5
手术期间需要帮助	问题多，需要帮助	问题少，需要的帮助也很少	问题很少，不需要帮助	
总分：				

三、模型在手术培训中的选择

随着对外科培训的需求日益增加，各式各样形式的手术模型在全世界都有广泛研究和应用。高级的外科模拟培训包括两类：生物模型（活体和离体）和人造组织器官模型。就动物（活体及离体）模型而言，尽管目前仍是公认的金标准，但是缺陷也十分明显，其解剖结构和人体有差异性，使其无法做到完全模拟手术情况，无法模拟一些手术中特定的关键场景（步骤），而该场景的缺乏训练正是引起手术风险的关键。人体尸体模型虽然较动物更好，但是来源少、个体变异性、可重复性差都是限制其成为手术培训模型的因素，此外，个体差别大、花费高而且涉及道德伦理、感染和污染的风险都决定了其无法实现大规模高重复量的培训。

体外模拟组织器官模型在消化外科培训则具有显著的优势，包括：低成本、合乎伦理道德、易于操作执行等。通过对体外组织器官模型设计合理的结构和材料，同样能够提供一个类似于生理特征以及适合外科手术操作的环境，对于开展医生护士的医疗技能训练和机器人手术模拟培训等方面都具有重要的意义。近年来，人造组织器官模型已经逐渐引入到外科手术培训中来。尤其在已经到来的机器人外科时代，达芬奇机器人动辄2000多万元的价格更使专门购买用于湿性（动物或新鲜人尸体或者动物脏器）培训不现实，医院手术室的机器人更无法应用上述湿性培训，而失去触觉的全新的操作平台没有足够专门培训的风险已经受到国际关注。在解决模型制作问题上，3D打印模型是一个很好的解决方案：一个适用于手术培训的 3D 打印模型，经过标准化的制作流程，其选用的材料要经过实际手术器械操作如切开、缝合、超声刀下切割、止血等，同时要能够模拟手术场景主要器官的组织层次、操作张力、大小等重要指标，以实现逼真的组织效能，最大化地还原真实手术操作场景的需求。目前基于硅胶材料制作的 3D 打印模型已能够实现多个常见消化道重建及抗反流手术培训的要求，如胆肠吻合、胰肠吻合、抗反流手术中。不过，受限于硅胶本身材料性能的影响，不能纠正机械性能（例如弹性模量）以及提供湿软生物组织的真实感觉；超声刀和 ligasure 乃至电凝效应，硅胶不能实现电外科器械产生的手术反应拟真，例如电凝可以使材料焦化从而凝血止血、超声刀切割实质性脏器、凝闭血管等，这些都在不断呼唤着未来更有效的材料来建立模型以提供更优质更真实的手术体验。

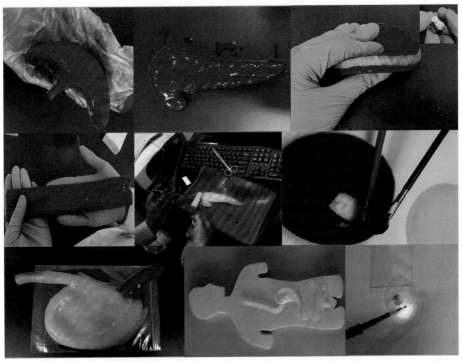

图 14-9　具有良好生理反馈特性的组织器官模型

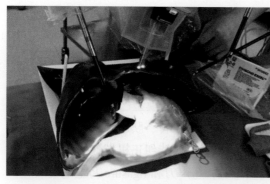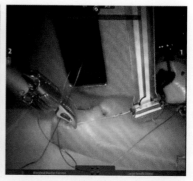

图 14-10　消化系统组织器官培训拟真手术操作与测试

　　除外实体模型的应用，随着虚拟技术的不断发展，AR、VR 等数字化模拟器逐渐在一些大型医疗中心开始应用。初步研究发现，虚拟现实创建的模拟手术环境，相较于实体环境，能够做到较好的仿真性，且相较于传统训练有差异性的提升效果。但是，这些模型的手术培训仅停留在初级阶段，在承担复杂手术场景和展现精细步骤上还需要技术上的完善，同时要考虑的就是成本消耗，手术培训的开支与获益需要考虑。相信未来随着这类领域的深耕，能够见到更多更具有可视化、沉浸感和交互能力的虚拟现实技术，为腹腔镜和机器人消化外科手术培训提供又一优质的选项。

　　总之，手术模拟训练是一种实践性强的训练方法，不同的模型有不同的特点和适用范围，需要根据实际情况选择适当的模型。同时，在使用任何模型进行手术模拟训练时，需要注意安全问题，确保学员和患者的安全。

四、医疗团队成员合作培训

　　一整个医疗团队同时进行培训应成为未来手术培训的趋势，由于手术的复杂性，机器人、腹腔镜技术的要求，针对 GERD 的外科治疗需要一个相对固定、熟练高效的手术团队，因此整个团队共同培训是一个良好的培训模式。护士、主刀医师、手术助手共同参与培训可以更好地加强各成员之间的协作能力、沟通能力，以及模拟手术意外场景下的处理能力，不断提升整体手术效果。

　　作为一门新近发展的外科分支，尽管国外在 GERD 上的手术研究及培训已有许多研究和分享，不定期的案例分享仍然十分重要，各医疗团队之间、不同科室之间、不同医疗中心之间都应该不断加强沟通与交流，不断通过案例学习，彼此可以了解到不同病例的治疗过程和团队协作方式，从而更好地提高团队协作能力。可以通过讨论病例、分享经验、制订治疗方案等方式，加强团队成员之间的协作和沟通。

五、反馈和评估

反馈和评估应该贯穿手术培训的始终。尽管手术培训在各大小医院、各中心都已经广泛开展，但层次质量良莠不齐导致了培训效果不尽如人意。对于培训计划本身的制订与评估可以从模型质量的评估、培训层次的评估、考核方式的评估等角度入手，自身评估与他人评估结合，不断完善培训体系。

在手术操作评估上，寻求相对客观有效全面的评估体系尤为重要。评价医生手术表现的角度多种多样，如在自我评估上有熟知的 NASA Task Load Index（NASA-TLX）、Surgery Task Load Index（SURG-TLX）等，在客观评估上，手术时间、术者实时心率变异性乃至精细化的手眼追踪系统都可以作为评价学员研究的方向。在最为重要的操作评价表设计上，Messick框架应作为外科模拟培训评估的黄金标准，该框架由 5 个方面构成：内容（Content）、反应过程（Response process）、内在结构（Internal structure）、变量之间的关系（Relations to other variables）、测试结果（Consequences of the test）（表 14-2）。在细化手术操作的评价表上，客观的结构化技术技能评估（objective structured assessment of technical skill, OSATS）（表 14-3，其中 1、3、5 分别对应表中具体操作表现，2、4 则是介于这三种表现之间的评分）在制订手术细节评价中具有十分重要的参考价值，它所具有的缺点是过于宽泛，因此在设计具体手术培训方案的时候，应该结合具体手术步骤，因地制宜，适当调整评估表，以匹配特定的手术技能培训。在一整个设计培训方案中，需要充分参考这一结构构建培训计划，使计划更具科学性、可重复性、可发现差异性。

表 14-2 Messick 结构框架及示例

项目	定义	举例	分析方法
内容	确保培训内容能够反映培训目的和特征	使用专家意见	问卷调查 采访 德尔菲法
响应过程	手术评估的质量控制	最小化评估过程中的偏倚	标准化的书面指南 评估者使用盲法评估

（续表）

项目	定义	举例	分析方法
内部结构	衡量相同结构的任务之间分数的可靠性	计算项目间可靠性和（或）重测可靠性 确定需要多少项目才能确保适当的可靠性水平 反思得到的信度系数	克朗巴哈系数 可推广性与决策研究
与其他变数的关系	测试分数与外部独立测量之间的相关性与测试分数的理论关系	比较测试技能熟练程度不同的组之间的分数 确保足够的参与者以实现常态化推广	ANOVA 独立样本 t 检验
测试结果	已制订评估表的结果	建立合格分数	组之间的对比 结果分析 ROC

表 14-3　客观的结构化技术技能评估

OSATS	评分				
	1	2	3	4	5
尊重组织	经常对组织施加不必要的力量或因器械使用不当造成损伤		小心处理组织但偶尔会造成无意的伤害		始终如一地适当处理组织，损伤最小
时间和动作	很多无意义的动作		高效的时间/动作，但仍有一些不必要的动作		操作运动经济高效
手术器械的使用	反复使用器械做出试探性或笨拙的动作		熟练使用器械，尽管偶尔会显得僵硬和笨拙		器械使用十分流畅
手术流畅度（对手术计划的熟悉）	经常停止操作，似乎不确定下一步行动		通过合理的程操作展示了一些手术接下来的步骤		明确了解计划的操作过程，从一个动作到另一个动作毫不费力
对特定手术步骤的知识掌握	知识不足。大多数操作步骤需要特定指导		了解操作的所有重要方面		表现出对操作各个方面的熟悉

此外，在真实世界中，手术技术是影响患者预后的关键因素之一，如何客观、高效、准确地评价外科医生的手术技术，及时识别出其薄弱环节并提供详细的反馈学习目标，是改善患者围手术期并发症、预后及整体手术质量的关键。目前对手术技术的评价方法国内没有统一标准，在国际临床研究中，OSATS 和 GOALS 分别是开放手术和腹腔镜手术技术常用的客观评估量表，但均需要对手术视频进行回顾分析，费时费力，容易出现评价者的主观偏移。人工智能对图像数据可以进行高效处理和准确的识别，在医疗领域得到广泛的研究和应用。深度神经网络可以对外科手术视频中体腔内的器官、解剖结构进行较准确的定位和识别，并能正确理解手术的过程和步骤，甚至可以根据手术的操作、器械的轨迹对外科医生的操作技能进行客观的评价。

因此，四川大学华西医院王昕教授根据腹腔镜手术操作技术的特点，首次在真实世界腹腔镜手术中提出了术中基本功能单位——动作元（Surgeture）的概念。以腹腔镜胆囊切除术为例，该理论将腹腔镜手术操作划分为 14 种基本的手术动作元，如钩、电钩分离、钝性分离、抓、推等基本手术操作。通过进一步对动作元的不同特征进一步分析，发现其在高水平组医师与低水平组医师之间的使用时长、次数、模式类别具有显著差异，并且发现手术动作元的客观指标与外科医生手术技术有显著相关性，提示手术动作元可以作为客观的量化指标对外科医生手术技术进行客观的评价。随后，为了进一步构建一个客观、高效、准确的手术技能模型，团队基于手术动作元的特征进行深入分析，发现了 63 个对手术技能影响较大的关键动作特征，通过机器学习模型构建了一套手术技术客观评估算法——SmartSkill。该模型不仅可以准确对手术技能的好坏进行分类（AUC>0.85），同时能够针对医生不同维度的能力，如双手协调、深度感知、组织关爱、手术效率等，收集基于动作元层面的信息，从而为外科医生的手术技术复盘提供更加有针对性的反馈数据，最终缩短外科手术操作的学习曲线。

在培训体系评估上，在开始培训前即可以进行需求评估，了解学员的需求和期望，以便根据实际情况设计和调整培训内容和方法。需求评估可以通过问卷调查、面谈、手术能力基线测试等方式进行。在培训过程中，可以通过实时反馈来了解学员的掌握情况和反应。例如，可以让学员在课程结束前填写反馈表格，提供对培训内容和方法的评价，以及对改进的建议。在培训结束后，可以通过问卷调查来了解学员的满意度和反馈意见。问卷可以涵盖培训内容、培训方法、培训师的表现、学习成果等方面，并提供对培训改进的建议。同时应留存培训视频，以供反复观看改进操作和后续随访。

（王知非　王昕　竺志豪）

参考文献

[1] Panda N, Morse CR. Commentary: Practice makes perfect in cervical esophagogastric anastomosis[J]. J Thorac Cardiovasc Surg, 2020, 160, 1611–1612.

[2] The Lancet. The best science for achieving Healthy China 2030[J]. Lancet, 2016, 388(10054):1851.

[3] Sandmann J, Müschenich FS, Riabikin A, et al. Can silicone models replace animal models in hands-on training for endovascular stroke therapy[J]? Int Neuroradiol, 2019, 25: 397-402.

[4] Wei F, Weier W, Haibo G, et al. Reusable Modular 3D-Printed Dry Lab Training Models to Simulate Minimally Invasive Choledochojejunostomy[J]. J Gastrointest Surg, 2021, 25(7): 1899-1901.

[5] Yang J, Peng L, Wang Z, et al. Simulation training of laparoscopic pancreaticojejunostomy and stepwise training program on a 3D-printed model[J]. Int J Surg, 2022, 107106958.

[6] Meola A, Cutolo F, Carbone M, et al. Augmented reality in neurosurgery: a systematic review[J]. Neurosurg Rev, 2016, 40: 537–548.

[7] A Moglia, Ferrari V, Morelli L, et al. A Systematic Review of Virtual Reality Simulators for Robot-assisted Surgery[J]. Eur Urol, 2016, 69(6): 1065-1080.

[8] Huber T , Wunderling T, Paschold M, et al. Highly immersive virtual reality laparoscopy simulation: development and future aspects[J]. Int J Comput Assist Radiol Surg, 2018, 13(2): 281-290.

[9] N-J Borgersen, Naur TMH, Sorensen SMD, et al. Gathering Validity Evidence for Surgical Simulation: A Systematic Review[J]. Ann Surg, 2018, 267(6): 1063-1068.

[10] Chen Z, An J, Wu S, et al. Surgesture: a novel instrument based on surgical actions for objective skill assessment[J]. Surg Endosc, 2022, 36(8): 6113-6121.